62.

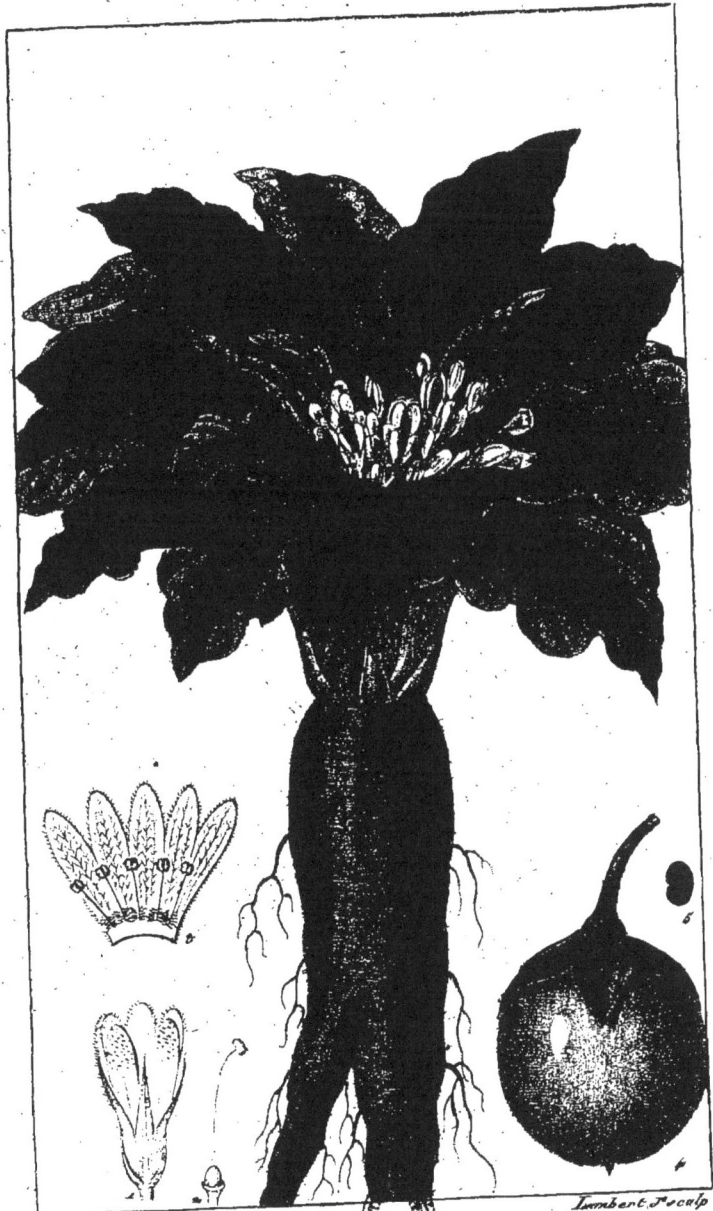

Turpin P.

Lambert F. sculp

BELLADONE MANDRAGORE.

α. 1. l.

BELLADONE MANDRAGORE.

Grec.	μανδραγορας.
Latin.	MANDRAGORA FRUCTU ROTUNDO; Bauhin , Πιναξ, lib. 5, sect. 1; — Tournefort, clas. 1, *campaniformes.* ATROPA MANDRAGORA, *acaulis, scapis unifloris;* Linné, clas. 5, *pentandrie monogynie.* MANDRAGORA; Jussieu, clas. 8, ord. 8, *solanées.*
Italien	MANDRAGOLA.
Espagnol.	MANDRAGORA.
Français.	MANDRAGORE; BELLADONE SANS TIGE.
Anglais	MANDRAKE.
Allemand.	ALRAUN.
Hollandais.	ALRUIN; MANDRAGORA; MANDRAGERS-KRUID.
Polonais.	MANDRAGORA; POKRZYK ZIELE.

Connue et célébrée depuis un temps immémorial, la mandragore a été l'objet des opinions les plus contradictoires, des hypothèses les plus frivoles, des fables les plus absurdes [1]. Elle a inspiré au fameux Macchiavelli une comédie très-ingénieuse, et fourni à divers écrivains le sujet de savantes monographies. Resserré, et pour ainsi dire enchaîné dans d'étroites limites, forcé à regret de jeter un coup d'œil trop rapide, ou même de passer sous silence une foule de détails étrangers à la médecine, j'indiquerai du moins les sources auxquelles on pourra puiser les renseignemens qui me sont interdits.

C'est dans le beau climat de la Grèce, de l'Espagne et de l'Italie que se plaît la mandragore; elle refuse de croître sur notre sol; on la cultive même difficilement dans nos jardins; toutefois, elle préfère les lieux sombres, tels que l'entrée des tanières et des cavernes [2].

---

[1] « On cherche vainement à expliquer pourquoi les anciens voyaient dans la mandragore la cause de certains prodiges éclatans; pourquoi ils la regardaient comme un philtre puissant et comme une herbe magique qui avait la propriété de rendre heureux celui qui la possédait; de lui faire trouver de l'argent, de féconder les femmes, de présager la douceur ou l'âpreté des hivers, de mettre en fuite les sorciers, de ramollir l'ivoire au point de le rendre malléable, et pourquoi, en un mot, ils lui attribuaient une foule d'autres merveilles. » (GRANIER, *Diss. botan. histor. sur la mandragore;* 1788.)

[2] Telle est l'origine du mot *mandragore :* de μανδρα, étable, caverne, ta-

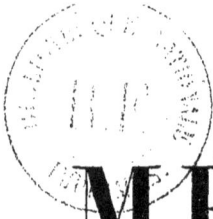

FLORE
MÉDICALE

DÉCRITE

PAR MM. CHAUMETON, POIRET,
CHAMBERET

PEINTE

PAR Mme E. P....... ET PAR M. J. TURPIN

NOUVELLE PUBLICATION

TOME DEUXIÈME.

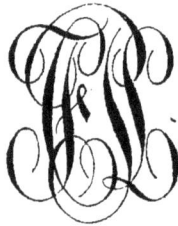

PARIS

IMPRIMERIE DE C. L. F. PANCKOUCKE
CHEVALIER DE L'ORDRE ROYAL DE LA LÉGION D'HONNEUR
RUE DES POITEVINS, N° 14

M DCCC XXXIII.

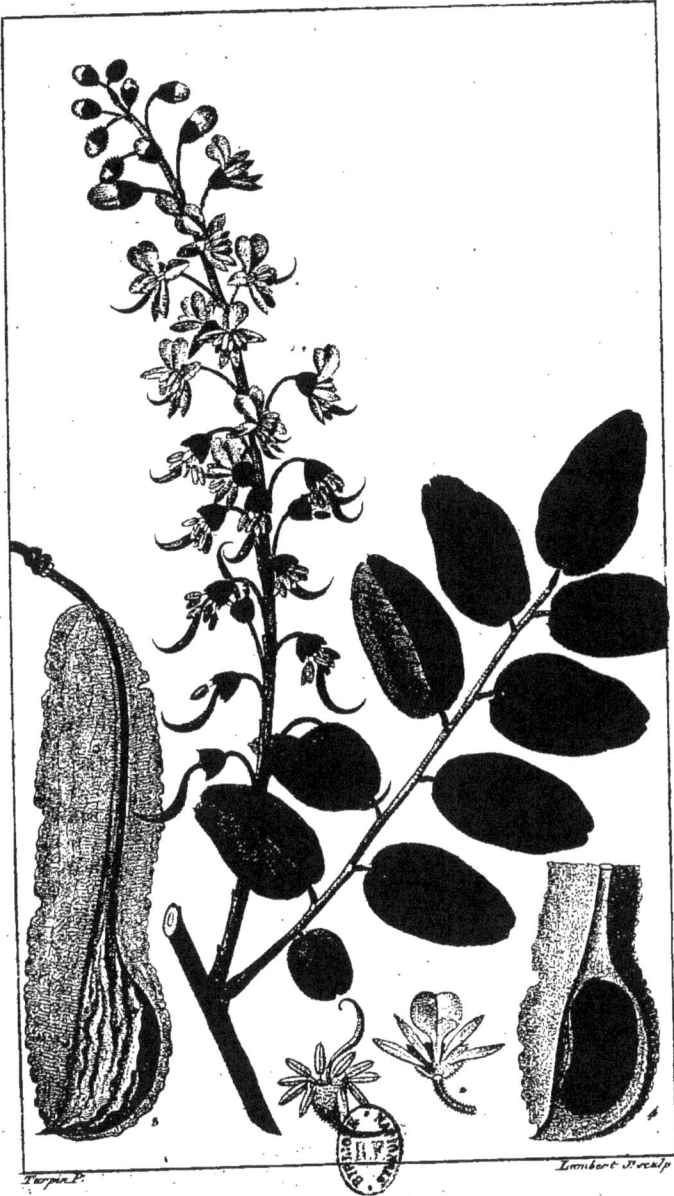

Turpin P.

Lambert S. sculp

BAUME DU PÉROU.

a. l. l.

LIX.

BAUMIER DU PÉROU.

Latin...........	PERUIFERA ; Linné, *Materia medica*, ed. Schreber; appendix : *resinæ.* MYROSPERMUM PEDICELLATUM ; Lamarck? MYROSPERMUM ; Jussieu, clas. 14, ord. 11, *légumineuses?*
Italien..........	ALBERO DEL BALSAMO PERUVIANO.
Français........	BAUMIER DU PÉROU.
Anglais.........	PERUVIAN BALSAM-TREE.
Allemand........	BALSAMBAUM, Hagen; PERUBAUM, Planer; PERUVIANER BALSAMBAUM, C.

LES observations des voyageurs, les recherches des naturalistes ne nous ont point encore fait connaître exactement le végétal qui fournit le baume du Pérou. Il semblerait pourtant que Linné fils aurait dû en déterminer parfaitement les caractères botaniques, d'après un échantillon garni de feuilles et de fleurs, que lui avait envoyé le célèbre Mutis. M. Turpin juge la description du *myroxylon peruiferum* inexacte, en ce que Linné lui assigne des feuilles ailées sans impaire; il ajoute que, les folioles se détachant communément dans les herbiers, on aura pu se tromper en recomposant les feuilles. M. Lamarck indique une autre différence; il observe que, la gousse du *myroxylon peruiferum* n'étant point portée sur un long pédoncule, il doit être rapporté au *myrospermum frutescens*, et non au *pedicellatum.* Cependant, comme M. Turpin a figuré ce dernier, qu'il croit être le vrai baumier du Pérou, je vais décrire cette espèce, en prévenant toutefois que je regarde comme très-incertain ce qui aux yeux de mon habile collaborateur est en quelque sorte une vérité démontrée.

Nous devons au docteur Joseph de Jussieu des renseignemens complets sur le myrosperme pédicellé, qui croît naturellement au Pérou; les habitans de ce pays le nomment *quina-quina*, et les Espagnols *saumerio.* C'est un grand arbre, dont le tronc, garni de nombreux rameaux et couvert d'une écorce cendrée, acquiert jusqu'à deux pieds de diamètre. Son bois, très-dur, est blanchâtre dans les couches extérieures, tandis qu'à l'intérieur il est d'un rouge obscur tirant sur le noir. — Les feuilles sont alternes, ailées avec une

impaire, composées de sept à quinze folioles ovales, entières, quelques-unes un peu pointues, mais la plupart légèrement échancrées
au sommet. Ces folioles sont alternes, soutenues par de courts pétioles, vertes, fermes, coriaces, relevées en dessous d'une côte médiane saillante, de laquelle naissent latéralement des nervures grêles,
obliques, parallèles, peu sensibles. — Les fleurs sont pédicellées,
nombreuses, disposées sur les rameaux en jolis épis droits, longs
d'environ six pouces. Chaque fleur offre : un calice campanulé, pubescent, dont le bord est armé de cinq dents peu proéminentes; une
corolle blanche, papilionacée, composée de cinq pétales, dont l'un,
plus ample et presque cordiforme, représente l'étendard, deux autres
figurent les ailes, et les deux derniers, connivens par leur bord
postérieur, forment la carène; dix étamines, dont les filamens libres
portent des anthères jaunes, droites, oblongues, biloculaires; un
ovaire supérieur, pédiculé, surmonté d'un style et d'un stigmate,
lesquels figurent une faucille à pointe très-acérée. — Le fruit est une
gousse oblongue, comprimée, obtuse, mucronée supérieurement,
élevée du fond du calice sur un pédicule de quatre à six lignes : cette
gousse est mince, glabre, jaunâtre, longue de deux à quatre pouces,
ayant au sommet un renflement ovale, rugueux, qui ne renferme
qu'une seule graine, fauve, presque réniforme.

La dureté considérable du bois de myrosperme le rend très-propre à la construction des édifices, des moulins à sucre et généralement des ouvrages de charpente. Jussieu et Lamarck, qui nous trans-
mettent ces renseignemens[1], ne disent point que l'écorce soit imprégnée du suc résineux balsamique, qui selon les pharmacologistes
distille du baumier du Pérou[2]. Dans le myrosperme, au contraire,
c'est la graine qui contient le baume; l'arbre doit même son nom
à cette particularité[3]. Ainsi nous ne possédons, comme je l'ai déjà
observé, que des notions très-insuffisantes, très-incomplètes sur le

---

[1] *Encyclopédie méthodique :* Botanique, tome IV, page 192.

[2] Geoffroy, *Traité de la matière médicale*, tome III (1743), page 389.
Goulin, *Dictionnaire raisonné-universel de matière médicale*, tome I (1773),
page 485.
Fourcroy, dans l'*Encyclopédie méthodique :* Médecine, tome III, page 648.

[3] Μυρον, parfum, baume; σπερμα, graine, semence; μυροσπερμον, graine parfumée, graine embaumée.

végétal qui produit le baume du Pérou, et sur la manière d'en retirer ce suc aromatique. La plupart des auteurs s'accordent à dire qu'on suit les mêmes procédés que pour l'extraction du baume de la Mecque. Je ne répèterai point ici l'énumération de ces procédés, que j'ai soigneusement détaillés en décrivant le balsamier, *amyris opobalsamum*.

Les sophistications par lesquelles on dénature le baume de la Mecque s'exercent peut-être plus fréquemment encore sur celui du Pérou, en sorte que nous l'obtenons très-rarement *vierge*. Le commerce nous en offre deux espèces ou variétés, distinguées et dénommées d'après leur couleur :

1°. Le baume du Pérou blanc, est le plus pur, le plus précieux, le plus rare. Il exhale une odeur suave qui se rapproche beaucoup de celle du benjoin. Plus limpide et moins consistant que la térébenthine, il s'épaissit, se durcit, et constitue alors, *dit-on*, le baume du Pérou sec, ou baume en coque[1].

2°. Le baume du Pérou noir, ou plutôt brun, est plus épais que le blanc, inflammable comme lui, et d'une odeur très-analogue à celle de la vanille.

Ces deux sortes de baumes déposent au fond des vases où ils ont été long-temps renfermés, et fournissent, par la distillation, des cristaux qui ne diffèrent pas sensiblement des fleurs de benjoin; ils se combinent facilement à l'alcool et aux huiles essentielles, refusent de se mêler aux huiles grasses, et ne s'unissent à l'eau que par l'intermède d'un mucilage ou d'un jaune d'œuf.

La saveur du baume du Pérou est piquante, aromatique; ses vertus, célébrées jadis avec enthousiasme, sont à peine mentionnées par les thérapeutistes modernes. Il a été prodigieusement vanté par Hernandez, Monardes, Pison; Kirkland prétend avoir calmé des convulsions terribles, et Van Swieten avoir guéri des coliques extrêmement violentes, en administrant le baume du Pérou, joint au sucre, à la dose d'un demi-gros, et même d'un gros, répétée plusieurs fois par jour, et continuée pendant un certain temps. Hofmann surtout s'est montré le panégyriste outré de ce suc balsa-

---

[1] D'autres croient avec plus de vraisemblance que le baume en coque est une substance particulière, *naturellement* jaune dorée, sèche et cassante.

mique; il le recommande dans une foule d'affections variées; c'est, à l'en croire, un excellent stomachique, un merveilleux cordial, un puissant béchique, et même un antiphthisique; il convient parfaitement aux maladies de la poitrine et des voies urinaires; il possède le rare avantage de réunir et de consolider les plaies récentes sans suppuration et sans cicatrice! Quel dommage de ne retrouver ces admirables propriétés que dans l'imagination exaltée du célèbre professeur de Halle!

Parmi les préparations pharmaceutiques dans lesquelles entre le baume du Pérou, il suffira de citer le sirop balsamique de Frédéric Hofmann, les pilules balsamiques de Morton, le baume de Locatelli, le baume apoplectique, l'emplâtre stomachique de Tacamahaca, l'essence de benjoin composée.

HOFMANN (Frédéric), *De balsamo peruviano, Diss. med. inaug. resp. Imman. Lehmann ;* in-4°. *Halæ,* 12 *janv.* 1703. — *Id.* 1706, etc.

LEHMANN (Jean-Chrétien), *De balsamo peruviano nigro, Diss. inaug. resp. Sigism. Schmieder;* in-4°. *Lipsiæ,* 1707.

HADLEY (Henri), *De balsamo peruviano,* in-4°. *Lugduni Batavorum,* 1718.

EXPLICATION DE LA PLANCHE. *(La plante est de grandeur naturelle.)* — 1. Calice cotonneux, campanulé, quinquédenté, duquel on voit sortir l'ovaire pédiculé, courbé en faucille, et dix étamines libres entre elles, insérées intérieurement et au bas du calice. — 2. Calice ouvert dans lequel on voit l'étendard qui est grand et échancré au sommet, plus quatre autres pétales, dont les deux plus voisins de l'étendard remplissent le rôle d'ailes, et les plus éloignés celui de carène; ces pétales sont blancs. — 3. Fruit ou légume monosperme, pédiculé, et garni d'une aile membraneuse dans toute sa longueur; il est représenté de grandeur naturelle. — 4. Partie inférieure du même fruit, dont on a enlevé une valve, afin de mettre à découvert la graine. Cette graine est remplie d'un suc résineux qui paraît ne différer en rien du baume du Pérou des boutiques.

Observation. La plante décrite par Linné fils, sous le nom de *myroxylon peruiferum,* n'a jamais été figurée, et n'existe dans aucun des nombreux herbiers que j'ai visités. Celle que j'ai représentée se trouve dans l'herbier du Pérou de M. Joseph de Jussieu, oncle du célèbre Antoine Laurent de Jussieu, qui a bien voulu me la communiquer.

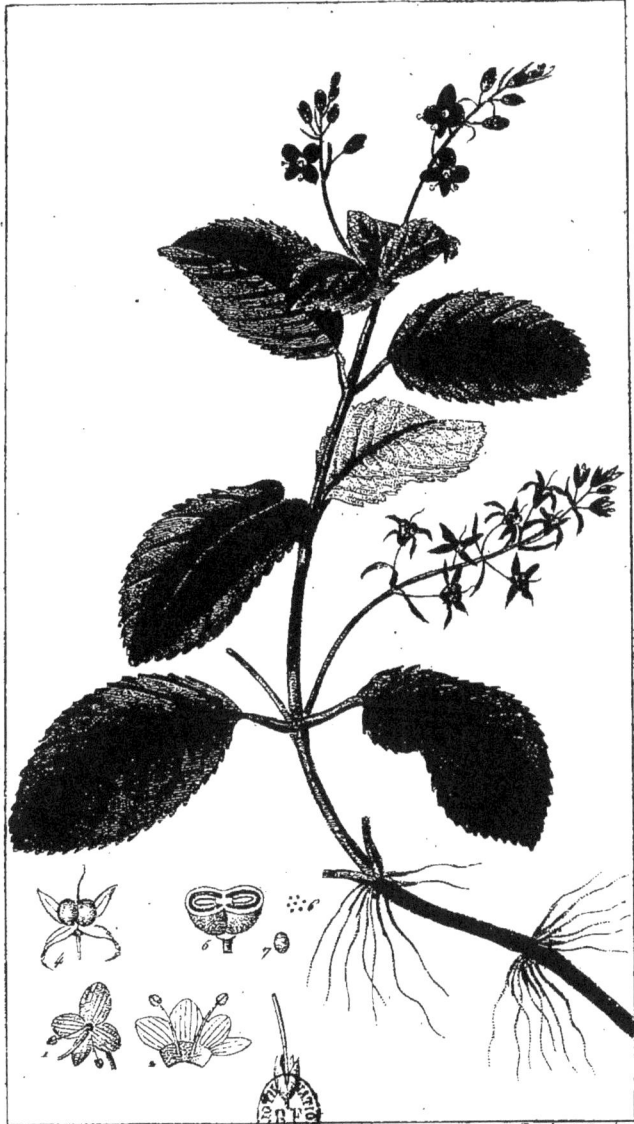

Turpin P.   *Lambert J sculp*

BECCABUNGA.

a.1.7

LX.

BECCABUNGA.

On trouve cette plante vivace sur le bord des ruisseaux et des fontaines, quelquefois même plongée dans leur onde limpide. Elle habite à la fois les ardentes régions de l'Afrique, le climat tempéré de la France, et les froides contrées de la Lithuanie.

La racine est blanche verdâtre, fibreuse, traçante. — La tige cylindrique, couchée, rougeâtre et stolonifère inférieurement, se redresse ensuite, prend une teinte verte, et parvient jusqu'à la hauteur de huit à douze pouces. — Les feuilles, opposées, soutenues par de courts pétioles, sont ovales, glabres, un peu charnues, denticulées à leur contour. — Les fleurs sont disposées en grappes latérales axillaires étalées.

Chaque fleur, portée sur un pédicelle très-grêle et garni à la base de deux bractées étroites, présente : un calice persistant, à quatre divisions; une corolle bleue monopétale en roue, dont le limbe est partagé en quatre lobes ovales; deux étamines insérées au tube court de la corolle, et dont les filamens sont terminés par des anthères oblongues, subsagittées; un ovaire supérieur, comprimé latéralement, surmonté d'un style filiforme, et d'un stigmate simple, comme tronqué. — Le fruit est une capsule presque cordiforme, à deux loges, renfermant beaucoup de petites graines arrondies et noirâtres.

2.

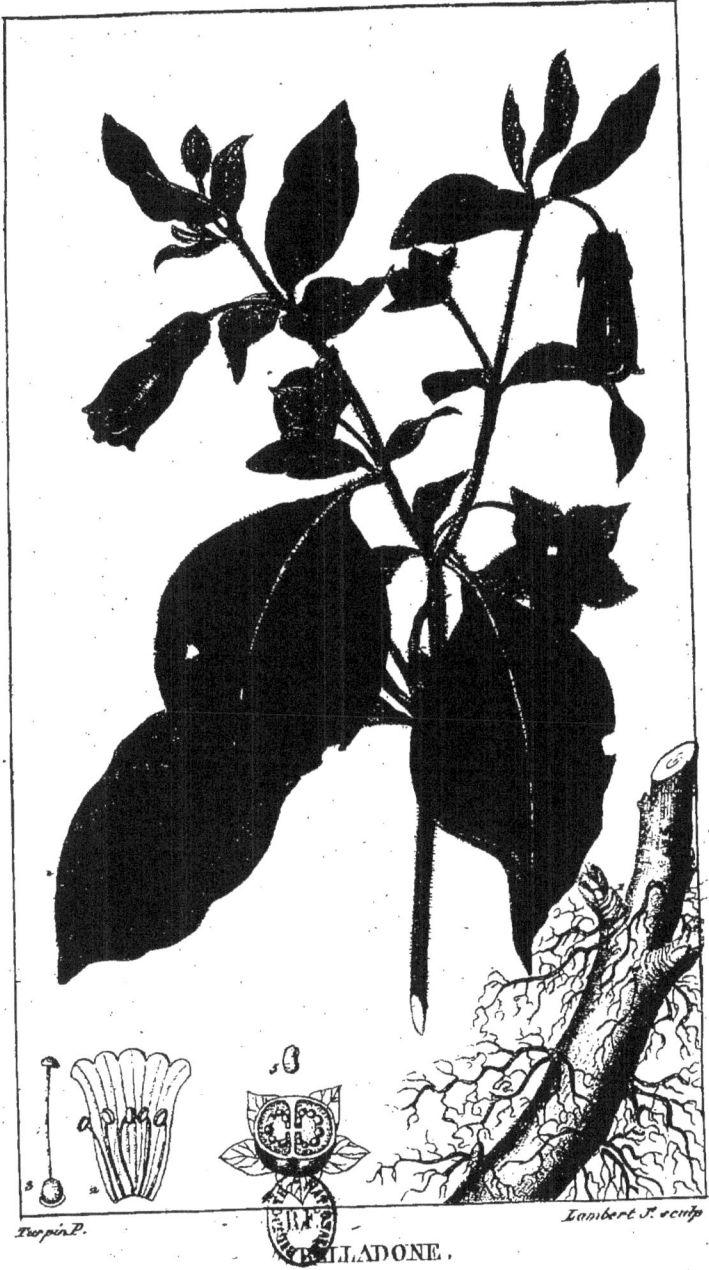

Turpin P.

Lambert f. sculp

BELLADONE.

a.LL

LXI.

BELLADONE.

Grec. . . . . στρυχνος μανικος, Dioscorides.

Latin. . . . . {
SOLANUM FURIOSUM ; vulg.
SOLANUM μελανοκερασος; Bauhin , Πιναξ, lib. 5 , sect. 1.
BELLADONA MAJORIBUS FOLIIS ET FLORIBUS ; Tournefort, clas. 1 , *campaniformes.*
ATROPA BELLADONNA , *caule herbaceo, foliis ovatis, integris;* Linné , clas. 5 , *pentandrie monogynie;* — Jussieu, clas. 8 , ord. 8 , *solanées.*

Italien. . . . . BELLADONNA.
Espagnol. . . . . BELLADAMA , Ortega.
Français. . . . . BELLADONE.
Anglais. . . . . DEADLY NIGHT-SHADE ; DEADLY DWALE.
Allemand. . . . . DOLLKRAUT.
Hollandais. . . . . . . DOLKRUID ; DOLLE NACHTSCHADE.

CETTE plante, commune dans les climats chauds et tempérés, croît sur les montagnes, dans les fossés ombragés, le long des haies, dans les bois taillis.

La racine, vivace, est épaisse, longue, rameuse, fauve. — La tige herbacée, cylindrique, tomenteuse, branchue, s'élève de trois à cinq pieds. — Les feuilles sont géminées, grandes, ovales, entières, molles, souvent inégales. — Les fleurs, penchées, soutenues par un pédoncule axillaire, pubescent, présentent : un calice d'une seule pièce, divisé profondément en cinq découpures pointues; une corolle rouge brunâtre, monopétale, campanulée, un peu ventrue, dont le limbe est partagé en cinq lobes; cinq étamines, courtes, dont les filamens s'insèrent à la base de la corolle, et portent des anthères obrondes; un ovaire supérieur, sphéroïde, surmonté d'un style un peu incliné, et terminé par un stigmate capité. — Le fruit est une baie globuleuse, noirâtre, pulpeuse, entourée à sa base par le calice persistant, divisée intérieurement en deux loges, et contenant plusieurs graines réniformes fixées sur un placenta.

La teinte luride, sombre, de la belladone suffirait en quelque sorte pour annoncer une plante suspecte. Elle exhale de toutes ses parties une odeur, faible à la vérité, mais pourtant nauséabonde. La racine, la tige, les feuilles et les baies ont une saveur d'abord fade, qui ne tarde pas à devenir nauséeuse et un peu âcre. Toutefois, ces qualités physiques peu prononcées sont loin de faire pressentir les accidens graves que cause la belladone. Les historiens, les observateurs, les toxicographes citent des faits qui ne portent pas toujours le caractère de l'authenticité. Buchanan dit que les Danois ayant envahi l'Écosse, les habitans de cette contrée mêlèrent du suc des fruits de belladone à la boisson de leurs ennemis. Ceux-ci tombèrent dans un sommeil léthargique, pendant lequel ils furent massacrés.

Souvent il arrive que des enfans, séduits par la figure des baies de belladone et par leur goût douceâtre, en mangent des quantités plus ou moins considérables. Bientôt se manifestent des symptômes alarmans : une véritable ivresse, des vertiges, un délire assez communément gai, une soif intense et pénible, des nausées douloureuses, des convulsions, des grincemens de dents, la dilatation et l'immobilité des pupilles, la rougeur et le gonflement de la face, la contraction spasmodique des mâchoires. A ce désordre général succède un état soporeux accompagné de soubresauts des tendons, d'une pâleur effrayante ; le pouls devient petit, dur et fréquent ; un froid universel s'empare du corps ; quelquefois même l'enfant meurt victime de son imprudence. Je crois devoir observer qu'il faut un certain nombre de baies pour produire une altération notable dans les fonctions ; car des médecins zélés et des personnes imprévoyantes ont mangé sans le plus léger inconvénient une, deux, trois, quatre baies de belladone. J'ajouterai que cette plante, nuisible à l'homme, est recherchée par divers animaux : les limaçons en rongent avidement les feuilles ; on assure qu'elles sont broutées par les moutons, les lapins et les cochons.

Les moyens efficaces de remédier à l'empoisonnement par la belladone diffèrent suivant les circonstances. Est-on appelé peu de temps après le développement des premiers accidens ; on doit recourir sur-le-champ au tartrate antimonié de potasse, et même exciter par l'introduction d'une plume des vomissemens prompts : ce moyen secondaire est d'autant plus utile, que l'estomac est alors frappé d'insensibilité, et l'on a souvent donné jusqu'à huit ou neuf décigrammes d'émétique sans produire aucun effet. Les acides végétaux conviennent particulièrement pour boisson. Mais s'il s'était écoulé un ou plusieurs jours, et qu'il se manifestât des signes d'inflammation, il faudrait chercher à provoquer les vomissemens par des liquides chauds et des moyens mécaniques seulement ; il serait trop dangereux d'introduire un émétique dans l'estomac. On doit, dans ce cas, insister sur les boissons d'abord mucilagineuses, émulsionnées, puis acides, et enfin légèrement toniques.

Le principe vénéneux de la belladone [1], modifié par une main habile, devient un remède utile, bien qu'il ne justifie pas les éloges fastueux qui lui ont été prodigués. C'est principalement le pasteur Muench et ses deux enfans qui ont célébré la belladone avec une exagération ridicule. On formerait une petite bibliothèque avec les écrits publiés par ces trois Allemands sur la manière de cultiver, de récolter, d'administrer les diverses parties de ce végétal dans une foule de maladies de l'homme et des autres animaux. Parmi ces ouvrages, il suffira de mentionner les plus marquans, et j'épargnerai au lecteur la fastidieuse et incohérente énumération nosologico-thérapeutique.

En suivant la méthode de l'illustre professeur Pinel, je dirai que l'usage de la belladone n'est point applicable à la classe nombreuse des fièvres. Dans celle des phlegmasies, la dysenterie est la seule contre laquelle on ait employé ce végétal avec une apparence de succès. La famille intéressante des névroses est en quelque sorte le champ de triomphe de la belladone. En effet, un végétal narcotique et comme stupéfiant doit calmer l'agitation, l'éréthisme, le spasme du système nerveux. Aussi a-t-on publié des milliers d'observations, des mémoires, des traités spéciaux, sur la propriété dont jouit la belladone de guérir l'épilepsie, l'hypochondrie, la mélancolie, la manie. On l'a de toutes parts proclamée tantôt comme un puissant moyen curatif, tantôt comme le vrai spécifique de la rage. Malgré ces louanges si fastueuses, si multipliées, je doute qu'on puisse citer une seule guérison bien authentique d'hydrophobie, d'épilepsie, ou de manie, opérée par la belladone. Le docteur Marc l'a trouvée plus réellement efficace contre la coqueluche, dont elle a terminé le cours avec une étonnante rapidité.

[1] Le savant chimiste Vauquelin, auquel nous devons une excellente analyse de la belladone, observe que cette plante narcotique, et toutes celles qui pro-

BELLADONE.

D'après la remarque faite d'abord par Ray, que les applications de la belladone sur les paupières déterminent la dilatation de la pupille, Jean Albert Henri Reimarus, Paul Frédéric Herman Grasmeyer, Charles Himly, et d'autres, ont recommandé ce topique pour préparer les yeux à l'opération de la cataracte.

Combien n'a-t-on pas exalté les vertus anticancéreuses de la belladone? et cependant je vois les assertions de prôneurs obscurs réfutées par des médecins célèbres.

On a presque renoncé à l'usage des baies, avec lesquelles Conrad Gesner préparait un sirop. Les racines et les feuilles sont aujourd'hui les seules parties employées. Il faut, selon Muench et Murray, choisir les racines de deux ans, et les faire sécher, ainsi que les feuilles, à l'ombre, sans le secours du feu. On les administre alors pulvérisées, à la dose d'un à six grains par jour, suivant l'âge, le tempérament, la nature et l'intensité de la maladie. Le suc épaissi des feuilles est donné sous le nom d'extrait. Les praticiens peuvent en outre prescrire la belladone digérée, infusée dans l'eau, dans la bière, dans le vin, dans l'alcool; elle entre dans la composition du baume tranquille. Les Italiennes croient l'eau distillée de cette plante propre à entretenir la blancheur et l'éclat de leur teint[1]. Les peintres en miniature préparent un fort beau vert avec le suc des baies, qui, selon Willich, empreint le papier d'une jolie couleur pourpre.

FABER (jean-mathias), *Strychnomania, explicans strychni manici antiquorum, vel solani furiosi recentiorum, historiæ monumentum, indolis nocumentum, antidoti documentum*, etc. in-4°. *Augustæ Vindelicorum*, 1677.

SICELIUS (christophe-conrad), *Diatribe botanico-medica de belladoná, sive solano furioso;* in-8°. fig. *Ienæ*, 1724.

DARIES (pierre-jean-andré), *De atropá belladoná, Diss. inaug. præs. Anton. Gul. Plaz;* in-4°. *Lipsiæ*, 1776. — Insérée dans le tome II du *Sylloge selectiorum opusculorum* de Baldinger.

duisent des effets analogues, sont riches en charbon, en hydrogène et en azote, tandis que les substances très-oxigénées produisent des effets contraires.

[1] Chacun voit ici l'origine du mot *belladone* (*bella donna*). Des étymologies aussi claires ont à peine besoin d'être signalées. Celle du mot générique n'est pas moins évidente; mais, au lieu de rappeler l'idée enchanteresse de la beauté, elle offre le spectacle hideux de la mort.

EXPLICATION DE LA PLANCHE. *(La plante est réduite aux deux tiers de sa grandeur naturelle.)* — 1. Racine réduite. — 2. Corolle ouverte, à la base de laquelle s'insèrent cinq étamines. — 3. Pistil. — 4. Fruit coupé horizontalement, dans lequel on voit deux loges remplies de pulpe, et d'un grand nombre de petites graines réniformes attachées sur un gros placenta. — 5. Graine grossie.

62.

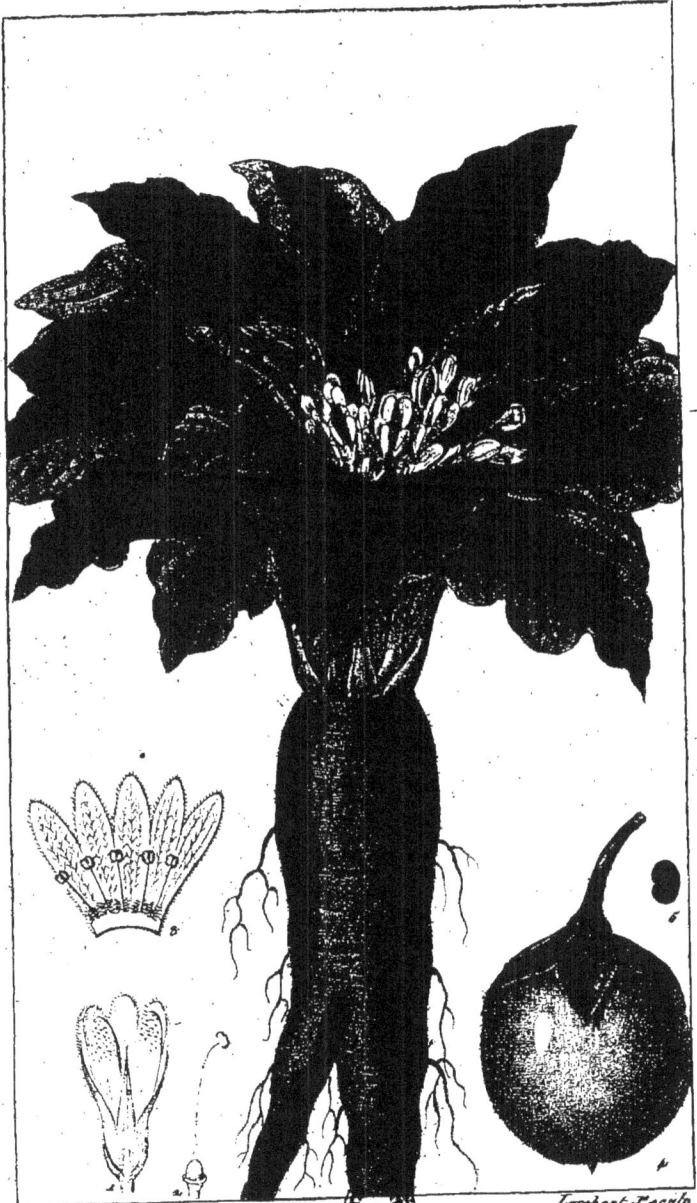

Turpin P.

Lambert Sculp

BELLADONE MANDRAGORE.

α.22.

LXII.

BELLADONE MANDRAGORE.

Grec . . . . μανδραγοραϛ.

Latin . . . .
- MANDRAGORA FRUCTU ROTUNDO ; Bauhin , Πιναξ, lib. 5, sect. 1 ; — Tournefort, clas. 1, *campaniformes.*
- ATROPA MANDRAGORA, *acaulis, scapis unifloris ;* Linné, clas. 5, *pentandrie monogynie.*
- MANDRAGORA ; Jussieu, clas. 8, ord. 8, *solanées.*

Italien . . . . MANDRAGOLA.
Espagnol . . . . MANDRAGORA.
Français . . . . MANDRAGORE ; BELLADONE SANS TIGE.
Anglais . . . . MANDRAKE.
Allemand . . . . ALRAUN.
Hollandais . . . . ALRUIN ; MANDRAGORA ; MANDRAGERS-KRUID.
Polonais . . . . MANDRAGORA ; POKRZYK ZIELE.

CONNUE et célébrée depuis un temps immémorial, la mandragore a été l'objet des opinions les plus contradictoires, des hypothèses les plus frivoles, des fables les plus absurdes [1]. Elle a inspiré au fameux Macchiavelli une comédie très-ingénieuse, et fourni à divers écrivains le sujet de savantes monographies. Resserré, et pour ainsi dire enchaîné dans d'étroites limites, forcé à regret de jeter un coup d'œil trop rapide, ou même de passer sous silence une foule de détails étrangers à la médecine, j'indiquerai du moins les sources auxquelles on pourra puiser les renseignemens qui me sont interdits.

C'est dans le beau climat de la Grèce, de l'Espagne et de l'Italie que se plaît la mandragore ; elle refuse de croître sur notre sol ; on la cultive même difficilement dans nos jardins ; toutefois, elle préfère les lieux sombres, tels que l'entrée des tanières et des cavernes [2].

---

[1] « On cherche vainement à expliquer pourquoi les anciens voyaient dans la mandragore la cause de certains prodiges éclatans ; pourquoi ils la regardaient comme un philtre puissant et comme une herbe magique qui avait la propriété de rendre heureux celui qui la possédait ; de lui faire trouver de l'argent, de féconder les femmes, de présager la douceur ou l'âpreté des hivers, de mettre en fuite les sorciers, de ramollir l'ivoire au point de le rendre malléable, et pourquoi, en un mot, ils lui attribuaient une foule d'autres merveilles. » (GRANIER, *Diss. botan. histor. sur la mandragore ;* 1788.)

[2] Telle est l'origine du mot *mandragore :* de μανδρα ; étable, caverne, ta-

BELLADONE MANDRAGORE.

— La racine épaisse, longue, fusiforme, tantôt simple, tantôt bifurquée[1], ou divisée en trois, fauve extérieurement, blanchâtre à l'intérieur, jette çà et là quelques fibrilles. — Les feuilles sortent du collet de la racine : elles sont grandes, ovales, pointues, vertes, glabres, ondulées en leurs bords, et disposées en un large faisceau.

— Entre ces feuilles naissent plusieurs pédoncules simples, courts, portant chacun une fleur, dont la corolle est campanulée, rétrécie vers sa base en forme de cône renversé, un peu velue en dehors, blanchâtre, légèrement teinte de violet. — Le fruit est une baie sphérique, ressemblant à une petite pomme, jaunâtre dans sa maturité, molle, charnue, pleine d'une pulpe qui contient des graines réniformes, placées sur un seul rang.

Rapprochée de la belladone par ses caractères botaniques, la mandragore s'en rapproche également par ses qualités physiques et ses propriétés médicamenteuses; il faut pareillement une quantité assez considérable de baies pour déterminer des accidens ; car le professeur Hernandez, désirant prouver l'innocuité de ce fruit, en mangea une entière devant ses élèves, pendant plusieurs jours de suite, avant de commencer sa leçon, et n'en fut jamais incommodé. Toutefois, cette expérience ne serait pas sans doute renouvelée impunément par une personne délicate et irritable. La plupart des traducteurs et glossateurs de la Bible ne croient pas la *pomme* de mandragore vénéneuse, puisqu'ils la regardent comme le *dudaïm* de Rachel. J'ai déjà dit[2] combien me paraissait plus judicieuse l'opinion du savant naturaliste Virey, que j'exposerai en parlant de l'orchis.

---

nière, repaire, et γερας, ornement, gloire, honneur. Cette étymologie me paraît d'autant plus vraisemblable, que la mandragore est désignée par certains auteurs sous le nom de *mandegloire*. (CHARLES ÉTIENNE, *De latinis et græcis nominibus arborum*, etc. 1547, page 49.)

[1] On ne s'est pas contenté de voir dans cette bifurcation purement accidentelle les cuisses d'un homme. Par une légère incision supérieure de chaque côté se développent des bras, si l'on en croit Blankaart : rien de plus facile, selon lui, que de figurer une tête, qui se recouvre d'une sorte de chevelure, en y semant quelques grains d'orge ou de millet! C'est alors que la mandragore prend la forme humaine, et mérite le nom de ανθρωπομορφος, que lui donne Pythagore.

[2] *Biographie universelle*, 1814, tome II, page 253.

BELLADONE MANDRAGORE.

Les médecins de l'antiquité, Hippocrate, Dioscorides, Celse, Galien, connaissaient parfaitement l'action narcotique, stupéfiante de la mandragore; ils la recommandaient pour provoquer le sommeil, pour calmer les douleurs, surtout avant les graves opérations chirurgicales; cette qualité soporifique était même devenue proverbe[1]. Si les praticiens de nos jours n'ont pas renoncé à l'usage de cette plante, ils l'ont du moins considérablement limité : aussi la trouve-t-on fréquemment *tombante* de vétusté et rongée par les vers dans les officines pharmaceutiques[2]. Je ne serais pas éloigné de penser avec Peyrilhe que cet abandon n'est point une véritable perte pour la thérapeutique. « En effet, ce que la mandragore a de médicamenteux et d'utile se rencontre dans les narcotiques qui croissent spontanément autour de nous. » Je me bornerai donc à citer quelques témoignages consacrés par des noms célèbres. Boerhaave appliquait *avec succès* des cataplasmes de feuilles de mandragore bouillies dans le lait sur les tumeurs scrofuleuses. Hoffberg et Swediaur préfèrent la racine, et assurent avoir dissipé, à l'aide de ce topique, des indurations écrouelleuses, squirrheuses et syphilitiques de la parotide, du testicule, des glandes inguinales. Deux observations, dit Gilibert, sont favorables à l'usage interne de la poudre de la racine pour la goutte, dont les douleurs ont été calmées et les accès retardés. La dose est de trois à six grains. Les feuilles peuvent se donner desséchées et pulvérisées à la même dose, ou infusées, à celle d'un scrupule, dans un demi-litre d'eau.

CATELAN (Laurent), Rare et curieux Discours de la plante appelée *mandragore;* in-12. Paris, 1639.

THOMASIUS (Jacques), *De mandragorâ, Dissert. philol. inaug. resp. Joan. Schmid.;* in-4°. Lipsiæ, 1655. — *Ibid.* 1669. — *Ibid.* 1671. — *Id.* in-4°. Halæ, 1739.
    L'auteur fait de vains efforts pour démontrer que la mandragore est réellement le *dudaïm* de la Bible.

DEUSING (Antoine), *De mandragoræ pomis, vulgò* pisse-diefies; in-12. Groningæ, 1659.
    Le savant professeur batave a produit cet opuscule dans son *Fasciculus dissertationum selectarum,* in-4°. 1660 : il prétend que les *pommes* de mandragore sont à tort prises pour le *dudaïm,* qui, selon lui, est le petit melon de Perse odorant, *cucumis dudaïm,* L.

HOLZBOM (André), *De mandragorâ, Diss. med. bot. inaug. præs. Ol. Rudbeck;* in-8°, fig. Upsaliæ, 1702, etc.

---

[1] *Languidi et in suis negotiis torpidi mandragoram ingessisse, vel sub mandragorâ dormitasse dicebantur.* (HOFMANN, GRANIER, MURRAY.)

[2] Murray, *Apparatus medicaminum,* tome 1, page 653.

BELLADONE MANDRAGORE.

EXPLICATION DE LA PLANCHE. *(La plante est réduite au tiers de sa grandeur naturelle.)* — 1. Fleur entière. — 2. Pistil. — 3. Corolle ouverte, dans laquelle on voit cinq étamines à filets velus à leur base. — 4. Fruit entier accompagné de son calice. — 5. Graine isolée.

(Tous ces détails sont de grandeur naturelle.)

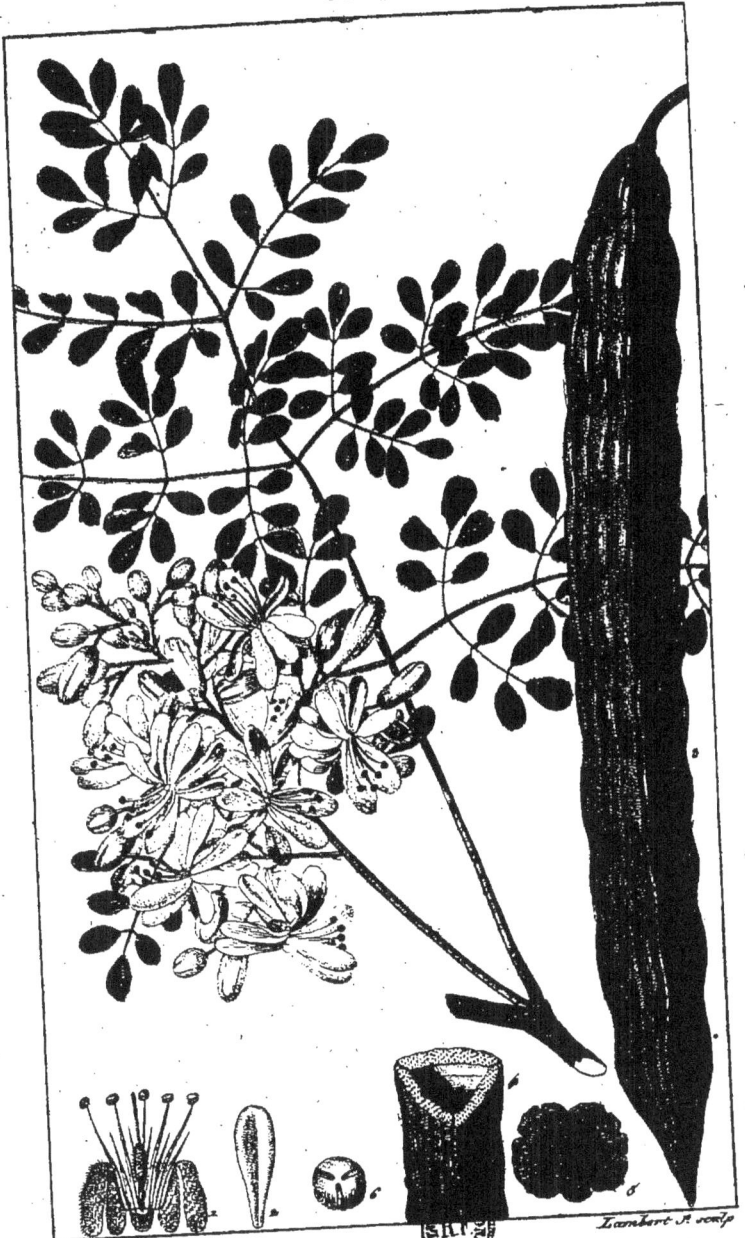

BEN.

Turpin P.

Lambert S. sculp

a. l. l.

LXIII.

BEN.

Grec.	*Ϭαλανος; Ϭαλανος μυρεψικη; Ϭαλανος αιγυπτια.*
	GLANS UNGUENTARIA; Bauhin, Πιναξ, lib. II, sect. 2.
Latin.	GUILLANDINA MORINGA, *inermis, foliis subpinnatis, foliolis inferiori-bus ternatis;* Linné, clas. 10, *décandrie monogynie.*
	MORINGA; Jussieu, clas. 14, ord. 11, *légumineuses.*
	MORINGA OLEIFERA; Lamarck.
Italien.	ALBERO DEL BEEN; GHIANDA UNGUENTARIA.
Espagnol.	ARBOL DEL BEEN.
Français.	BEN; BEN OLÉIFÈRE, Lamarck; MORINGA; MORINGOU; MOURINGOU.
Anglais.	BEN-TREE; MORINGA-TREE, BEZAR-TREE, Knowles.
Allemand.	BENBAUM; OELNUSSBAUM, Hagen.
Hollandais.	BENBOOM; BALSEM NOOTENBOOM.

Le ben se plaît au Malabar[1], dans l'île de Ceylan, sur le sol sablonneux et brûlant de l'Égypte. On le cultive difficilement dans nos climats, même avec le secours des serres chaudes. Cet arbre, suivant Rumph, s'élève jusqu'à vingt-cinq pieds de hauteur; le tronc acquiert environ cinq pieds de circonférence : il est assez droit, recouvert d'une écorce brunâtre; les rameaux sont d'un bois blanchâtre[2], enveloppé d'une écorce verte. — Les feuilles sont deux ou trois fois ailées, composées de pinnules opposées, qui portent chacune cinq à neuf folioles (auxquelles s'en joignent même parfois d'accessoires ou surnuméraires) ovoïdes, inégales, vertes, glabres, petites, soutenues par un court pétiole. — Les fleurs blanchâtres, disposées en panicules au sommet des rameaux, présentent un calice monophylle, profondément quinquéfide; une corolle formée de cinq pétales semblables aux divisions du calice; dix étamines, dont cinq

---

[1] *Dives alit Malabar batavis habitata colonis.*

KNOWLES.

[2] Faut-il voir dans cette couleur blanchâtre, et surtout dans celle des fleurs, l'origine du mot *ben*, qui signifie *blanc* en langue malaise? C'est pareillement à cet idiome que nous avons emprunté le terme spécifique *moringa*. Quant à la dénomination générique, elle rappelle un célèbre naturaliste prussien, Melchior Rumphinus, professeur de botanique à l'université de Padoue.

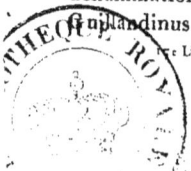

Livraison.   1.

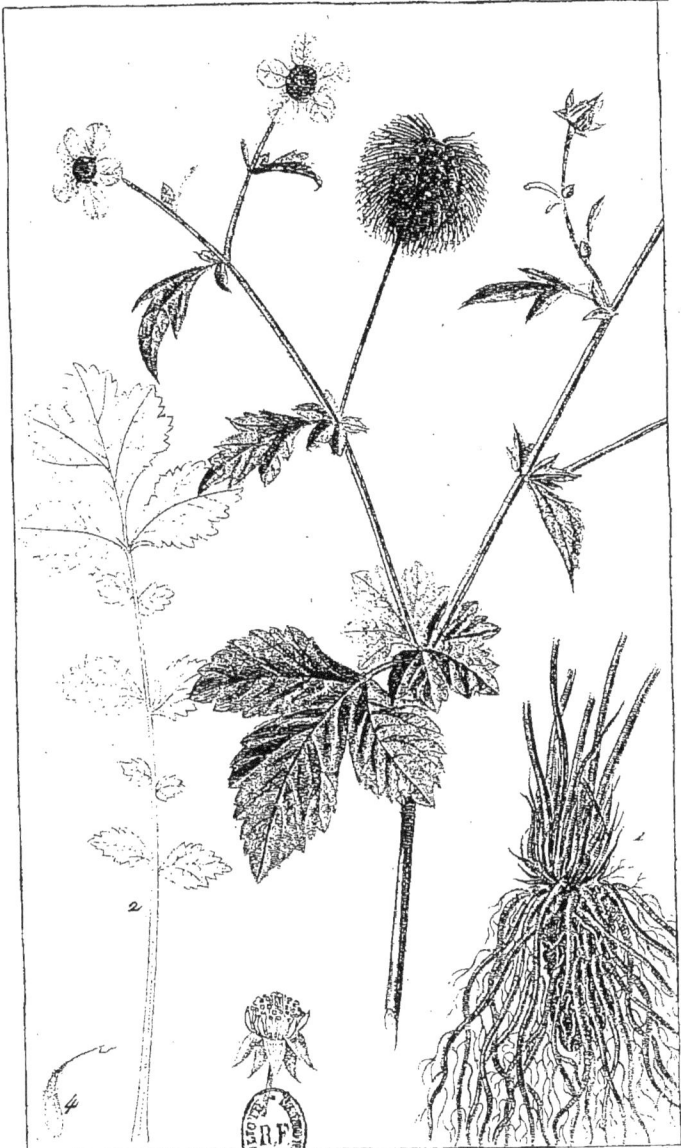

Turpin P.

Lambert f. sculp.

BENOITE.

a.l.l.

LXIV.

BENOITE.

Latin.	CARYOPHYLLATA VULGARIS; Bauhin, Πιναξ, lib. 8, sect. 5; — Tournefort, clas. 6, *rosacées.*
	GEUM URBANUM, *floribus erectis, fructibus globosis, villosis, aristis uncinatis, nudis, foliis lyratis;* Linné, clas. 12, *icosandrie polygynie.* — Jussieu, clas. 14, ord. 10, *rosacées.*
Italien.	GARIOFILLATA; GARIOFILATA; ERBA BENEDETTA.
Espagnol.	CARIOFILATA.
Français.	BENOITE; HERBE DE SAINT-BENOIT; GALIOTE; RECISE.
Anglais.	AVENS; HERB BENNET.
Allemand.	BENEDIKTENKRAUT; NAGELKRAUT.
Hollandais.	GELEGENT KRUID; NAGELKRUID.

Il paraît que les naturalistes et les médecins grecs n'ont fait aucune mention de la benoîte; car je suis loin de reconnaître cette plante dans le λαγωπους de Dioscorides, qui serait plutôt le *trifolium arvense*, comme le pense Sprengel[1]. Ce savant historien de la médecine et de la botanique rapporte, sans hésiter, notre *geum* à celui de Pline, bien que la description de cet auteur latin soit très-courte et très-incomplète.

On trouve communément la benoîte dans les bois, le long des haies, dans les lieux ombragés : elle est vivace, et fleurit au mois de juin.

La racine, simplement fibreuse lorsqu'elle est jeune, forme, par le progrès de l'âge, une sorte de moignon conoïde, qui devient gros et long comme le pouce, se recouvre d'écailles brunes, minces, sèches, et produit une quantité considérable de fibres ou chevelus fauves. — Les tiges communément rouges ou rougeâtres à leur base, droites, légèrement velues, rameuses, parviennent à la hauteur d'environ deux pieds. — Les feuilles radicales sont ailées, à cinq, sept, neuf, onze folioles, dont les trois terminales sont grandes et dentées. Les feuilles caulinaires sont alternes, et ont les deux folioles de leur base contiguës à la tige, en forme de stipules. —

---

[1] *Historia rei herbariæ*, 1808, tome 1, page 184.

salade. Les abeilles vont puiser le suc de ses fleurs. La racine est propre à tanner les cuirs; elle communique aux laines une belle couleur musc-doré très-solide, et la plante entière leur donne une jolie teinte noisette.

Le professeur Brugmans, de Leyde, a trouvé aux mois de juin et de juillet, sur les racines de benoîte, l'insecte qui fournit la cochenille de Pologne, *coccus polonicus*, L.

La benoîte aquatique, *geum rivale*, ne mérite pas le nom de *caryophyllata*, puisque sa racine est inodore. Elle a cependant reçu les mêmes éloges, et le voyageur Kalm dit que les Anglo-Américains lui assignent la prééminence sur le quinquina [1]. Je n'ai pas besoin d'ajouter que cette réputation usurpée ne sera que passagère. Les médecins suédois, qui, sur le brillant rapport de leur compatriote, s'étaient empressés de substituer le *fébrifuge* indigène à l'exotique, ont été frustrés dans leurs espérances, et la benoîte rivulaire ne figure dans aucune de leurs pharmacologies modernes.

BUCHAAVE (Rodolphe), *Observationes circà radicis gei urbani, sive caryophyllatæ, vires in febribus, præcipuè intermittentibus;* in-8°, fig. *Hafniæ,* 1781. — Trad. en allemand, avec des notes, par Jean Clément Tode; in-8°, fig. *Copenhague,* 1782. — *Editio altera, novis tentaminibus aucta,* cum titulo: *Observationes circà radicis gei urbani seu caryophyllatæ vires, in præcipuis corporis humani affectionibus, institutæ;* in-8°, fig. *Hafniæ,* 1784. — Id. *Marburgi,* 1786.

ANJOU (Frédéric), *De radice caryophyllatæ vulgaris officinarum, sive geo urbano Linnæi, Diss.;* in-4°. *Gottingæ,* 1783.

WEBER (George-Henri), *De nonnullorum febrifugorum virtute, et speciatim gei urbani radicis efficaciâ; Diss. inaug. resp. Koch;* in-4°. *Kiloniæ,* 1784.

VASSY (J.-R. de), *De viribus gei urbani seu caryophyllatæ, Diss.;* in-4°. *Lagduni Batavorum,* 1799.

[1] *Resa til Norra America,* tome II.

EXPLICATION DE LA PLANCHE. (*La plante est de grandeur naturelle.*) — 1. Racine. — 2. Feuille radicale. — 3. Calice, étamines et pistils. — 4. Fruit isolé.

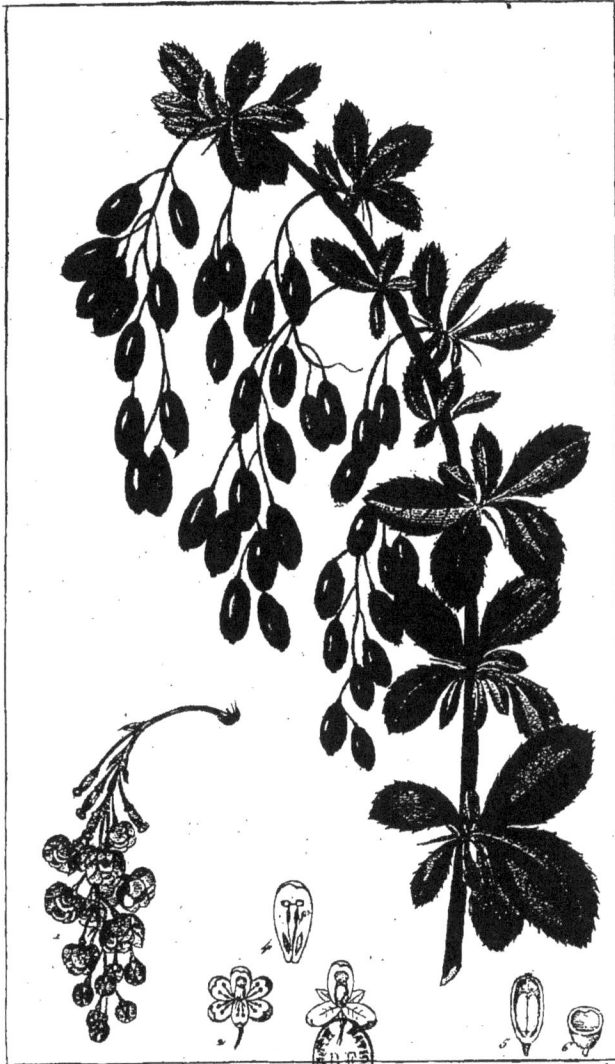

Mme E. Panckoucke P.

Lambert Sr sculp.

BERBERIS.

a. l. l.

LXV.

BERBERIS.

Grec.	αξοκάνδα ; Galien.
Latin.	BERBERIS DUMETORUM; Bauhin, Πίναξ, lib. 12, sect. 1 ; — Tourne-fort, clas. 21, *arbres rosacés* [1].
	BERBERIS VULGARIS, *pedunculis racemosis;* Linné, clas. 6, *hexandrie monogynie;* — Jussieu, clas. 13, ord. 18, *vinettiers.*
Italien.	BERBERI; BERBERO; TRISPINA; CRESPINO; CRESPIGNO.
Espagnol	AGRACEJO.
Français.	BERBERIS ; ÉPINE-VINETTE; VINETTIER.
Anglais.	BERBERRY; BARBERRY; PIPERIDGE-BUSH.
Allemand.	BERBERSTRAUCH; SAUERDORN; SAURACH; SAUCH.
Hollandais	BERBERIS; BARBARISSE; ZUURDOORN; KWEEKDOORN.

CET arbuste, à fleur printanière, croît dans presque tous les climats du nouveau comme de l'ancien Monde; on le trouve principalement le long des bois et des haies, sur les terrains sablonneux, au voisinage des fermes.

La racine est ligneuse, jaunâtre, rampante, rameuse. — Les tiges parviennent jusqu'à la hauteur de six à huit pieds; droites, un peu pliantes, elles produisent des rameaux diffus recouverts d'une écorce glabre, mince, grisâtre, et sont armées à leur base, quelquefois d'une, et bien plus communément de trois épines de grandeur inégale, mais toutes fort aiguës. — Les feuilles, généralement ramassées par paquets alternes, sont ovales, rétrécies en pétiole vers leur insertion, obtuses au sommet, dentées en scie à leur contour. — Les fleurs sont disposées latéralement dans l'aisselle des feuilles, en grappes pendantes, simples, allongées. Chaque fleur présente un

---

[1] Le mot *berberis*, que les Latins ont emprunté des Arabes, se retrouve dans divers lexiques et pharmacologies grecs-barbares et grecs-modernes : Βερβερι, βερβερης.

Quant aux dénominations vulgaires, *vinettier* et *épine-vinette*, elles sont dues à ce que les fruits de cet arbrisseau épineux ont l'agréable acidité de l'oseille, qui portait presque généralement autrefois, et porte encore dans plusieurs départemens le nom de *vinette.*

calice légèrement coloré en jaune, à six folioles ovales-obtuses, concaves, accompagnées en dehors de trois bractées; une corolle composée de six pétales jaunes, arrondis, dont chacun porte deux glandes à sa base; six étamines opposées aux pétales; un ovaire simple, cylindrique, surmonté d'un stigmate large, sessile, persistant. — Le fruit est une baie ovoïde, oblongue, d'abord verte, puis rouge à l'époque de la maturité, marquée d'un point noir au sommet, contenant dans une seule loge deux graines osseuses ressemblant à des pepins.

« Tel est, dit M. Poiret, le sort de tous les êtres qui nous environnent. S'ils ne flattent pas également nos sens, s'ils en offensent quelques-uns, nous les repoussons, nous les éloignons, quelles que soient d'ailleurs leurs propriétés. On pardonne ses aiguillons à l'aubépin, en considération de l'agréable parfum de ses fleurs, qui sont introduites jusque dans nos appartemens; mais l'épine-vinette ne peut trouver grâce pour son armure piquante, à cause de l'odeur forte et désagréable qu'elle répand à l'époque de la floraison [1] : nous la tenons dans nos bosquets, mais dans les lieux les moins fréquentés; nous lui abandonnons le soin de hérisser et de défendre par des haies nos possessions agrestes [2], mais non pas celles de nos jardins de plaisance; nous l'éloignons même de nos moissons par un de ces préjugés que l'étude de la nature peut aisément détruire; nous l'accusons très-injustement d'être en partie la cause de cette nielle funeste qui infecte nos semences céréales [3]. »

Aucune partie du berberis n'est dépourvue d'utilité. L'écorce de

---

[1] La frappante analogie qui existe entre l'odeur du pollen produit par les fleurs d'un assez grand nombre de végétaux, tels que l'épine-vinette, le chataignier, l'*orontium aquaticum*, tous les palmiers, notamment le datier, etc., et la liqueur spermatique des animaux, aurait, ce me semble, suffi pour conduire à l'importante et belle découverte des sexes, et conséquemment de la fécondation dans les végétaux. Je suis même porté à croire que lorsque dans certaines fleurs, telles que la rose et l'œillet, cette odeur spermatique ne se trouve pas, c'est qu'elle est agréablement masquée par un arôme plus fort et plus séduisant.　　　　　　　　　　　　　　　　　　　　　　　　(T.)

[2] Le vinettier aigret honorant les cloisons
Des vergers écartés des rustiques maisons.
PAUL CONTANT.

[3] *Encyclopédie méthodique : Botanique*, tome VIII, page 617.

la racine, qui est jaune et amère, purge légèrement : Gilibert la regarde comme un bon fondant indiqué dans les embarras du foie et de la rate. Cette racine est employée, ainsi que la tige, pour teindre en jaune la laine, le coton, le fil, pour colorer les ouvrages de menuiserie, et donner du lustre au cuir corroyé. Les feuilles, légèrement acides, sont broutées par les vaches, les chèvres et les moutons, négligées par les chevaux et les cochons : leur décoction miellée a réussi dans le scorbut, et dans quelques espèces de dysenterie[1]. Les fleurs présentent un phénomène curieux, observé surtout et décrit avec un soin scrupuleux par le docteur Descemet : les étamines sont tellement irritables, douées pour ainsi dire d'une telle motilité, qu'au plus léger attouchement elles se contractent, et se portent rapidement sur le pistil, où elles demeurent fixées pendant un certain temps.

Toutefois, ce sont les fruits du vinettier que réclame principalement l'économie domestique. Ces baies encore vertes peuvent remplacer les câpres : quand elles sont devenues, par la maturation, d'un beau rouge de corail, leur pulpe, composée des acides citrique et malique adoucis par un corps muqueux sucré, offre la saveur et les avantages réunis de la groseille et du limon. Les pharmaciens en préparent un rob, un sirop, une gelée, des pastilles[2]. On confit, pour l'usage de nos tables, des grappes d'épine-vinette dans le sucre. C'est pour cet objet, dit M. Guersent, que cet arbrisseau est cultivé dans plusieurs contrées, et l'on recherche de préférence les fruits des vieux pieds, qui ne contiennent point de graines, mais sont en général moins succulens. Les baies fermentées avec de l'eau miellée fournissent un vin aigrelet, qui dépose un sel analogue au tartre. Les Polonais font avec le suc de berberis de la limonade et du punch qui ne le cèdent point à ceux dont le citron est la base.

Plus commune en Allemagne qu'en France, l'épine-vinette y est aussi plus fréquemment employée. Les médecins la prescrivent avec succès dans les fièvres inflammatoires, bilieuses et putrides. Les

---

[1] Gilibert, *Démonstrations élémentaires de botanique*, 1796, tome III, p. 471.
[2] Pour extraire le suc destiné à ces divers usages, Théodore Ankarcrona donne la description et la figure d'une machine particulière (*Mémoires de l'Académie des sciences d'Upsal*, 1749).

BERBERIS.

Égyptiens préfèrent la limonade de berberis à tout autre remède pour calmer, et même dissiper *leur* fièvre pestilentielle, dont le symptôme dominant est une diarrhée bilieuse. L'efficacité de cette méthode simple, agréable, économique, est confirmée par le témoignage de Prosper Alpini et de Simon Pauli, que cette boisson a guéris d'une maladie semblable.

EXPLICATION DE LA PLANCHE. (*La plante est de grandeur naturelle.*) — 1. Grappe de fleurs. — 2. Fleur entière détachée. — 3. Calice et pistil. Le calice est composé de six folioles, trois grandes intérieures et trois petites extérieures. — 4. Un pétale détaché, à la base duquel sont deux glandes oblongues, et vis-à-vis duquel est représentée une étamine. — 5. Fruit coupé longitudinalement, dans lequel on distingue deux graines attachées à la base de la cavité. — 6. Le même coupé horizontalement.

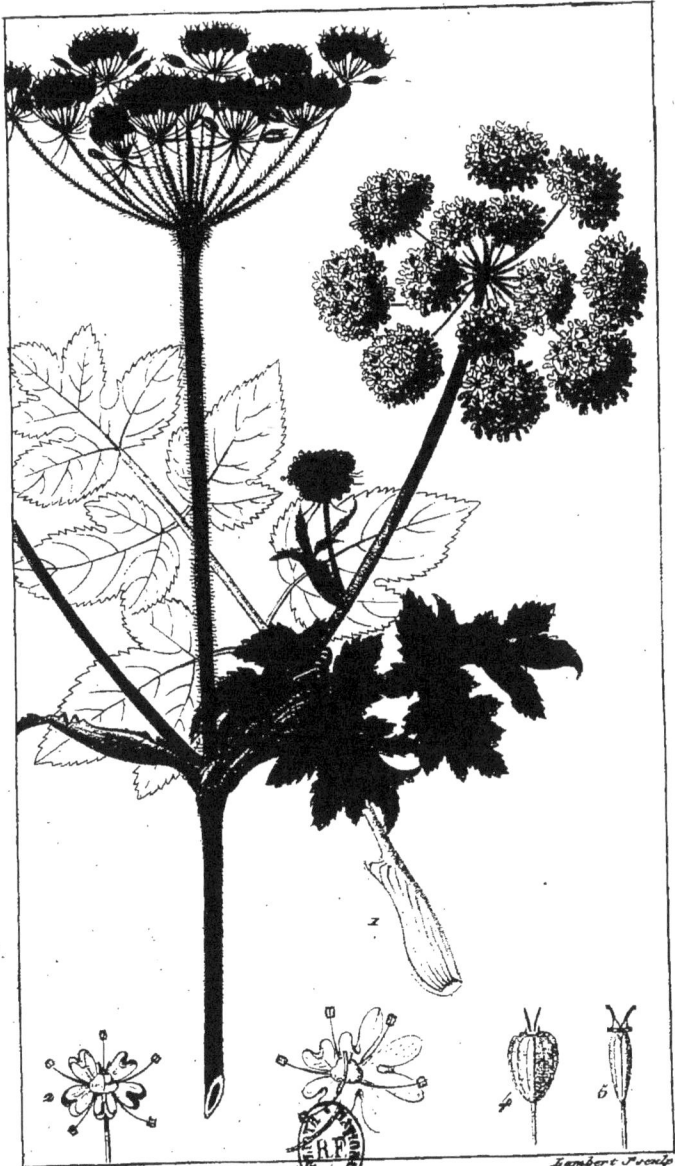

Serpin P.

Lambert Sculp.

BERCE.

LXVI.

BERCE.

Grec.	σφονδυλιον.
Latin.	SPHONDYLIUM VULGARE HIRSUTUM ; Bauhin, Πιναξ, lib. 4, sect. 5 ; — Tournefort, clas. 7, *ombellifères.* HERACLEUM SPHONDYLIUM, *foliolis pinnatifidis ;* Linné, clas. 5, *pentandrie digynie ;* — Jussieu, clas. 12, ord. 2, *ombellifères.*
Italien.	SFONDILIO ; BRANCORSINA GERMANICA.
Espagnol.	ESFONDILIO ; BRANCA URSINA ALEMANA.
Français.	BERCE [1] ; FAUSSE BRANCURSINE ; BRANCURSINE DES ALLEMANDS.
Anglais.	COW-PARSNEP.
Allemand.	BARTSCH ; DEUTSCHE BÆRENKLAU.
Hollandais.	DUITSCH BEERENKLAAUW.
Polonais.	BARSZCZ, Sennert, Bernitz ; NIEDZWIEDZIA ; RAZDZENIEOZ, Erndtel.

TRÈS-COMMUNE le long de nos bois, de nos champs, et dans nos près dont elle détériore les foins, la berce est encore plus abondante et acquiert plus de développement dans les climats froids.

La racine vivace, fusiforme, charnue, blanchâtre, est imprégnée d'un suc jaunâtre. — La tige qui, sur un sol favorable, parvient à hauteur d'homme, est droite, cylindrique, cannelée, creuse, velue, rameuse. — Les feuilles sont alternes, grandes, amplexicaules, ailées, à folioles lobées et crénelées, vertes en dessus, d'un vert pâle en dessous. — Les fleurs, disposées en ombelles terminales, sont généralement blanches, quelquefois rougeâtres : l'ombelle universelle est vaste, formée de nombreux rayons ; les ombellules, qui ont pour collerette trois à sept folioles linéaires, soutiennent des fleurs dont celles de la circonférence sont irrégulières et plus grandes que celles du centre. — Le fruit consiste en deux graines ovoïdes, comprimées, glabres, appliquées l'une contre l'autre.

Les diverses parties de la berce ont des qualités très-dissemblables et même opposées. La racine et l'écorce sont assez âcres pour enflammer et ulcérer la peau. Dépouillés de cette enveloppe corticale, les tiges et les pétioles des feuilles, concassés et abandonnés quelques jours sur des claies, fournissent un suc mucilagineux sucré. Accu-

---

[1] Le mot *berce* vient-il du polonais *barszcz ?*

mulez dans un tonneau ces tiges et ces pétioles brisés ; versez-y une quantité d'eau suffisante pour recouvrir le tout : après un mois vous retirerez une masse d'un goût acidule assez agréable. Si vous saisissez le moment de la fermentation vineuse du suc saccarin, soumettez ce marc à la distillation, il vous donnera un esprit ardent plus actif que celui de grains [1].

Les habitans du Nord regardent la berce comme une de leurs plus précieuses plantes alimentaires ; ils en fabriquent de l'eau-de-vie et de la bière ; les Kamtschadales la mangent fraîchement écorcée ; les paysans russes et polonais en préparent un mets aigrelet, qui fait en quelque sorte une partie essentielle de leur nourriture journalière, et qui, sous le nom de *barszcz*, est à peu près pour eux ce que le sauerkraut est pour les Allemands [2].

Divers animaux, tels que les vaches, les chèvres, les moutons, les lapins, les cochons et les ânes, broutent la berce ; elle est négligée par les chevaux.

Dans certaines parties de la Suède on regarde la berce comme un remède familier contre la dysenterie ; ailleurs on emploie la décoction en bain et en lavemens, que l'on suppose carminatifs, apéritifs, antispasmodiques. Ici on applique les feuilles ou la racine pilées sur les callosités ; là, c'est avec le suc qu'on espère prévenir ou détruire la vermine. Plusieurs médecins prétendent que la berce est un des plus puissans moyens curatifs de la plique polonaise ; d'autres soutiennent au contraire qu'elle doit être rangée parmi les causes productrices de cette maladie singulière. Au milieu de ces incertitudes, le sage observateur suspendra son jugement ; il répètera les expériences cliniques : elles seules peuvent dissiper les doutes, et fixer les propriétés réelles de la berce, qui certes n'est point une plante inefficace.

[1] Gilibert, *Démonstrations élémentaires de botanique*, 1796, tome II, page 437.
[2] Les gens aisés font le *barszcz* avec le son ou la farine de froment, le bouillon de viande et la betterave rouge. (ERNDTEL, *Warsavia physicè illustrata*, 1730, page 139.)

EXPLICATION DE LA PLANCHE. (*La plante est réduite au quart de sa grandeur naturelle.*) — 1. Feuille entière. — 2. Fleur régulière du centre de l'ombellule, grossie. — 3. Fleur irrégulière de la circonférence de l'ombellule, grossie. — 4. Fruit de grosseur naturelle, vu de face. — 5. Le même, vu de côté.

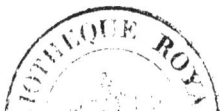

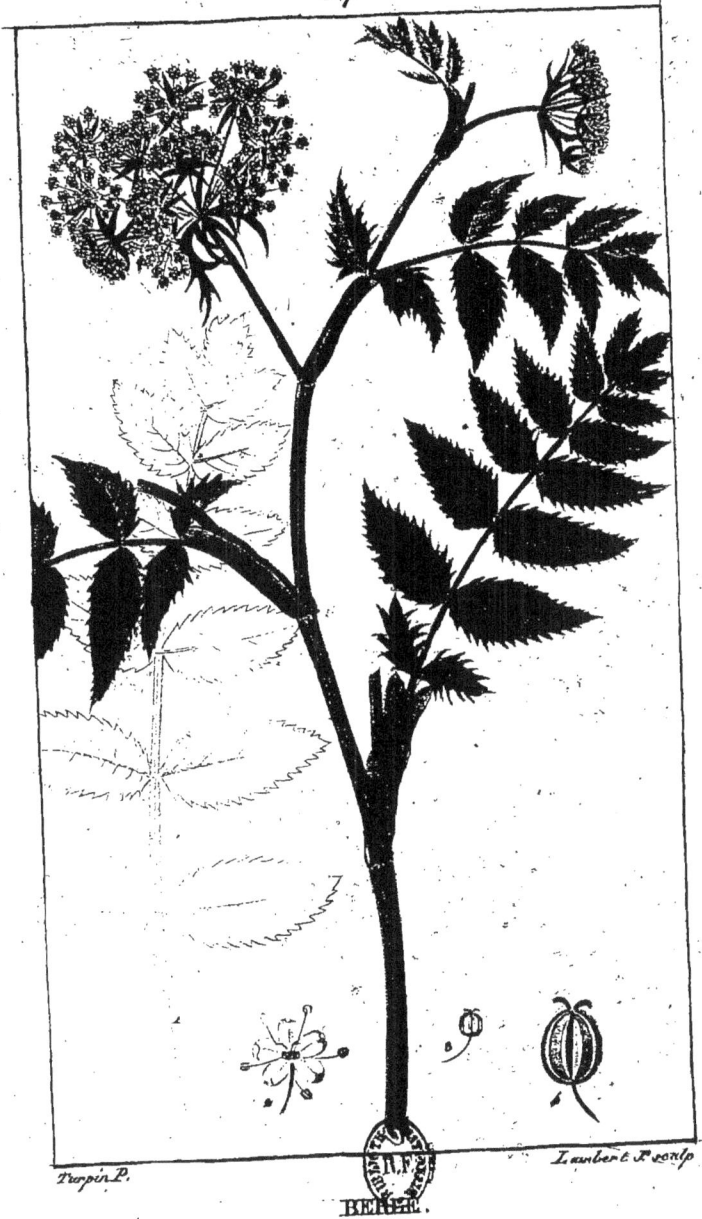

Tropin P.

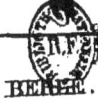

Lambert F sculp

BERCE.

a 22

LXVII.

BERLE.

Grec.	σιον.
Latin.	SION, *sive apium palustre, foliis oblongis;* Bauhin, Πιναξ, lib. 4, sect. 4 ; — Tournefort, clas. 7 , *ombellifères.*
	SIUM ANGUSTIFOLIUM, *foliis pinnatis, umbellis axillaribus pedunculatis, involucro universali pinnatifido;* Linné, clas. 5, *pentandrie digynie;* — Jussieu, clas. 12, ord. 2 , *ombellifères.*
Italien.	SIO ; GORGOLESTRO.
Espagnol.	SIO ; SION.
Français.	BERLE ; ACHE D'EAU.
Anglais.	UPPER WATER - PARSNEP; NARROW - LEAVED SKIRRET, Willich ; WATER-SMALLAGE, C.
Allemand.	WASSER-PASTINAKE ; WASSEREPPICH.
Hollandais.	WATER-PASTINAKE ; WATER-EPPE.

CETTE plante vivace, très-commune dans les climats chauds et tempérés, se plaît dans les ruisseaux, les fontaines, les fossés aquatiques, sur le bord des étangs.

La racine est blanche, fibreuse, rampante, noueuse. — La tige droite, cylindrique, rameuse, s'élève à la hauteur d'un pied et demi. — Les feuilles sont alternes et simplement ailées : les inférieures composées de treize ou quinze folioles ovales serretées, les supérieures plus petites, plus profondément dentées, quelques-unes presque laciniées. — Les fleurs sont disposées en ombelles pédonculées, qui sortent des aisselles supérieures des feuilles, et leur sont opposées. La collerette universelle est formée de cinq ou six folioles lancéolées, inégales, la plupart pinnatifides. Les cinq pétales sont blancs, subcordiformes; les cinq étamines portent à l'extrémité de leurs filamens des anthères arrondies; l'ovaire inférieur est chargé de deux styles courts. — Le fruit est sphéroïde, strié, composé de deux graines planoconvexes, appliquées l'une contre l'autre.

Comprise dans la même famille que l'ache, la berle se rapproche également de cette plante par ses qualités physiques et ses propriétés médicamenteuses : aussi l'appelle-t-on communément *ache d'eau.* Les feuilles, dit Macquart, ont une légère âcreté qui n'empêche pas de

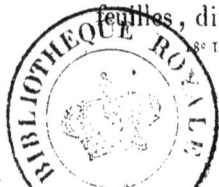

les manger en salade. Leur suc et leur décoction, rarement employés, passaient pour antiscorbutiques, fébrifuges, apéritifs, emménagogues, diurétiques, et même lithontriptiques[1]. Les graines ont l'odeur aromatique et la saveur piquante qui distinguent la plupart des ombellifères.

Parmi les autres espèces du genre *sium*, il en est plusieurs qui méritent d'être signalées : telles sont principalement la berle dés potagers, *sium sisarum*, plus connue sous le nom de *chervi*, et à laquelle je consacrerai un article ; et la berle de la Chine, *sium ninsi*, dont je parlerai en traitant du ginseng.

---

[1] Certains étymologistes aperçoivent dans cette vertu l'origine du mot *sium*, σειω λιθον, je remue, je chasse la pierre ; d'autres y voient l'agitation perpétuelle de la plante elle-même par l'effet des vents et des ondes. Théis aime mieux y reconnaître le terme celtique *siw*, eau. Quant à moi, je regarde tout simplement σιον comme une dénomination grecque *radicale*.

M. Théis fait pareillement venir *berle* du celtique *beler* ou *veler*, cresson ou plante analogue. Peu de personnes adopteront cette étymologie.

EXPLICATION DE LA PLANCHE. (*La plante est de grandeur naturelle.*) — 1. Feuille radicale, au trait. — 2. Fleur entière, grossie. — 3. Fruit de grosseur naturelle. — 4. Le même grossi.

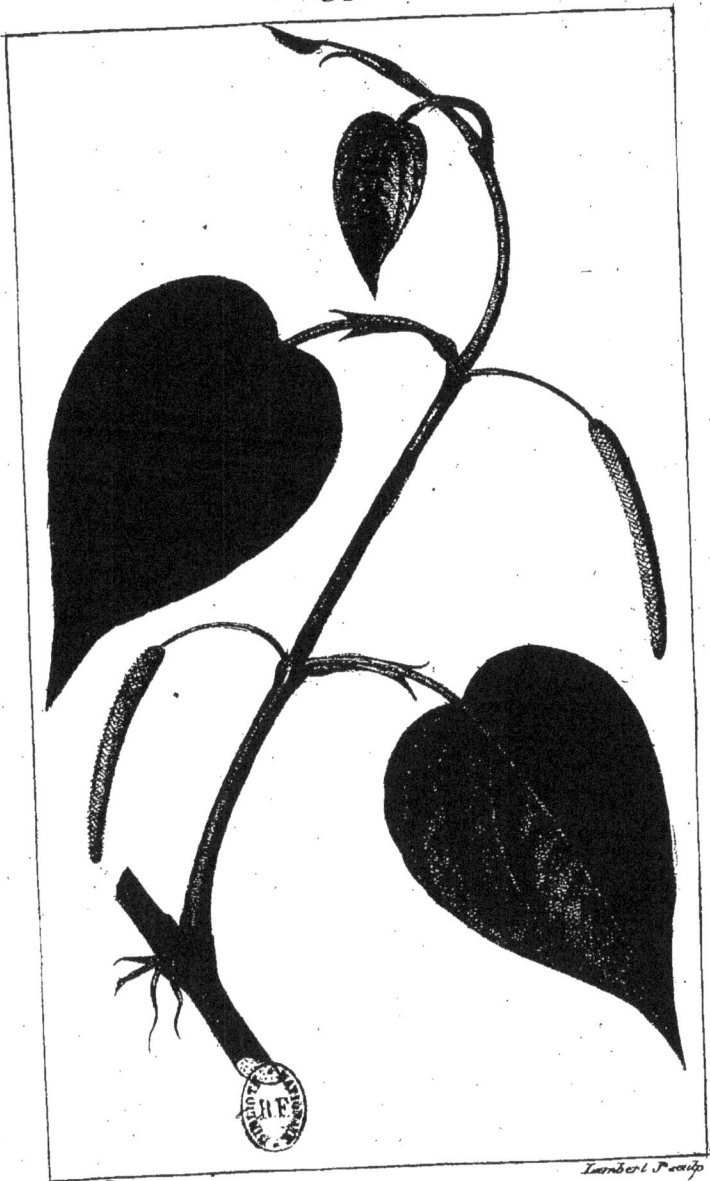

Tiopin P.

Lambert P. sculp

BÉTEL.

a. l. l.

LXVIII.

BETEL.

Latin . . . . {
BETRE sive TEMBUL [1]; Bauhin, Πίναξ, lib. 2, sect. 3.
PIPER BETEL, *foliis ovatis, oblongiusculis, acuminatis, septinerviis, petiolis bidentatis;* Linné, clas. 2, *diandrie trigynie;* — Jussieu, clas. 15, ord. 3, *orties.*
}

Français . . . . BETEL.

LES Indes Orientales sont la patrie du betel, qui croît de préférence sur les bords de la mer.

Les tiges pliantes, lisses et striées, s'appuient et se fixent sur les corps voisins. — Les feuilles, alternes, assez grandes, subcordiformes, acuminées, glabres, marquées de sept nervures d'inégale longueur, sont soutenues par des pétioles canaliculés à leur base, et munis supérieurement de deux dents. — Les fleurs sont disposées en un épi cylindrique, étroit, serré, pendant vers la terre à l'extrémité d'un long pédoncule opposé aux feuilles : autour de l'axe de cet épi sont rangées alternativement de petites écailles; dans l'aisselle de chacune est placée une fleur composée de deux squamules calicinales, contenant deux étamines courtes, et un ovaire sphérique surmonté de trois styles en alêne, légèrement plumeux. — Le fruit consiste en petites baies globuleuses, verdâtres, monospermes, fixées et comme agglomérées le long de l'épi, spadice ou chaton, qui ressemble à la queue d'un lézard [2].

Si le betel préfère généralement les plages maritimes, on le voit prospérer, à l'aide de la culture, dans l'intérieur des terres. Sarmen-

---

[1] Les noms de *betel, betle, betre,* adoptés par les Européens, sont empruntés, et presque littéralement copiés de l'idiome malais, comme ceux de *tembul* ou *tamboul* le sont de l'arabe.

[2] Toutes les parties de la fructification du betel sont tellement exiguës, qu'il faut une forte lentille pour les bien observer; encore cela ne peut-il se faire que sur le vivant.

Le dessin qui représente ce végétal exotique est de grandeur naturelle. (T.)

teux comme la vigne, il exige à peu près les mêmes soins, grimpe également le long des échalas ou des arbres. On le marie parfois à l'arec, avec lequel il forme de jolis berceaux, d'agréables tonnelles. Cette union, d'ailleurs, associe, en quelque sorte d'avance, deux plantes qui, dans l'usage ordinaire de la vie, ne sont presque jamais employées l'une sans l'autre. En effet, les Indiens mâchent continuellement une préparation qu'ils désignent sous le nom de *betel*, bien que les feuilles brûlantes de ce poivre en forment à peine le quart; la chaux vive y entre dans la même proportion, tandis que la noix d'arec constitue la moitié de ce masticatoire, qui est devenu pour les habitans des contrées équatoriales un objet de première nécessité. On mâche du betel pendant les visites; on en tient à la main; on s'en offre en se saluant et à toute heure; lorsqu'on se quitte pour quelque temps, on se fait présent de betel, renfermé dans une bourse de soie. On n'ose parler aux grands sans avoir du betel dans la bouche. Les femmes, et surtout les femmes galantes, sont passionnées pour cette drogue, qui, suivant elles, dispose merveilleusement aux plaisirs de l'amour [1].

« Ce masticatoire donne à la salive et aux autres liquides animaux une couleur rouge de brique qui se transmet aux excrémens : il stimule fortement les glandes salivaires et les organes digestifs, diminue la transpiration cutanée, et prévient ainsi les affections atoniques qui résultent, dans les pays chauds, de cette évacuation trop abondante. Le betel est si irritant, qu'il corrode par degré la substance dentaire, au point que les personnes qui en mâchent habituellement sont privées, dès l'âge de vingt-cinq à trente ans, de toute la partie des dents qui est hors des gencives; mais cet inconvénient n'empêche pas que son usage ne soit universellement répandu dans toutes les îles de la mer des Indes. Il semble que les habitans de ces ardens climats sont invités par la nature à faire usage des aromates et des épices qui croissent abondamment sous leurs pas : de là, sans doute, l'usage de ces cariks d'une excessive âcreté, que l'on sert sur la table du prince et sur celle de l'esclave [2]. »

---

[1] Ray, *Historia plantarum*, 1716.
Macquart, dans l'*Encyclopédie méthodique : Médecine*, tome III, page 704.
[2] Hallé et Nysten, dans le *Dictionnaire des Sciences médicales*, tome III, page 92.

BETEL.

Les docteurs Hallé et Nysten pensent, avec Peron, que les Européens, à leur arrivée dans les pays chauds, n'ont pas de moyen plus puissant pour conserver leur santé, que de se soumettre à l'emploi du betel, ou d'un autre stimulant analogue. Après avoir tracé avec autant de fidélité que d'énergie le tableau des accidens auxquels expose le passage subit d'une température modérée à une chaleur dévorante, MM. Hallé et Nysten condamnent *notre* obstination à repousser les habitudes des peuples étrangers, lors même qu'elles nous deviennent le plus nécessaires.

J'attache le plus grand prix au témoignage de ces médecins illustres, sans néanmoins adopter leur prédilection pour le betel. Cette substance, extrêmement âcre, porte sur l'appareil digestif une irritation vive et perpétuelle, une phlegmasie permanente qui se propage jusqu'aux extrémités du tube alimentaire. Ce canal, irrité sans cesse, épuise en quelque sorte sa tonicité ; son mouvement péristaltique, d'abord accéléré outre mesure, se ralentit et s'altère ; une faiblesse indirecte se déclare, des vices organiques se manifestent ; souvent une phthisie gastrique porte le dernier coup à la machine, dont le principal ressort a été miné par l'abus des stimulans. Je viens, sans m'en apercevoir, d'ébaucher l'histoire de Peron lui-même, mort dans un état de consomption épouvantable, au printemps de son âge, peu de temps après son retour des terres australes ; tandis que l'illustre Adanson dut à la tisane émolliente de baobab, ainsi qu'à l'abstinence du vin, la santé dont il jouit pendant son séjour au Sénégal, et qu'il conserva inaltérable jusqu'à près de quatre-vingts ans.

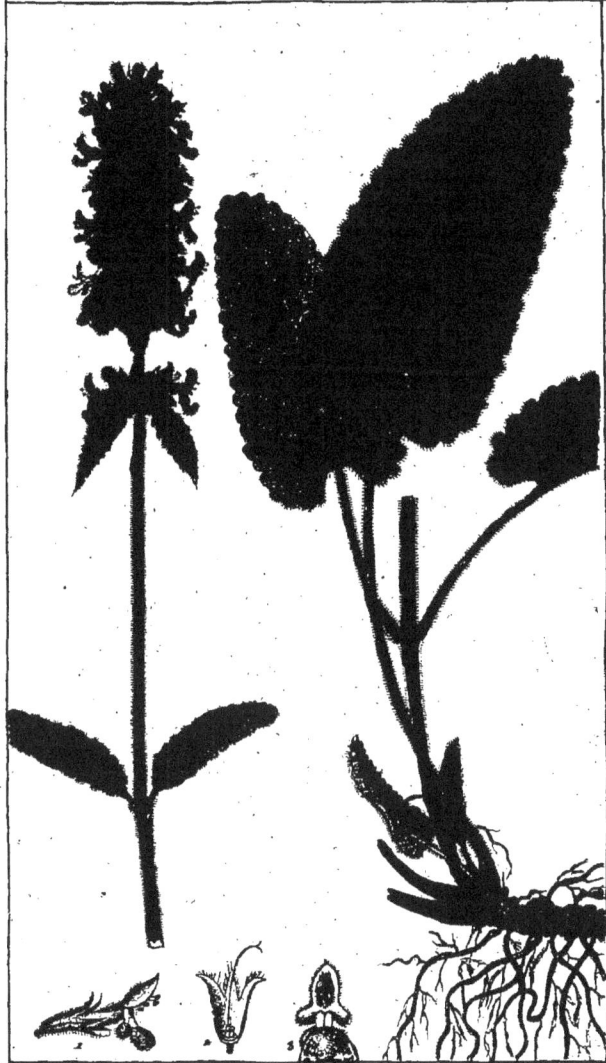

Terpin P.

Lambert Sc sculp

BETOINE.

LXIX.

BÉTOINE.

Grec............	κεστρον; κεστρων; ψυχοτροφον; ζετονικη.
Latin..........	BETONICA PURPUREA; Bauhin, Πιναξ, lib. 6, sect. 5; — Tournefort, clas. 4, *labiées*.
	BETONICA OFFICINALIS, *spicá interrupta, corollarum labii laciniá intermediá emarginatá* ; Linné, clas. 14, *didynamie gymnospermie*; — Jussieu, clas. 8, ord. 6, *labiées*.
Italien.........	DETTONICA.
Espagnol.......	BETONICA.
Français........	BÉTOINE.
Anglais.........	BETONY.
Allemand.......	BETONIK; BETONIE; ZEHRKRAUT, Hagen.
Hollandais......	BETONY.
Polonais........	BUKWIKA, Erndtel.

On trouve communément cette plante vivace dans les endroits ombragés, les taillis, les prairies. Les Grecs, ayant observé qu'elle croissait de préférence dans les lieux les moins échauffés par les rayons solaires, la désignaient quelquefois sous le nom de ψυχο-τροφον [1].

La racine, grosse à peine comme le doigt, est coudée, fibreuse, chevelue, brunâtre. — Les tiges, qui s'élèvent jusqu'à un pied et demi de hauteur, sónt simples, droites, quadrangulaires, légère-ment velues. — Les feuilles sont opposées, en cœur oblong, ridées, crénelées, portées sur des pétioles qui, très-longs dans les feuilles inférieures, diminuent, et finissent en quelque sorte par disparaître à mesure qu'elles approchent du sommet de la tige. — Les fleurs purpurines sont disposées en épis terminaux ; chacune d'elles pré-sente un calice monophylle, tubulé, dont le bord est divisé en cinq dents aiguës; une corolle monopétale, dont le tube est cylin-drique, courbé, le limbe partagé en deux lèvres : la supérieure plane, entière, droite, obtuse; l'inférieure plus large, divisée en trois lobes, dont l'intermédiaire est légèrement échancré; quatre éta-

---

[1] Ψυχος, froid; τροφη, nourriture.

mines didynames; un ovaire supérieur quadripartite, au centre duquel naît un style filiforme, terminé par un stigmate bifide. — Le fruit consiste en quatre graines nues, ovoïdes, brunes, situées au fond du calice persistant, qui leur sert d'enveloppe.

Les qualités physiques de la bétoine sont généralement assez faibles, et différentes selon la partie de la plante qu'on examine. Les racines ont une saveur amarescente, nauséeuse; les feuilles joignent à cette amertume peu prononcée un goût âpre et comme salé. Les fleurs exhalent une odeur à peine sensible. Plusieurs pharmacologistes assurent pourtant que ceux qui récoltent la bétoine éprouvent des étourdissemens, des vertiges, une sorte d'ivresse.

Peu de plantes ont joui d'une réputation plus brillante et moins méritée : Dioscorides et Galien exaltent ses vertus puissantes et variées; elle est offerte par Antonius Musa, ou plutôt par Lucius Apulée[1], comme un remède infaillible contre quarante-six maladies, dont plusieurs sont extrêmement graves, et d'autres absolument incurables, telles que la paralysie, la rage, la phthisie purulente. Cette énumération aussi ridicule que fastueuse est précédée d'un début apologétique véritablement curieux : *animas hominum et corpora custodit, et nocturnas ambulationes à maleficiis et periculis, et loca sancta et busta etiam à visibus metuendis tuetur et defendit, et omni rei sancta est.* Des médecins judicieux, ne retrouvant aucune analogie thérapeutique entre notre inerte bétoine et la merveilleuse bétoine des anciens, ont pensé que nous avions faussement appliqué la dénomination antique[2]. J'aime mieux croire qu'ici, comme dans beaucoup d'autres cas, nos bons aïeux ont donné une carrière trop libre à leur imagination poétique; car la description tracée par Dioscorides et par Apulée, bien que courte et incomplète, peut très-bien se rapporter à notre bétoine. J'ajouterai que l'enthousiasme des Grecs s'est transmis en quelque sorte aux Espagnols et aux Indiens. Ces derniers ont regardé long-temps la bétoine comme une panacée, comme un trésor, et cette opinion favorable, ou plutôt exagérée, conserve encore chez eux de nombreux partisans[3]. Les médecins an-

---

[1] J.-C.-G. Ackermann, *Parabilium medicamentorum scriptores antiqui*; 1788, page 128.

[2] Murray, *Apparatus medicaminum*; 1794, tome II, page 191.

[3] Pour signaler une personne ou une chose douée de qualités rares, on dit

glais, allemands et français, n'ont point été séduits par ce concert de louanges. Cullen la juge indigne de figurer parmi les substances médicamenteuses[1]; Hildenbrand ne lui accorde pas même les honneurs de la citation, dans sa *Pharmacologie ;* Spielmann ne la cite que pour en déconseiller l'usage. Murray, un peu plus indulgent, n'ose révoquer en doute les observations de Scopoli, qui tendent à établir l'emploi avantageux de la bétoine dans les affections muqueuses, dans les catarrhes atoniques. Tels sont aussi les cas dans lesquels le docteur Gilibert a éprouvé l'utilité de cette plante; mais en revanche il n'ajoute guère de confiance à la propriété émétique et purgative de la racine, et sur ce point il est d'accord avec M. Bodard. Celui-ci ne considère la bétoine que comme un sternutatoire susceptible de remplacer le tabac, dont toutefois elle est loin d'égaler l'activité.

Le fameux emplâtre de bétoine, vanté jadis pour la guérison des plaies de tête[2], et même pour consolider les fractures du crâne, est avec raison banni de nos dispensaires. L'eau distillée, le vin[3], le sirop et la conserve, sont pareillement tombés en désuétude sans que la thérapeutique y ait rien perdu. Les tanneurs ont aussi renoncé à l'usage de la bétoine, qui n'est point assez astringente : elle s'est montrée plus utile à l'art tinctorial; elle communique une couleur brune, belle et solide aux laines préalablement imprégnées d'une faible solution de bismuth.

---

proverbialement : *ha più virtù che bettonica.* Un second proverbe également usité et non moins expressif est celui-ci :

> *Vende la tonica,*
> *E compra la bettonica.*

[1]. *A treatise of the mat. med. ;* 1789, tome II, pag. 98.

[2] « Pline rapporte que le nom de *betonica* ou *vetonica* vient des Vetons, peuples qui habitent au pied des Pyrénées, et qui, les premiers, la mirent en usage. C'est une erreur, dit M. Théis ; *bentonic* est le vrai nom de la bétoine, en langue celtique; il vient de *ben*, tête, et *ton*, bon : chacun connaît les qualités céphaliques de cette plante. »

L'étymologie donnée avec tant d'assurance par M. Théis, me semble aussi peu admissible que celle proposée par Pline, adoptée par Bauhin, Tournefort, Ventenat.

[3] *Betonicam ex duro prodest assumere Baccho.*

SERENUS SAMMONICUS.

BÉTOINE.

La bétoine blanche est une simple variété de celle dont je viens d'exposer l'histoire. Quelques espèces sont cultivées dans les jardins d'agrément : telles sont la bétoine velue, l'orientale et la grandiflore.

BLEECK (Jean), *De betonicâ, Diss. inaug. præs. Joan. Phil. Eysel;* in-4°. *Erfordiæ,* 1716.

EXPLICATION DE LA PLANCHE. (*La plante est de grandeur naturelle.*) — 1. Fleur entière. — 2. Calice coupé verticalement par la moitié, dans lequel on voit quatre ovaires entourés d'un bourrelet, et du centre desquels s'élève un style divisé au sommet en deux lames d'inégale longueur. — 3. Corolle vue de face.

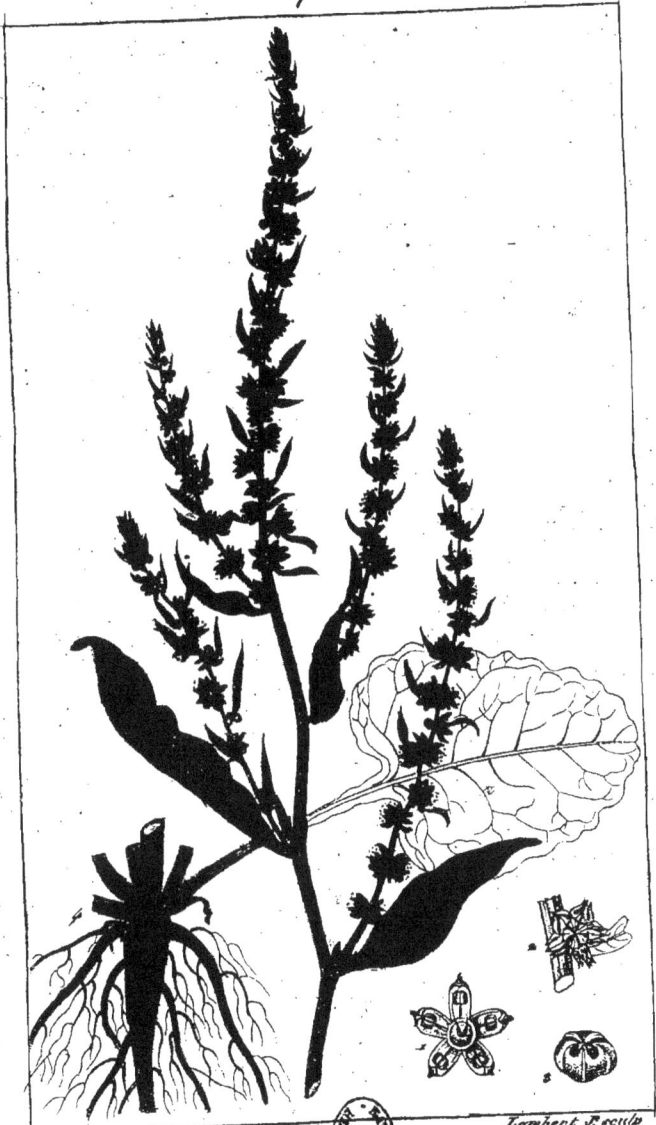

Turpin P.

Lambert f. sculp

a l. l.

LXX.

BETTE.

Grec.	τευτλον; σευτλον.
Latin.	BETA; Bauhin, Πιναξ, lib. 3, sect. 5; — Tournefort, clas. 15, *fleurs apétales.*
	BETA VULGARIS; Linné, clas. 5, *pentandrie digynie;* — Jussieu, clas. 6, ord. 6, *arroches.*
Italien.	BIETA; BIETOLA.
Espagnol.	ACELGA : REMOLACHA, Ortega.
Français.	BETTE; POIRÉE.
Anglais.	BEET.
Allemand.	BETE; MANGOLD.
Hollandais.	BEET; BIET.
Polonais.	CWIKLA, Erndtel.

ON assigne à la bette pour patrie primitive les plages maritimes des climats méridionaux. Olivier de Serres nous apprend qu'elle fut apportée d'Italie en France vers la fin du seizième siècle. Toutefois elle croît spontanément depuis un grand nombre d'années sur le sol des pays tempérés, et même froids de l'Europe; car je la trouve dans les Flores d'Angleterre[1], de Zélande[2] et de Pologne[3].

La racine bisannuelle, dure, blanche-grisâtre, fusiforme, grosse à peu près comme le pouce, jette çà et là des ramuscules, garnis eux-mêmes de fibrilles capillaires. — La tige droite, feuillée, cannelée, glabre, munie supérieurement de nombreux rameaux grêles, s'élève à la hauteur d'environ trois pieds — Les feuilles, alternes, ont une figure très-diverse suivant leur position. Larges, subcordiformes-obtuses inférieurement, elles s'allongent en se rétrécissant et s'apointissant; leurs pétioles se raccourcissent et disparaissent à mesure qu'elles deviennent supérieures; elles sont verdâtres, lisses, molles et succulentes. — Les fleurs sont petites, sessiles, ramassées trois ou quatre ensemble dans les aisselles des feuilles supérieu-

---

[1] Ray, *Synopsis methodica stirpium britannicarum*, 1724.
[2] Pelletier, *Plantarum in Walachriâ, Zeelandiæ insulâ, nascentium, synonymia;* 1610, page 62.
[3] Erndtel, *Viridarium warsaviense;* 1730, page 21.

res, formant de longs épis grêles et peu serrés. Chaque fleur présente un calice profondément quinquéfide, cinq étamines courtes, opposées aux divisions du calice, et dont les filamens portent des anthères arrondies ; un ovaire surmonté de deux styles fort courts, terminés par des stigmates simples et aigus. — Le fruit est une graine réniforme [1], renfermée dans la substance de la base du calice persistant, qui lui tient lieu de capsule.

Élevée dans nos jardins, la bette a éprouvé des modifications très-remarquables. La culture a créé en quelque sorte deux familles qui, provenues de la même souche, suivant l'opinion générale, se divisent l'une et l'autre en plusieurs variétés. La première famille comprend les bettes ou poirées proprement dites; la seconde renferme les betteraves. La couleur des feuilles détermine les variétés de la bette blanche, blonde et rouge. Ce sont les côtes de la blonde que l'on mange sous le nom de *cardes,* comme celles du cardon de Tours et d'Espagne, dont j'ai parlé en traitant de l'artichaut. Les feuilles de la bette blanche et de la rouge peuvent aussi être destinées à l'usage culinaire : elles fournissent, à la vérité, un aliment fade, moins propre à être mangé seul, qu'à corriger l'acidité de l'oseille. Ramollies à la flamme ou avec un fer chaud, et couvertes de beurre, elles sont un topique familier pour panser les cautères, les vésicatoires, certaines plaies, certains ulcères, et même la teigne [2].

Outre ces propriétés, que possèdent également les feuilles de la betterave, elle offre une racine très-volumineuse, qui doit être placée au premier rang de nos plantes potagères. Cette racine constitue, par sa couleur, trois variétés : la blanche, la jaune et la rouge. Celle-ci est la plus grosse et la plus commune; la jaune est plus sucrée; la blanche, quoique tendre, est la moins savoureuse. Cuites à

---

[1] Cette graine imite *grossièrement* le β des Grecs, et la plante doit probablement à cette ressemblance le nom de *beta,* ainsi que l'exprime Columelle :

Nomine tum graio, ceu littera proxima primæ,
Deprimitur folio viridis, pede candida beta.

M. Théis préfère dériver ce mot du celtique *bett,* rouge. L'invraisemblance de cette étymologie saute aux yeux : en effet, toutes les racines des bettes proprement dites sont blanches.

[2] Lorry, *de Morbis cutaneis,* page 441.
Murray, *Opuscula,* tome II, page 245.

la chaleur du four ou de la braise, et coupées par tranches, elles deviennent un mets agréable, qui pourtant a besoin d'être bien assaisonné, comme Martial en avait déjà fait la remarque :

Ut sapiant fatuæ, fabrorum prandia, betæ,
O quam sœpe petet vina piperque cocus!

Soumise à la fermentation acéteuse, et réduite en pulpe, la betterave est le principal ingrédient du barszcz des Polonais, regardé par le docteur Gilibert comme un aliment salubre, préservatif du scorbut et de fièvres putrides.

Le professeur Schœrer prétend avoir fabriqué de bonne bière en substituant la racine de betterave à l'orge.

Un des produits les plus importans de cette racine est la matière sucrée qu'elle fournit assez abondamment, sinon pour entrer en concurrence avec la canamelle, du moins pour la suppléer en cas de besoin. L'énumération des procédés employés pour l'extraction de ce sucre indigène serait ici déplacée; mais je crois utile d'indiquer aux agronomes, aux manufacturiers, à tous les dignes appréciateurs de nos richesses nationales, les meilleures sources auxquelles ils peuvent puiser[1]. C'est dans les mêmes vues d'utilité que je vais dire un mot sur la culture de la betterave, en suivant pour guide le professeur André Thouin[2].

---

[1] Le célèbre chimiste Marggraf présenta, en 1747, à l'Académie de Berlin, du sucre qu'il avait retiré de la betterave. La quantité n'en était point assez considérable pour donner l'espoir de remplacer avantageusement le sucre de canne par celui des végétaux indigènes. François-Charles Achard, perfectionnant le procédé de son prédécesseur, parvint à fabriquer en grand du sucre de betterave, qu'il assura être aussi bon et moins cher que celui des colonies. L'institut national de France accueillit favorablement les travaux de cet académicien, qui en consigna le résultat dans divers Mémoires, et plus récemment dans un gros ouvrage écrit en allemand, dont M. D. Angard a donné une traduction française abrégée, avec des notes du pharmacien Derosne; in-8°. Paris, 1812.

Parmi les autres opuscules publiés en France, il suffira de distinguer les deux suivans :

CALVEL (Étienne), *De la betterave et de sa culture*; in-8°. Paris, 1811.

HUET DE LA CROIX (P.-A.-J.), *Notice sur la betterave, considérée principalement sous le rapport des bénéfices que sa culture doit procurer au cultivateur*; in-8°. Paris, 1812.

[2] *Dictionnaire des Sciences naturelles*; 1805, tome IV, page 374.

BETTE.

« Aux environs de Paris on est dans l'usage de semer en avril dans les terres chaudes, et en mai dans les froides. Les racines de betterave, au lieu d'avoir besoin d'être buttées, comme celles de beaucoup d'autres plantes, doivent être déchaussées, parce qu'elles grossissent davantage lorsqu'elles s'élèvent un peu au dessus de terre ; ce qui a engagé les Allemands à les mêler dans un champ avec des espèces de choux qu'il faut butter : la terre qu'on retire des betteraves est portée au pied des choux. Aussitôt que les racines sont assez fortes, on enlève les feuilles pour les bêtes à cornes, et même pour les moutons. La betterave peut, dans un bon terrain, donner quatre récoltes de feuilles. Si l'on compare cette plante avec les navets, les pommes de terre et les choux, on voit qu'aucune ne donne des fanes aussi avantageuses. »

Le suc si doux de la betterave exerce pourtant, ainsi que la poudre, une action errhine très-prononcée sur la membrane muqueuse des fosses nasales. Galien avait déjà fait cette observation, confirmée par les praticiens modernes, et notamment par Borrich, qui signale avec raison le danger de ce sternutatoire.

EXPLICATION DE LA PLANCHE. (*La plante est un peu plus petite que nature.*) — 1. Fleur entière grossie. — 2. Agrégation de plusieurs fruits de grandeur naturelle. — 3. Fruit isolé, grossi, entouré de son calice persistant. — 4. Racine et feuille radicale réduite au quart de sa grandeur naturelle.

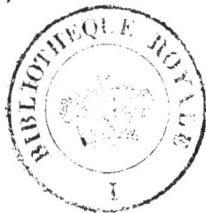

71.

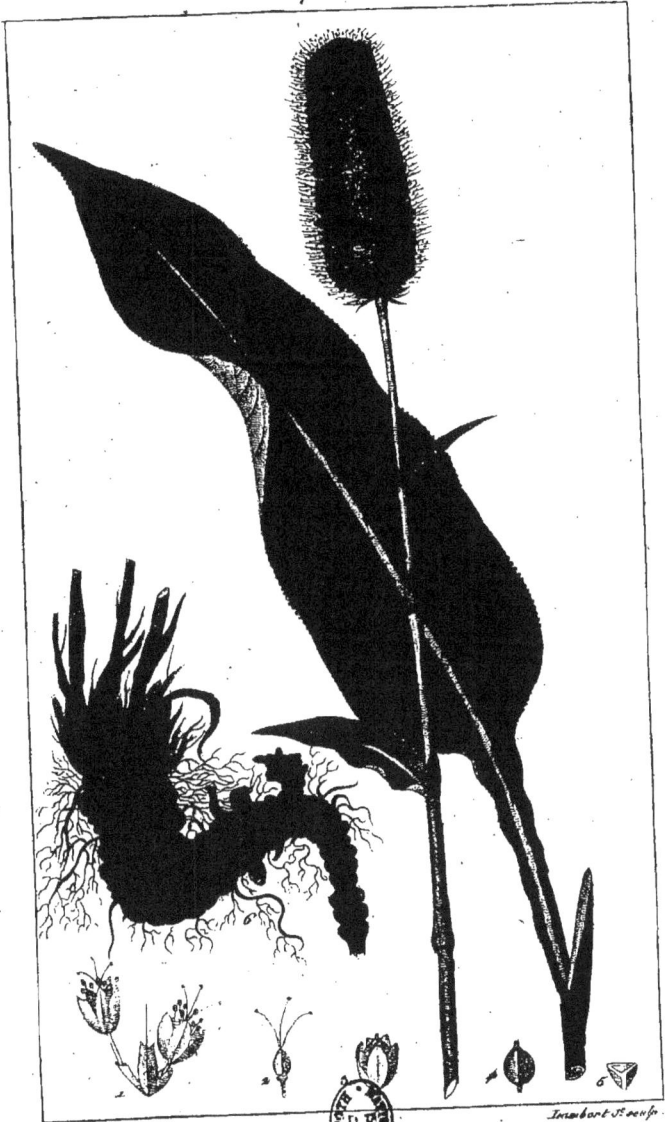

Turpin P.

Imbert f.

BISTORTE.

a. l. l.

LXXI.

BISTORTE.

———

Latin. . . . . { BISTORTA; Bauhin, Πίναξ, lib. 5, sect. 6; — Tournefort, clas. 15, *fleurs apétales.*
POLYGONUM BISTORTA, *caule simplicissimo, monostachyo, foliis ovatis, in petiolum decurrentibus;* Linné, clas. 8, *octandrie trigynie;* — Jussieu, clas. 6, ord. 5, *polygonées.*
Italien. . . . . BISTORTA.
Espagnol. . . . . BISTORTA.
Français. . . . . BISTORTE.
Anglais. . . . . BISTORT; SNAKE-WEED.
Allemand. . . . . NATTERKNOETERICH, Hagen; NATTERWURZ; SCHLANGENWURZEL.
Hollandais. . . . . . . NATERWORTEL, Pelletier; SLANGENWORTEL; HARSTONGE.
Polonais. . . . . WESOWNIK, Erndtel.

CE n'est pas seulement sur les hautes montagnes de l'Europe que l'on trouve cette plante vivace; elle se rencontre aussi sur les terrains incultes et dans les prairies de la Suisse, de l'Allemagne, de l'Angleterre et de la France.

La racine, grosse et longue à peu près comme le doigt, dure, fibro-tubéreuse, marquée d'intersections annulaires, jette çà et là des ramuscules nombreux et déliés; elles est contournée deux ou trois fois et torse[1], brunâtre en dehors, rougeâtre à l'intérieur. — Les tiges simples, droites, cylindriques, noueuses, striées, fistuleuses, glabres, s'élèvent jusqu'à la hauteur de deux pieds. — Les feuilles sont alternes : les inférieures grandes, ovales-lancéolées, courantes sur un long pétiole, les supérieures plus petites, sessiles, amplexicaules; toutes sont munies à leur base de stipules jaunâtres et obtuses. — Les fleurs sont disposées en un assez bel épi terminal, serré, cylindroïde, rougeâtre, garni d'écailles luisantes tridentées, situées entre chaque fleur. Celle-ci présente un calice quinquéfide; neuf étamines; un ovaire trigone, surmonté de trois styles filiformes, terminés chacun par un petit stigmate légèrement capité. — Le fruit consiste en une seule graine nue, triangulaire, pointue, environnée par le calice persistant.

[1] Chacun voit ici l'origine du mot *bistorte*, *bis torta*.

19ᵉ Livraison.

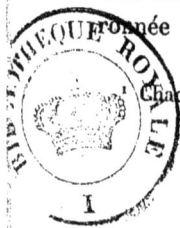

BISTORTE.

Toutes les parties de la bistorte sont utiles à l'économie domestique et rurale ou à la thérapeutique. Les bestiaux broutent avidement cette plante, que les chevaux seuls négligent. Les feuilles tendres se mangent comme celles des épinards; la graine peut être employée à la nourriture des oiseaux de basse-cour. Mais c'est principalement la racine dont les usages sont plus importans et plus multipliés. Son action, presque nulle sur l'organe de l'odorat, est très-marquée sur celui du goût. Peu de végétaux indigènes possèdent la faculté astringente à un degré plus éminent. Aussi contient-elle une grande proportion de tannin et de l'acide gallique : Scheele y a découvert en outre l'acide oxalique. Le résultat de cette analyse suffirait pour indiquer des propriétés médicinales, qui ont d'ailleurs été confirmées par l'expérience clinique. En effet, la racine de bistorte a souvent produit une constriction salutaire, et rétabli la tonicité de divers appareils. On la prescrit avec succès pour diminuer ou même pour tarir les flux chroniques, tels que la leucorrhée, la diarrhée, la dysenterie entretenue par la débilité profonde de la membrane muqueuse intestinale. Dans ces cas, on administre la bistorte en décoction, ou bien pulvérisée à la dose d'un demi-gros. Mais si, à l'exemple de Cullen, on la donne comme fébrifuge, il faut porter la dose à trois gros par jour. Bouillie dans l'eau, et mieux digérée dans le vin, elle forme un gargarisme qui fortifie les gencives, et s'est montré parfois efficace contre les aphthes et le scorbut.

Au moyen de quelques lotions, la racine de bistorte perd sa stypticité, et fournit une fécule qui, mêlée en proportion assez considérable à la farine de blé, n'altère point la qualité du pain : elle est fréquemment consacrée à cet usage dans plusieurs pays du Nord, et spécialement en Russie

Les tanneurs ont souvent tiré parti de la racine de bistorte, et le patriote Dambourney n'a point oublié de la ranger parmi les substances tinctoriales de notre sol.

EXPLICATION DE LA PLANCHE. (*La plante est de grandeur naturelle.*) — 1. Deux fleurs grossies, à pédoncules inégaux entourés à leur base d'une espèce de calicule. Une seule écaille tridentée les accompagne. — 2. Pistil composé d'un ovaire trigône surmonté de trois styles filiformes, terminés par un petit stigmate capité. — 3. Fruit mûr entouré du calice persistant. — 4. Le même mis à nu. — 5. Le même coupé horizontalement pour faire voir que l'embryon est entouré d'un périsperme farineux, considérable. — 6. Racine.

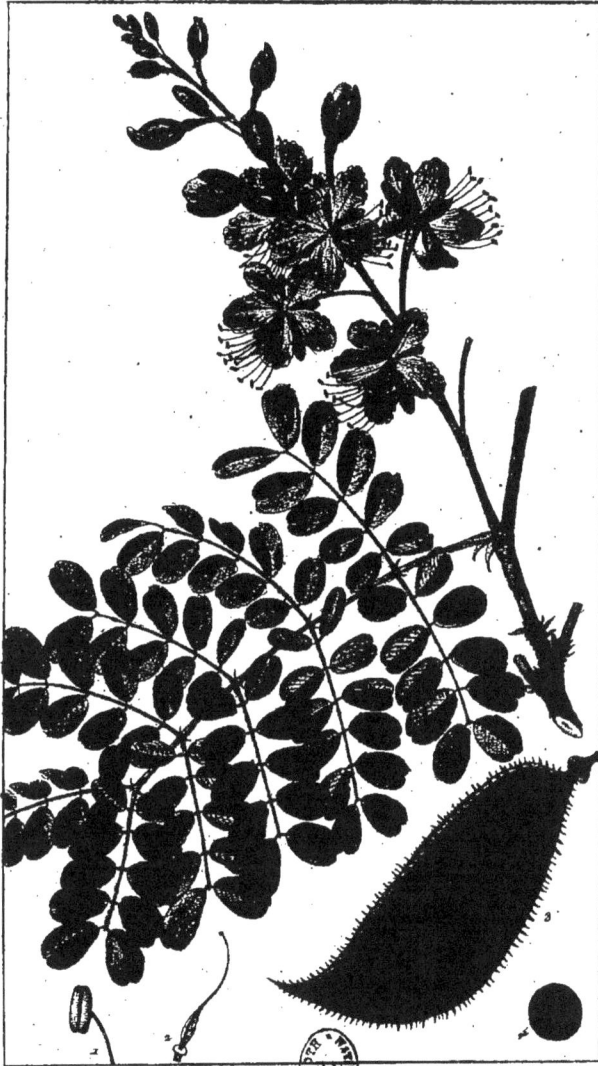

Turpin P.   Lambert J.t sculp.

BOIS DE BRESIL.

a.l.l

LXXII.

BOIS DE BRÉSIL.

Latin. . . . .
{ PSEUDOSANTALUM RUBRUM, sive ARBOR BRASILIA; Bauhin, Πιναξ, lib. 11,
    sect. 1.
  CÆSALPINIA ECHINATA, *caule ramisque aculeatis, foliolis ovatis, obtu-*
    sis leguminibus echinatis; Lamarck; — Linné, clas. 10, *décandrie*
    monogynie; — Jussieu, clas. 14, ord. 11, *légumineuses.*

Italien. . . . . LEGNO DEL BRASILE.
Espagnol. . . . . LENO DEL BRASIL.
Français. . . . . BOIS DE BRÉSIL; BOIS DE FERNAMBOUC; BRÉSILLET.
Anglais. . . . . BRASILETTO; BRASIL-WOOD.
Allemand. . . . . BRASILIENBAUM; BRASILIENHOLZ.
Hollandais. . . . . BRASILIEN-BOOM; BRASILIEN-HOUT.

La dénomination de *bois de Brésil* est mauvaise, parce qu'elle
convient à tous les végétaux ligneux de ce vaste pays : mais elle a ,
comme tant d'autres, le droit de figurer dans l'onomatologie botanique, puisqu'elle est consacrée par l'usage,

> *Quem penès arbitrium est et jus et norma loquendi.*
> Horace, *Art poétique*, v. 72.

Cet arbre, qui devient fort gros et fort grand, croît surtout parmi
les-rochers : il est ordinairement tortu, raboteux et rempli de nœuds.
L'aubier qui couvre le bois est si épais, que, lorsqu'on l'a enlevé, le
tronc, auparavant de la grosseur du corps d'un homme, est réduit
à celle de la jambe; il est pesant, très-sec, et pétille beaucoup dans
le feu, où il ne fait presque point de fumée. L'écorce est brune, armée de piquans courts et épars. Les rameaux sont diffus et d'une longueur considérable. — Les feuilles sont alternes, deux fois ailées, et
portent des folioles ovales, obtuses, très-analogues à celles du buis.
— Les fleurs, disposées en grappes simples, sont panachées de jaune
et de rouge; chacune d'elles présente un calice monophylle, à cinq
divisions profondes, dont l'inférieure est plus ample; cinq pétales
obtus; dix étamines libres, plus longues que les pétales; un ovaire
supérieur, surmonté d'un style de la longueur des étamines, et terminé par un stigmate simple, capité. — Le fruit est une gousse
brune, oblongue, comprimée, hérissée à l'extérieur de nombreux

          2.

piquans, recourbée à son sommet en une pointe oblique, contenant dans une seule loge plusieurs graines lisses, arrondies, brunâtres.

Une odeur agréable s'exhale des fleurs du brésillet. Son bois, dont la saveur est douce et comme sucrée, prend bien le poli, et convient aux ouvrages du tour, de la menuiserie et de l'ébénisterie. Toutefois, c'est à l'art tinctorial qu'il est particulièrement destiné. L'importation en Europe est immense, et la ville de Fernambouc est le principal entrepôt de ce commerce. Cependant le brésillet ne donne qu'une fausse couleur rouge : elle a besoin d'être fixée par le tartre et l'alun ; encore ces substances salines ne la rendent-elles pas parfaitement solide et durable. Outre les étoffes, on teint avec ce bois les meubles, les cuirs, les œufs de Pâques, les racines de guimauve pour nettoyer les dents ; on en extrait une sorte de carmin à l'aide des acides ; on en prépare des laques, en mêlant sa décoction avec de l'alun, et précipitant ce mélange par des alcalis ; il forme la base des encres rouges, et de cette craie rougeâtre, nommée *rosette*, qui sert pour la peinture [1] ; enfin, il est regardé par les Hollandais comme un *excellent* moyen de colorer leurs *vins de fabrique*.

« La teinture de Fernambouc est employée en chimie pour colorer des papiers qui, suivant Bergman, passent au bleu par les alcalis, et qui servent avantageusement pour connaître dans les eaux ces bases salifiables. Cette propriété peut être utilisée dans la matière médicale ; mais il faut observer que le bois de Fernambouc qui se vend en France n'a point offert à Guyton-Morveau le changement en bleu indiqué par Bergman [2]. »

Les pharmacologistes ont rangé le bois de Brésil parmi les astringens, et ont supposé son infusion fébrifuge, stomachique, antiophthalmique. Placé par Dale sur la même ligne que le santal, il est, en effet, doué comme lui d'une très-faible vertu médicamenteuse, et tombé dans une désuétude encore plus absolue.

[1] Lamarck, *Encyclopédie méthodique : Botanique*, tome I, page 461.
[2] Fourcroy, dans l'*Encyclopédie méthodique : Médecine*, tome IV, page 28.

EXPLICATION DE LA PLANCHE. (*La plante est de grandeur naturelle.*) — 1. Anthère grossie. — 2. Pistil. — 3. Fruit. — 4. Graine isolée.

73.

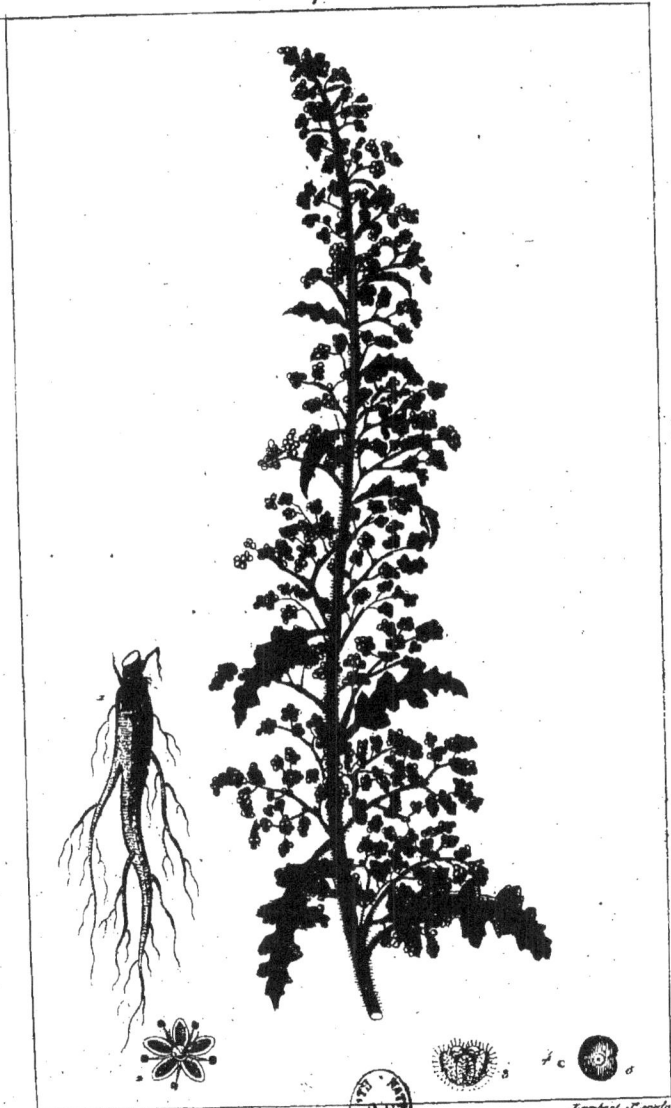

BOTRIS.

Turpin P.

Lambert Sculp.

a.l.l.

LXXIII.

BOTRYS.

Grec	βοτρυς.
Latin	BOTRYS AMBROSIOIDES VULGARIS; Bauhin, Πιναξ, lib. 4, sect. 2. CHENOPODIUM AMBROSIOIDES, *folio sinuato ;* Tournefort, clas. 15, *fleurs apétales.* CHENOPODIUM BOTRYS, *foliis oblongis, sinuatis, racemis nudis, multifidis ;* Linné, clas. 5, *pentandrie digynie ;* — Jussieu, clas. 6, ord. 6, *arroches.*
Italien	BOTRI.
Espagnol	BIENGRANADA.
Français	BOTRYS; PIMENT; ANSÉRINE BOTRIDE, Lamarck.
Anglais	JERUSALEM-OAK.
Allemand	BOTRYSKRAUT, Hermann; TRAUBENKRAUT; MOTTENKRAUT; LUNGENKRAUT.

On ne trouve point cette plante annuelle parmi les ansérines assez nombreuses des environs de Paris; elle se plaît sur les terrains secs, sablonneux, chauds, de la Grèce, de l'Italie, de la Provence.

La racine, peu volumineuse, charnue, grisâtre extérieurement, blanche à l'intérieur, s'enfonce perpendiculairement dans le sol, en s'amincissant par degrés, et jette quelques radicules déliées. — La tige, droite, ferme, rameuse, légèrement striée et tomenteuse, parvient jusqu'à la hauteur d'un pied. — Les feuilles, alternes, pétiolées, oblongues, sinuées, et pour ainsi dire semi-pinnées, ont quelque ressemblance avec celles du seneçon. — Les fleurs sont disposées tout le long de la tige, et jusqu'à son sommet, en petites grappes axillaires nues, verdâtres, qui se divisent et se subdivisent [1]. — Le fruit est une graine lenticulaire, placée sur le réceptacle, dans le calice qui s'est refermé en devenant pentagone.

Des médecins recommandables par le talent de l'observation [2]

---

[1] Tout le monde sait que les Grecs désignent une grappe sous le nom de βοτρυς, adopté par les Latins, *botrus, botrys.*

[2] Murray, *Apparatus medicaminum;* 1787, tome IV, page 272.
Peyrilhe, *Tableau méthod. d'un cours d'hist. nat. méd.,* 1804, page 119.
Biett, dans le *Dictionnaire des Sciences médicales,* tome III, page 257.

pensent que le botrys mériterait d'être employé beaucoup plus fréquemment dans l'art de guérir; ils disent que les qualités physiques
de cette plante annoncent évidemment ses propriétés médicamenteuses. En effet, le botrys distille en quelque sorte le baume par
tous ses pores. Frappées des rayons bienfaisans du soleil, ses feuilles
sécrètent abondamment le suc balsamique qui les rend visqueuses,
brillantes, aromatiques [1]. On voit en outre effleurir à leur surface
des petits cristaux blancs comme le nitre, et qui, comme lui, fusent,
s'enflamment et détonnent sur les charbons ardens. Le botrys se
rapproche encore des résines odorantes par une saveur légèrement
âcre, piquante, amère; aussi le docteur Wauters n'hésite-t-il point à
lui décerner la prééminence sur le baume du Pérou, de la Mecque,
de Tolu, de Copahu, la térébenthine, la myrrhe et le styrax. J'a-
voue qu'il m'est impossible d'accorder une confiance aveugle aux
assertions du médecin de Gand, bien qu'il invoque à leur appui
une expérience de trente années. « N'a-t-il pas été beaucoup trop
loin en assurant avoir guéri des phthisies confirmées, par l'usage du
botrys? En examinant les faits sur lesquels il se fonde, on trouve
que ces prétendues phthisies ne sont autre chose que des catarrhes
pulmonaires dégénérés: le botrys agit dans ces cas d'une manière
analogue à celle des baumes et des résines. C'est assez dire qu'il ne
faut jamais l'employer ni dans la phthisie tuberculeuse, ni dans celles
où il est dangereux d'exciter une sorte d'irritation vers la poitrine;
on doit se borner à l'administrer dans les catarrhes pulmonaires
chroniques désignés improprement par plusieurs pathologistes sous
le nom de *phthisie muqueuse*, dans l'asthme humide, etc. »

En adoptant ces réflexions judicieuses de M. Biett, j'ajouterai que
Dioscorides avait déjà reconnu l'efficacité du botrys dans les maladies de la poitrine, et surtout dans l'orthopnée. Cette vertu béchique
et antispasmodique semble confirmée par des praticiens célèbres,
Mattioli, Foreest, Hermann, Vogel, Peyrilhe. Quelques hypochondriaques, dit Gilibert, ont trouvé un soulagement à leurs maux en
prenant tous les matins une infusion théiforme de piment. Il n'est
pas moins utile dans les coliques venteuses, et l'anorexie due à la
faiblesse de l'appareil gastrique. Les Vénitiennes l'emploient souvent

---

[1] Wauters, *Repertorium remediorum indigenorum*, 1810, page 22.

à l'intérieur et à l'extérieur, pour combattre les affections hystériques. On peut faire digérer les feuilles et les sommités de botrys
dans le vin, en préparer une eau distillée, une poudre, un électuaire, un sirop, des juleps, des loochs; on la donne en substance,
à la dose d'un gros.

L'arôme que répand le botrys a le double avantage de flatter notre odorat, et de préserver les étoffes de la piqûre des teignes, ce
qui lui a valu le nom de *mottenkraut*, tandis que celui du *lungen-
kraut* indique ses propriétés pectorales.

Comme l'occasion ne se représentera plus de parler des chénopo-
des ou ansérines, je crois devoir signaler quelques espèces dont il
serait injuste de ne pas faire du moins une légère mention. (J'ai consacré un article à l'ansérine anthelmintique.)

1°. Le bon Henri, ou l'ansérine sagittée, *chenopodium bonus
Henricus*, L., ne mérite point l'oubli auquel il paraît condamné en
France. Les habitans du Nord savent mieux apprécier cette plante
tout à la fois potagère et médicamenteuse : ils mangent les jeunes
tiges comme les asperges, et les feuilles en guise d'épinards : celles-ci
partagent les qualités émollientes et dépuratives des feuilles de
bette[1].

2°. L'ansérine rouge, *chenopodium rubrum*, L., produit un joli
effet dans les jardins d'agrément, par le contraste de sa couleur avec
celle des autres plantes[2]. On ne sait pas trop pourquoi Linné la
place dans sa *Matière médicale*, puisqu'elle est, selon lui, douteuse
et superflue.

3°. L'ansérine du Mexique, ou ambroisie, *chenopodium ambro-
sioïdes*, L., est encore appelée *thé du Mexique* : elle doit ses dénominations à l'odeur agréable qu'elle exhale et à ses usages économiques. Son action thérapeutique est égale, peut-être même supérieure
à celle du botrys[3].

---

[1] Murray, *Opuscula*, tome II, page 392.

[2] Delaunay, *Le bon Jardinier*, 1814, page 291.

[3] Goritz, *De theá romaná, seu botry mexicaná.* — *In Ephemer. natur. curios.*,
Centur. 7 et 8, obs. 15. — Et *in* Manget, *Biblioth. script. medic.*; 1731, part. 2,
page 496.

Lochner, *De novis et exoticis theæ et coffeæ succedaneis, botry mexicaná ambrosioide, ambrosiá artemisiæ foliis*, etc. *Norimbergæ*, 1717.

4°. L'ansérine fétide, arroche puante, ou vulvaire, *chenopodium vulvaria*, L., est ainsi nommée à cause des émanations véritablement *animales* qui s'en échappent. Ces émanations ne déplaisent point aux femmes hystériques, aux personnes hypochondriaques; elles contribuent même à soulager leur malaise habituel, à diminuer les pandiculations, à calmer les spasmes dont ces individus sont si souvent et si douloureusement tourmentés : je parle ici d'après ma propre expérience.

5°. L'ansérine à balais, *chenopodium scoparia*, L., sert effectivement, en Italie, à nettoyer les meubles; on la cultive aussi dans les jardins : elle ressemble à un cyprès pyramidal, et reçoit le nom de *belvédère*.

FENTSCH (Théophile-chrétien), *De bono Henrico, Diss. inaug. præs. Joan. Phil. Mysel*; in-4°. *Erfordiæ*, 1714.

CARTHEUSER (Jean-Frédéric), *De chenopodio ambrosioide, Diss. inaug. resp. Martini*; in-4°. *Francofurti ad Viadrum*, 1757.

EXPLICATION DE LA PLANCHE. (*La plante est de grandeur naturelle.*) — 1. Racine. — 2. Fleur entière très-grossie et ouverte, afin de faire voir le pistil et l'insertion des étamines. — 3. Fruit grossi entouré par le calice. — 4. Graine de grosseur naturelle. — 5. La même grossie.

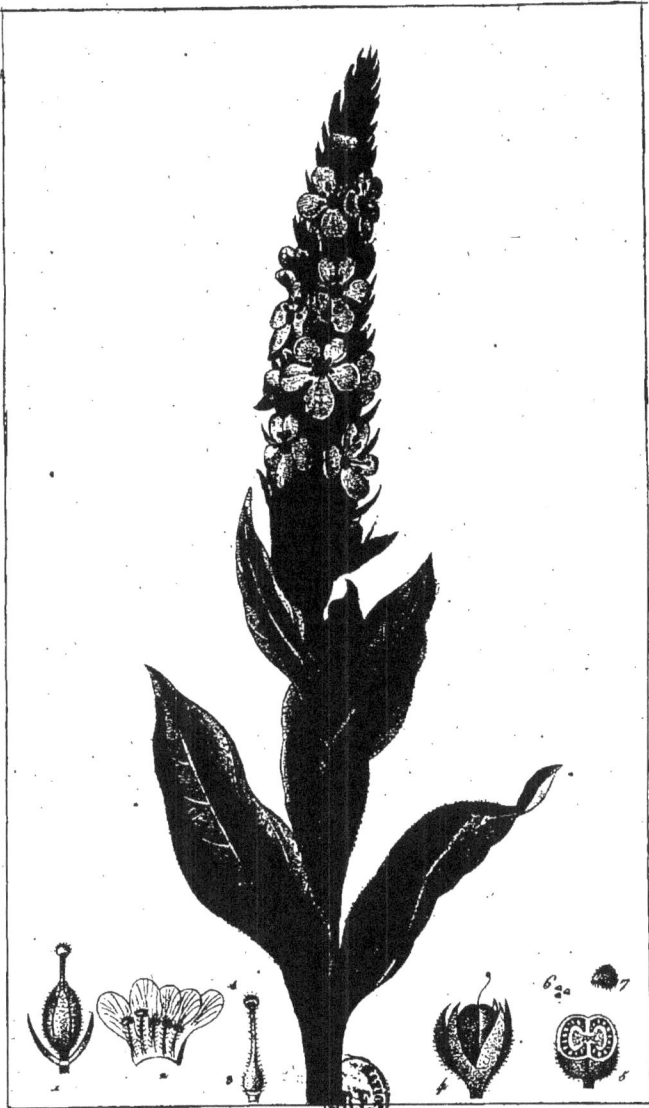

Turpin P.

Lambert f sculp

BOUILLON BLANC.

a.l.l.

BOUILLON BLANC.

Grec.	ΦΛΟΜΟΣ ; ΦΛΟΝΟΣ.
Latin.	VERBASCUM MAS LATIFOLIUM LUTEUM ; Bauhin, Πίναξ, lib. 6, sect. 6 ; — Tournefort, clas. 2, *infondibuliformes.* VERBASCUM THAPSUS, *foliis decurrentibus, utrinque tomentosis, caule simplici ;* Linné, clas. 5, *pentandrie monogynie ;* — Jussieu, clas. 8, ord. 8, *solanées.*
Italien.	TASSO BARBASSO ; VERBASCO.
Espagnol.	GONDOLOBO ; VERBASCO.
Français.	BOUILLON BLANC ; MOLÈNE ; BONHOMME : HERBE DE SAINT FIACRE.
Anglais.	MULLEIN ; HIGH TAPER ; COW'S LUNGWORT.
Allemand.	WOLKRAUT ; KOENIGSKERZ ; HIMMELBRAND ; WELKE, Hagen.
Hollandais.	WOLLE-KRUID.
Polonais.	DZIEWANNA, Erndtel.

LE docteur Gilibert pense, et je serais disposé à penser avec lui, que la molène est originaire des pays chauds : du moins elle y montre beaucoup plus de vigueur, et s'élève parfois jusqu'à la hauteur de six pieds, tandis que dans les contrées froides elle acquiert à peine le tiers de cette élévation. Elle croît abondamment aux environs de Paris, dans les champs, dans les endroits pierreux et sablonneux, sur le bord des chemins, dans les décombres.

La racine, blanchâtre, dure et comme ligneuse, s'enfonce assez profondément dans le sol, jetant çà et là des ramuscules. — La tige est droite, ordinairement simple, très-feuillée, cylindrique, grosse, ferme, couverte d'un duvet grisâtre extrêmement épais[1]. — Les feuilles radicales sont très-amples, étalées à terre en rosette, et soutenues par de courts pétioles ; les caulinaires, moins volumineuses, sont peu ouvertes, sessiles, et même courantes sur la tige ; ces feuilles sont alternes, ovales-oblongues, très-lanugineuses ; elles ont

---

[1] Le mot *verbascum,* altéré, dit-on, de *barbascum,* exprime la barbe, les poils, dont presque toutes les parties de cette plante sont couvertes.
Risler n'admet point cette étymologie, qui lui semble même ridicule.

l'épaisseur et le moelleux d'un morceau de drap[1]. — Les fleurs forment autour de la tige, et jusqu'à son sommet, un long et bel épi
jaune, dense, et comme thyrsoïde. Chaque fleur présente un
calice monophylle, à cinq divisions profondes, ovales, aiguës; une
corole monopétale en roue, dont le tube est très-court, le limbe
évasé, presque plane, à cinq lobes légèrement inégaux, ovales,
obtus; cinq étamines, dont trois sont un peu plus courtes que les
deux autres[2]; un ovaire supérieur, duquel s'élève un style filiforme,
terminé par un stigmate obtus. — Le fruit est une capsule ovoïde,
entourée par le calice, divisée en deux loges qui s'ouvrent par le
haut, et sont remplies de graines menues et anguleuses.

Les qualités physiques du bouillon blanc sont en général assez
faibles. L'odeur des feuilles fraîches a quelque chose de narcotique.
La saveur est herbacée, avec une légère amertume, comparée à
celle du raifort par Bergius, qui trouve l'arôme des fleurs desséchées
analogue à celui de l'iris de Florence.

Les bestiaux refusent de brouter la molène, et si l'on jette des
graines de cette plante dans un vivier, le poisson, frappé d'étourdis-
sement, se laisse prendre à la main. Les racines, au contraire, pilées et mêlées à la drèche, engraissent promptement la volaille[3].

Si les médecins négligent trop le bouillon blanc[4], il est en revanche un remède domestique employé de toutes parts et depuis un
temps immémorial. Je l'ai vu mettre en usage sur les bords du Rhin,
de la Vistule et du Tibre, comme sur ceux de la Seine et de la
Loire; j'ai même été surpris de remarquer, dans ce cas, le discernement du vulgaire, généralement si bizarre dans ses jugemens, si
fantasque dans ses choix, si aveugle dans sa confiance. Le docteur

---

[1] On voit ici l'origine des dénominations française, anglaise et allemande,
molène ou *mollène*, *mullein*, *welke*. Si je ne craignais de m'exposer au reproche
d'une érudition intempestive, je donnerais constamment l'étymologie de la plupart des termes étrangers.

[2] Le genre *verbascum* est un de ceux qui forment le passage de la pentandrie à la didynamie angiospermie. Les étamines sont au nombre de cinq; mais,
comme dans la didynamie, elles sont ordinairement inégales, et les lobes de la
corolle sont irréguliers. — La corolle du genre *celsia* est parfaitement semblable
à celle du *verbascum*, mais les étamines sont didynames.   (BOISSIEU.)

[3] Bechstein, *Gemeinnuetzige Naturgeschichte.*

[4] Gilibert, *Démonstrations élém. de botanique*; 1796, tome I, page 444.

Gilibert s'est en quelque sorte montré l'interprète de la voix publique, le juste appréciateur de la molène. On pourrait tout au plus lui reprocher quelques expressions trop fastueuses. « Le bouillon blanc recèle un principe narcotique assez masqué pour n'en craindre aucun mauvais effet. La décoction des feuilles est admirable en lavement dans les ténesmes et la dysenterie; elle calme les douleurs du fondement causées par les hémorrhoïdes : l'infusion des fleurs est le meilleur adoucissant des irritations de la membrane muqueuse intestinale; elle procure un soulagement notable dans les ardeurs de poitrine, les toux convulsives des enfans, les coliques, la dysurie, enfin dans toutes les maladies dont l'indication consiste à modérer les spasmes et l'érétisme. La conserve des fleurs de bouillon blanc, appliquée sur les dartres rongeantes et sur les ulcères douloureux, diminue les démangeaisons. »

J'ai souvent eu occasion d'observer la vertu calmante des feuilles et des fleurs de molène, bouillies légèrement dans l'eau ou dans le lait, et employées en vapeur, en fomentation, ou plus ordinairement sous la forme de cataplasme, sur des furoncles, des panaris, des brûlures, des hémorrhoïdes enflammées.

Les fermiers de la Carniole, de l'Irlande, de la Norwège regardent le bouillon blanc comme un moyen propre à combattre la toux des bestiaux et à prévenir la consomption [1].

Dans certains pays on recouvre de poix les longues et fortes tiges de cette plante pour en faire des torches, tandis que le coton qui les revêt peut remplacer l'amadou, comme le duvet de l'armoise, ou servir à la préparation du moxa.

Hochheimer assure que la molène chasse infailliblement des greniers les rats et les souris qui dévorent le blé. Dambourney, Bechstein, Willich, la rangent parmi les plantes tinctoriales; Boissieu dit qu'elle communique aux laines une nuance de vigogne jaunâtre, et Risler la propose pour colorer les cheveux [2].

Le genre *verbascum* renferme, outre le *thapsus*, plusieurs espèces qu'il me paraît convenable de signaler.

---

[1] Risler, *De verbasco*, page 79.
Willich, *The domestic Encyclopœdia*; 1802, tome III, page 244.
[2] *Verbascum lixivio immissum flavo colore capillos tingit.*

BOUILLON BLANC.

1°. La molène noire, *verbascum nigrum*, L., est plus belle que le bouillon blanc, et possède sans contredit des qualités particulières, que discernent mieux que nous de chétifs insectes. En effet, les abeilles recherchent plus avidement le suc de ses fleurs que celui des autres espèces, et la chenille qui ronge la molène blanche n'attaque jamais la noire[1].

2°. Le petit bouillon blanc, ou la molène lychnite, *verbascum lychnitis*, L., doit sa dénomination spécifique aux anciens, qui en faisaient des mèches : λυχνιτης, *lucernarius*, qui appartient aux *lampes*, λυχνος. On regarde la fleur, et surtout la racine, comme antictériques[2].

3°. La blattaire, *verbascum blattaria*, L., chasse, dit-on, les insectes qui détruisent les étoffes, les livres, la farine; telles sont les teignes, les mites, les *blattes* : toutefois cette propriété *insectifuge* est révoquée en doute par Willemet, par Lamarck; quelques-uns même vont jusqu'à prétendre que la blattaire attire ces insectes, et favorise leur multiplication.

RISLER (JACQUES), *De verbasco, Diss. inaug. med. bot.; Argentorati*, 25 jan. 1754.
 Cette dissertation, très-étendue (72 pages in-4°. fig.), et très-érudite, est placée avec raison par Haller dans le petit nombre des excellentes monographies. Elle contient pourtant certaines opinions équivoques ou exagérées, que ce n'est pas ici le lieu d'énumérer et de rectifier.
SCHRADER (HENRI-ADOLPHE), *Monographia generis verbasci, sectio* 1; in-4°. fig. *Gottingæ*, 1814.

[1] Peyrilhe, *Tableau méthod.*, etc., 1804, page 88.
[2] Risler, Durande, Gilibert, Peyrilhe.

EXPLICATION DE LA PLANCHE. (*La plante est réduite à la moitié de sa grandeur naturelle.*) — Calice et pistil. — 2. Corolle ouverte dans laquelle on distingue cinq étamines, deux longues et trois courtes à filets velus. — 3. Pistil. — 4. Capsule ou fruit entouré du calice. — 5. Fruit coupé transversalement pour faire voir les deux loges et le grand nombre de graines qu'elles renferment. — 6. Graines de grandeur naturelle. — 7. Graine grossie.

(Tous ces détails sont réduits à la moitié de leur grandeur naturelle.)

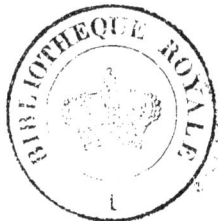

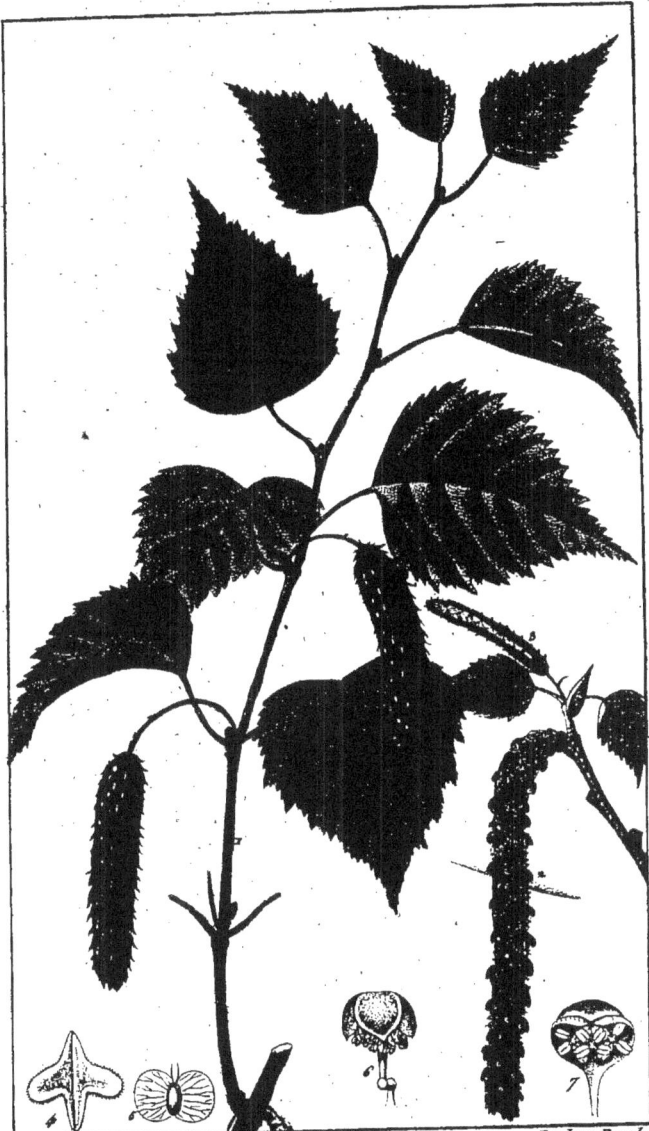

Turpin P.

Lambert F. sculp.

BOULEAU BLANC.

a. 22.

LXXV.

BOULEAU.

—

Grec.	σημος, σημυδα, Théophraste.
Latin.	BETULA; Bauhin, Πιναξ, lib. 2, sect. 5 ; — Tournefort, clas. 19, *arbres amentacés.* BETULA ALBA, *foliis ovatis, acuminatis , serratis ;* Linné, clas. 21 , *monœcie tétrandrie ;* — Jussieu, clas. 15, ord. 4, *amentacées.*
Italien.	BETULA; BETULLA.
Espagnol.	ABEDUL.
Français.	BOULEAU; BOULEAU BLANC; BOULEAU COMMUN.
Anglais.	BIRCH; BIRCH-TREE.
Allemand.	BIRKE; BIRKENBAUM.
Hollandais.	BERKENBOOM.
Polonais.	BRZOZA.

Au milieu des arbres de nos forêts, dont l'écorce rembrunie offre à nos regards les rides de la vieillesse, le bouleau, dit M. Poiret (*Encyclopédie méthodique* : Botan., *Suppl.*, t. 1, p. 686), s'annonce au loin paré d'un épiderme lisse, satiné, d'une blancheur éclatante.

Le tronc s'élève, dans les bons terrains, jusqu'à la hauteur de soixante à septante pieds ; droit, cylindrique, sans difformités et sans nœuds, il ne pousse que vers son sommet des branches qui se divisent en rameaux souples, pendans, effilés. — Les feuilles sont alternes, ovales-pointues, presque triangulaires, denticulées et comme serretées, vertes en dessus, d'un vert blanchâtre en dessous, portées sur des pétioles assez longs. — Les fleurs, petites, amentacées, sont monoïques, c'est-à-dire mâles et femelles, séparées sur le même pied : les chatons mâles, plus lâches, plus longs, se composent d'écailles ternées, qui tiennent lieu de calice, et renferment douze étamines, dont les anthères sont groupées par quatre; les chatons femelles, plus serrés, plus courts, sont formés d'écailles trilobées, dont chacune recouvre deux fleurs qui consistent en un petit ovaire surmonté de deux styles sétacés, persistans, et à stigmates simples. — Le fruit est une petite graine nue, bordée de deux petites membraneuses.

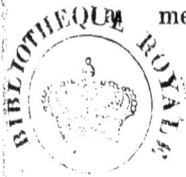

d'une écorce presque incorruptible, avec laquelle les Canadiens font des pirogues. Les teinturiers et les peintres retirent des feuilles une belle couleur jaune.

2°. Le bouleau nain, *betula nana*, L., très-commun dans les marais de la Suède, couvre les Alpes de Laponie, qui sont sa véritable patrie. Il est presque le seul bois de chauffage pour les habitans de ces climats glacés. Les feuilles et les tendres rameaux sont broutés par les moutons ; le lagopède se nourrit des chatons nouvellement éclos, et pendant tout le reste de l'année, des semences, qui sont aussi la principale nourriture du lemming.

3°. L'aune, ou vergne, *betula alnus*, L., était connu des anciens, qui savaient utiliser ses diverses parties. Du temps de Théophraste, l'écorce servait à teindre les cuirs. Pline et Vitruve disent que les pilotis d'aune sont d'une éternelle durée, et peuvent supporter des poids énormes ; on l'employait alors, comme aujourd'hui, pour faire des conduits d'eau souterraine ; mais il faut avoir soin de le préserver du contact de l'air, qui l'altère rapidement. Murray assure que les feuilles fraîches, appliquées chaudes sur les mamelles, sont le meilleur topique pour chasser le lait. Les propriétés fébrifuges de l'écorce, indiquées par Fabregon, ont été confirmées par le docteur Roussille-Chamseru, qui ne connaît guère de meilleur succédané indigène du quinquina.

KOENIGSMANN (andré-louis), *De antiquitate betulæ pentecostalis frondiumque sacrarum universæ, Diss.* in-4°. *Kiloniæ*, 1707.

LÉOPOLD (jean-dietrich), Σημολογια, *seu discursus medico-botanicus de betula, præs. El. Camerarius* ; in-4°. *Tubingæ*, 28 *jul.* 1727.

KLASE (l.-m.), *Betula nana, Diss. inaug. præs. Car. Linné* ; in-4°. *Upsaliæ*, 30 *jun.* 1743.

EXPLICATION DE LA PLANCHE. (*La plante est de grandeur naturelle.*) — 1. Rameau portant des fruits mûrs. — 2. Rameau chargé d'un chaton mâle. — 3. Chaton femelle au moment de sa floraison. — 4. Écaille fructifère, détachée d'un chaton femelle, grossie. — 5. Un des trois fruits ailés que l'on trouve sous chaque écaille, grossi. — 6. Écaille ternée, détachée d'un chaton mâle, sous laquelle on aperçoit les anthères grossies. — 7. La même, vue en dessous, afin de faire voir les douze anthères groupées par quatre sur trois points différens.

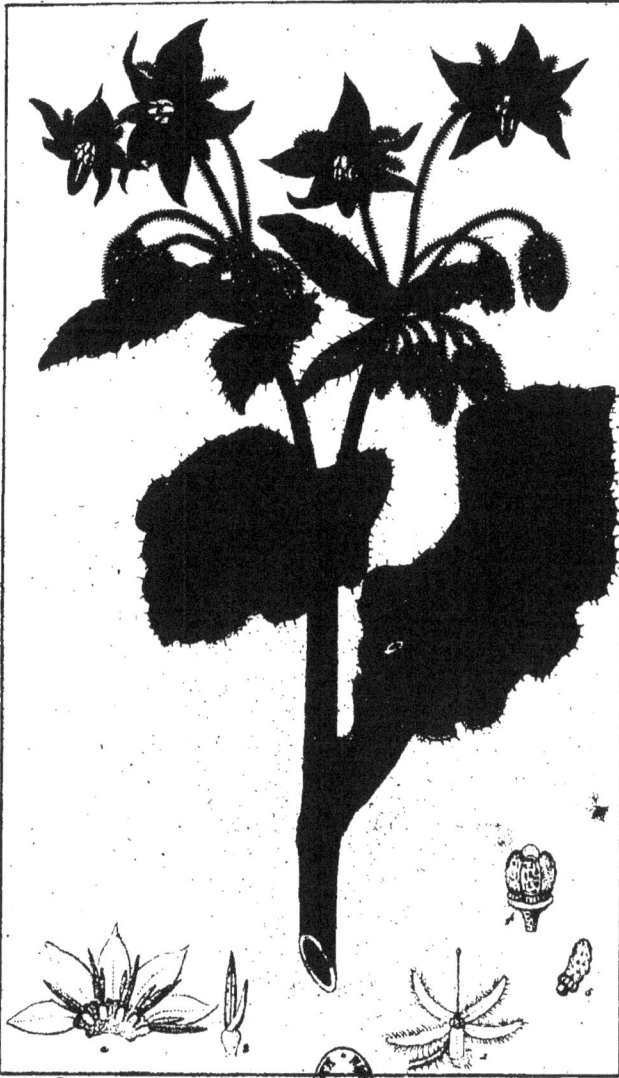

Turpin P.

Lambert F. sculp.

BOURRACHE.

a. l. l.

LXXVI.

BOURRACHE.

Grec. . . . . βουγλωσσον, Dioscorides? πουρακιον, Myrepsus.

Latin. . . . . {
BUGLOSSUM LATIFOLIUM, BORAGO; Bauhin, Πιναξ, lib. 7, sect. 2.
BORAGO; Tournefort, clas. 2, *infundibuliformes.*
BORAGO OFFICINALIS, *foliis omnibus alternis, calicibus patentibus;* Linné, clas. 5, *pentandrie monogynie;* — Jussieu, clas. 8, ord. 9, *borraginées.*

Italien. . . . . BORRAGINE; BORRANA.
Espagnol. . . . . . . BORRAXA.
Français. . . . . BOURRACHE; BOUROCHE.
Anglais. . . . . BORAGE.
Allemand. . . . . . . BORETSCH; BURRETSCH.
Hollandais. . . . . . . BERNAGIE; BERNAGE; BERNAZIE.
Polonais. . . . . BORAK.

ORIGINAIRE du Levant, et plus particulièrement des environs d'Alep, la bourrache est une plante annuelle que l'on cultive dans nos jardins, où elle se propage avec une extrême facilité. Elle est même devenue sauvage dans plusieurs provinces de France, et spécialement en Normandie [1].

La racine est à peu près de la grosseur du doigt, longue, tendre, blanchâtre, pivotante, et garnie de fibres. — La tige s'élève jusqu'à la hauteur de deux pieds : elle est rameuse, succulente, cylindrique, creuse, armée de poils courts et piquans. — Les feuilles inférieures sont pétiolées, couchées sur la terre, larges, ovales; les supérieures plus étroites, sont sessiles, amplexicaules : les unes et les autres sont alternes, ridées, vertes, hérissées de poils rudes. — ·Les fleurs naissent au sommet de la tige et des branches, portées sur de longs pédoncules recourbés vers la terre. « Leur couleur, d'abord purpurine dans les jeunes, passe successivement au plus beau bleu. Une variété se distingue par des fleurs entièrement blanches [2]. »

---

[1] Duchesne, dans le *Dictionnaire des Sciences naturelles*, tome V, page 271.

[2] Ce passage du rouge au bleu dans les corolles, est commun à presque toutes les fleurs des borraginées; il donne aux épis, par cette transition de couleur, un aspect infiniment agréable.

Chaque fleur présente un calice monophylle, divisé profondément
en cinq découpures oblongues, hispides, persistantes; une corolle
monopétale, dont le tube, plus court que le calice, forme à son
orifice une petite couronne composée de cinq éminences qui en fer-
ment l'entrée, et dont le limbe est partagé en cinq divisions pointues, ouvertes en étoile; cinq étamines conniventes, dont les filamens soutiennent des anthères allongées, coniques, acuminées, qui
forment une pyramide au milieu de la fleur; un ovaire supérieur, à
quatre lobes, du centre desquels s'élève un style filiforme, terminé
par un stigmate simple[1]. — Le fruit consiste en quatre petites graines nues, noirâtres dans leur maturité, ridées, ovoïdes, osseuses,
scrobiculeuses.

Toute la plante, mais surtout la racine jeune, les tiges et les
feuilles, contiennent un suc visqueux, fade, très-abondant. On le
retire par expression; mais il est si épais, si mucilagineux, que souvent pour l'obtenir on est obligé d'ajouter de l'eau. Ce suc déféqué
par le blanc d'œuf, et évaporé en consistance de sirop, donne du
nitre en cristaux par le réfroidissement. La chaleur en sépare une
substance muqueuse qui paraît avoir de l'analogie avec la matière
albumineuse. Fourcroy dit que l'on prépare un extrait avec ce suc
épaissi, quand on ne peut se procurer la plante fraîche[2], et c'est en
effet la méthode généralement usitée. Mais M. Couret s'est assuré
que l'extrait fourni par la bourrache desséchée est plus homogène,
et se conserve bien plus long-temps intact. D'un autre côté, M. Gra-
net a trouvé le moyen d'avoir en tout temps du suc de bourrache,
en délayant l'extrait dans une certaine quantité d'eau distillée[3].

Les médecins de tous les temps et de tous les lieux ont accordé à
la bourrache une confiance que des praticiens judicieux et des hom-

---

[1] Quelques espèces de *borago*, telles que l'*officinalis* et l'*axiflora*, offrent un
caractère dont les autres espèces du genre sont entièrement dépourvues : c'est un
long appendice, prolongement du filet de l'étamine, en forme de cornet, et placé
derrière l'anthère, c'est-à-dire entre celle-ci et la corolle. Je crois, d'après cette
observation, qu'en refaisant le caractère du genre *borago*, on pourrait en établir
un nouveau composé des espèces à étamines simples.   (T.)

[2] *Encyclopédie méthodique : Médecine;* tome IV, page 151.

[3] *Journal de la Société libre des pharmaciens de Paris;* 15 thermidor an VI;
page 350.

mes de génie n'ont pas craint de partager. Le suc nitré dont la bourrache est imprégnée, dit Gilibert, rend cette plante très-précieuse dans les maladies inflammatoires, toutes les fois qu'il faut tempérer, surtout dans les phlegmasies pulmonaires. La décoction miellée de bourrache, ou le suc clarifié, facilite l'expectoration, calme les ardeurs d'urine. On l'administre avec succès, ajoute Fourcroy, dans les fièvres ardentes et bilieuses, les embarras du foie, les affections fébriles éruptives, les maladies lentes de la peau. Ces propriétés médicamenteuses ont été révoquées en doute, et même niées formellement par divers thérapeutistes ; ils se sont particulièrement récriés sur la vertu stimulante, exhilarante, cordiale, attribuée aux fleurs presque inodores et insipides; ils ont vu avec surprise cette propriété imaginaire consacrée par un vers devenu proverbe [1], et la bourrache lui devoir jusqu'à son nom [2].

Je pense avec Murray que la bourrache pourrait être bannie sans inconvénient de la matière médicale : elle est employée dans plusieurs pays comme plante potagère; on sert les jolies fleurs en salade avec celles de la capucine. Toutefois cette brillante couleur bleue, qui semblerait si propre à enrichir l'art tinctorial, a trompé l'espoir de Dambourney; ce sont les végétaux les plus vils en apparence qui lui ont procuré les plus belles couleurs.

Les abeilles recherchent avidement les fleurs de bourrache, d'autant plus précieuses sous ce rapport, qu'elles continuent de s'épanouir jusque vers la fin de l'automne.

[1] *Dicit borrago : Gaudia cordis ago.*

[2] *Borago* ou *borrago* est évidemment une modification, une altération de *corrago*, *corago*, *cor ago*.

EXPLICATION DE LA PLANCHE. (*La plante est de grandeur naturelle.*) — 1. Calice et pistil, ovaire quadrilobé. — 2. Corolle ouverte, à la base du tube de laquelle sont insérées cinq étamines à filets élargis, et se prolongeant en une espèce de languette. — 3. Étamine pourvue de son appendice. — 4. Fruit composé de quatre petites noix osseuses et scrobiculeuses. — 5. Noix isolée.

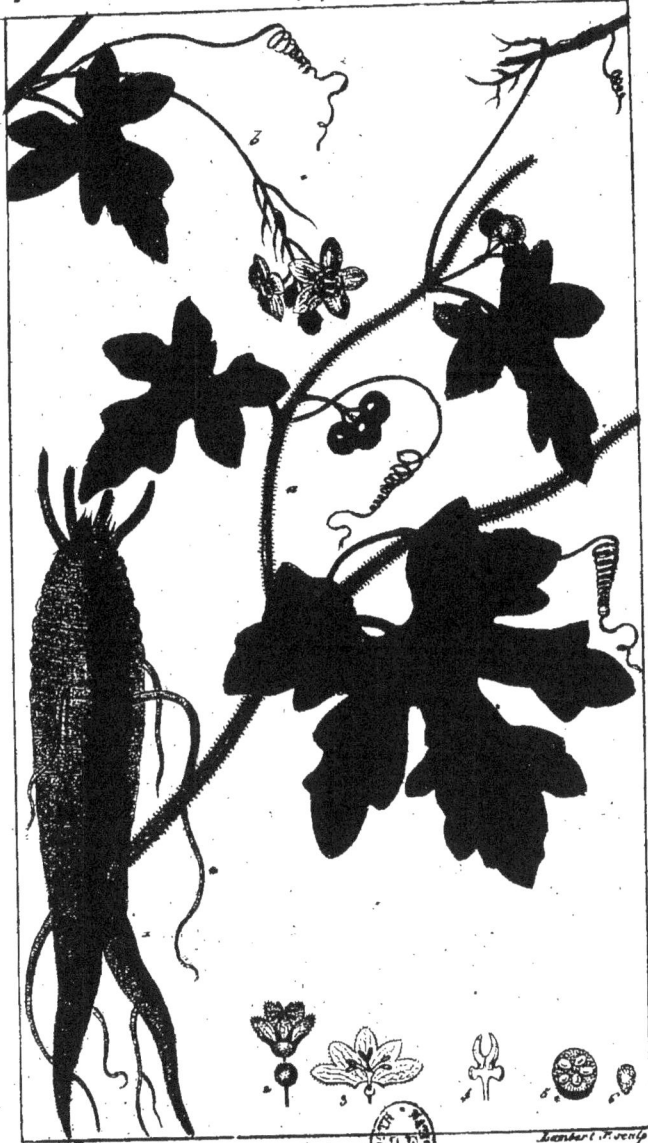

Turpin P.   Lambert F. sculp.

BRYONE.

a.l.l.

LXXVII.

BRYONE.

Grec.	αμπελος λευκη; βρυωνια.
Latin.	BRYONIA ASPERA, sive ALBA, *baccis rubris;* Bauhin, Πιναξ, lib. 8, sect. *1;* — Tournefort, clas. *1, campaniformes.* BRYONIA ALBA β, *foliis palmatis, utrinque calloso-scabris;* Linné, clas. 21, *monœcie syngénésie;* — Jussieu, clas. 15, ord. 2, *cucurbitacées.* BRYONIA DIOICA; Willdenow, Poiret.
Italien.	BRIONIA; FESCERA; RORASTRO.
Espagnol.	NUEZA.
Français.	BRYONE; BRIOINE; COULEUVRÉE.
Anglais.	BRYONY.
Allemand.	ZAUNRUEBE; GICHTRUEBE.
Hollandais.	BRYONIE; WILDE WYNGAERD, Wouters.
Polonais.	PRZESTAP; Erndtel.

LINNÉ regarde la bryone dioïque comme une simple variété de la blanche, dont pourtant elle se distingue, selon M. Poiret, par des caractères spécifiques tranchés : en effet, les fleurs mâles et femelles ne se trouvent jamais sur le même pied [1], et les fruits sont constamment rouges.

Cette plante vivace, extrêmement commune dans presque tous les climats, croît principalement dans les haies. — La racine fusiforme, souvent rameuse, longue, charnue, blanche-jaunâtre, marquée de stries transversales superficielles, est ordinairement grosse comme le bras; mais elle peut acquérir un volume beaucoup plus considérable. — Les tiges, qui ont cinq ou six pieds de longueur, sont grêles, herbacées, sarmenteuses, grimpantes [2], cannelées, char-

---

[1] L'intercalation *forcée* d'une plante dioïque dans la monœcie est sans doute un vice réel, une irrégularité choquante du système linnéen; et pourtant ce système, malgré ses lacunes et ses imperfections, est encore le plus philosophique et le moins défectueux qu'on ait imaginé.

[2] Cette plante doit à sa prodigieuse végétation le titre de *bryone :* βρυειν, végéter, pousser, croître. On la nomme *couleuvrée*, parce qu'elle rampe à la manière des serpens, et s'entortille comme eux.

gées de petits poils raides et distans. — Les feuilles sont alternes, palmées, à demi divisées en cinq lobes anguleux, calleuses et rudes au toucher sur l'une et l'autre face, soutenues par des pétioles à la base de chacun desquels naît une longue vrille simple et roulée en spirale. — Les fleurs mâles, portées sur de longs pédoncules axillaires, sont disposées par bouquets, et présentent un calice court, monophylle, campanulé, à cinq dents aiguës ; une corolle monopétale, en rosette, divisée en cinq lobes ovales d'un blanc sale, marqués de lignes verdâtres ; trois étamines courtes, dont deux sont terminées par une double anthère, tandis que le filament de la troisième n'en porte qu'une seule. Les fleurs femelles sont soutenues par des pédoncules courts, qui partent de l'aisselle des feuilles, comme ceux des fleurs mâles. Le calice et la corolle se ressemblent dans les deux sexes : l'organe génital femelle consiste en un ovaire inférieur, du sommet duquel s'élève un style trifide dont les stigmates sont échancrés. — Le fruit est une baie globuleuse, de la grosseur d'un pois, d'abord verte, devenant d'un rouge vif à l'epoque de la maturité, contenant cinq à six graines ovoïdes, enveloppées dans une pulpe mucilagineuse.

Les diverses parties de la bryone exercent sur nos organes une action diverse. L'odeur des baies est légèrement nauséeuse ; leur saveur est fade ; Hollefear en a vu manger plusieurs sans qu'il soit survenu aucun effet remarquable. Dioscorides nous apprend que les jeunes pousses servaient d'aliment comme les asperges ; mais il ajoute qu'elles déterminent l'excrétion des fèces et de l'urine. Toutefois, ce sont les racines qui jouissent depuis un temps immémorial d'une grande renommée. Des thérapeutistes modernes très-célèbres exaltent les propriétés médicamenteuses de ces racines, et se plaignent de les voir trop négligées de nos jours. « Nous sommes convaincus par une suite d'expériences, dit Gilibert, que cette plante, en différens temps, peut fournir toutes les espèces de purgatifs, depuis le minoratif jusqu'au drastique. Quelques observations prouvent qu'il existe une espèce de manie entretenue par une matière glaireuse vitrée, qui tapisse les intestins et l'estomac : dans ce cas, la couleuvrée, même récente, a guéri en évacuant ces glaires. »

L'immortel Fourcroy place la bryone sur la même ligne que le jalap, et trouve étonnant qu'on n'en fasse pas plus d'usage. « C'est un incisif, un fondant, un purgatif, un diurétique précieux, lorsqu'on l'emploie à petites doses et bien préparé. Cette racine, administrée récente et à plus forte dose, devient un drastique puissant, un irritant énergique ; elle paraît différer du jalap en ce qu'elle perd plus de ses vertus par la dessiccation. La racine fraîche de bryone pourrait aussi être comparée à celle du manioc : elle contient un suc très-âcre et presque vénéneux ; mais on peut en extraire, par le repos et les lavages répétés, une fécule fine et blanche susceptible de fournir une substance alimentaire d'autant plus utile dans des cas de disette, que cette racine est abondante, et acquiert un grand volume[1]. »

Ce n'est pas au jalap seulement que la bryone a été substituée ; M. Bodard prétend qu'elle remplace parfaitement le séné : il prescrit le suc, d'après Alston, à la dose de trois gros dans un bouillon ; il la donne sèche et pulvérisée, depuis un scrupule jusqu'à un gros ; il fait prendre une égale quantité d'extrait. Le docteur Harmant de Montgarny voit dans la racine de bryone un ipécacuanha indigène, qui ne le cède point à l'exotique dans le traitement des affections diarrhéiques et dysentériques. En Allemagne, en Suède, les paysans creusent les racines de bryone fraîche, et remplissent ce *gobelet* de bière, qui, dans l'espace d'une nuit, devient émétique et purgative ; ils coupent cette racine par tranches minces, qui irritent, enflamment la peau, et forment ainsi des rubéfians, des épispastiques, des exutoires.

Ces observations, auxquelles il m'eût été facile d'en ajouter beaucoup d'autres, suffisent pour révéler l'analogie frappante qui existe entre la racine de bryone et celle d'arum. Celle-là comme celle-ci[2] est, quoi qu'on en dise, un médicament infidèle, puisque, trop caustique à l'état frais, elle perd, en se desséchant, toute son énergie.

HANDTWIG (Gustave-Chrétien), *De bryoniá ; Von der heiligen Ruebe, Diss.* in-4°. *Rostochll,* 1758.

[1] *Encyclopédie méthodique : Médecine ;* tome IV, page 184.
[2] *Voyez* le tome I, page 138.

EXPLICATION DE LA PLANCHE. (*La plante est un peu plus petite que nature.*) — *a.* Individu femelle en fruit. — *b.* Individu mâle en fleur. — 1. Racine très-réduite. — 2. Fleur femelle entière. — 3. Fleur mâle ouverte. — 4. Étamine grossie. — 5. Fruit coupé horizontalement. — 6. Graine isolée grossie.

78.

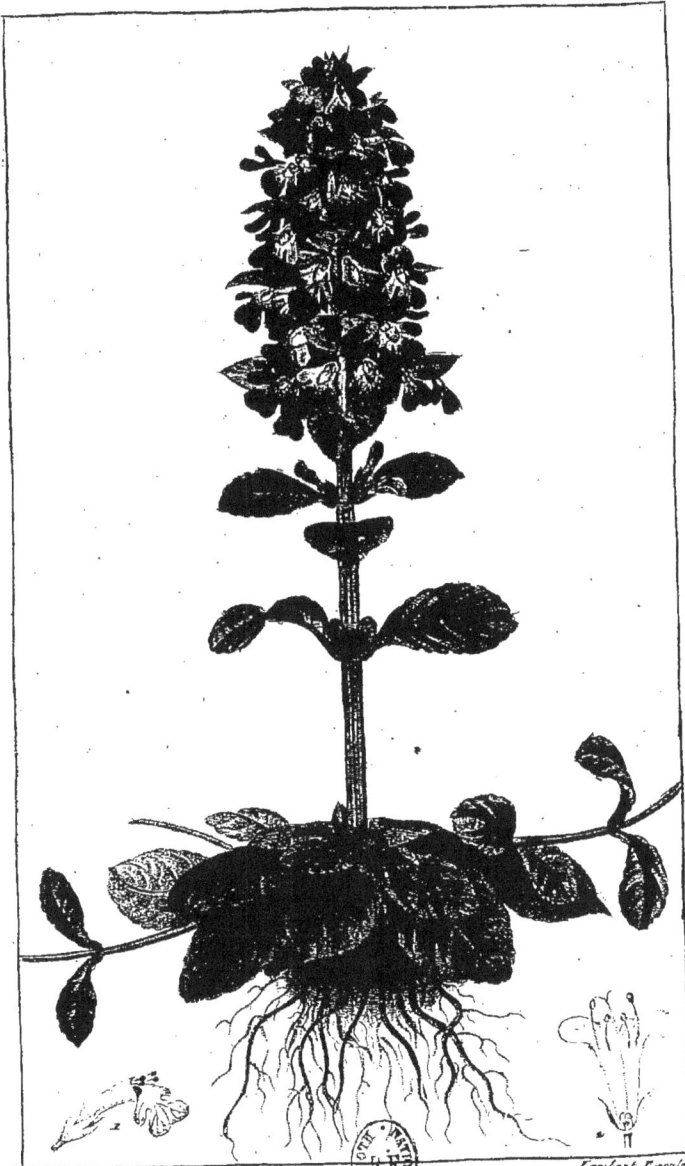

BUGLE.

LXXVIII.

BUGLE.

Grec.	διssoκαυλος, Reneaulme.
Latin.	CONSOLIDA MEDIA PRATENSIS ; Bauhin, Πίναξ, lib. 7 , sect. 2.
	BUGULA ; Tournefort, clas. 4, *labiées ;* — Jussieu, clas. 8, ord. 6, *labiées.*
	AJUGA REPTANS, *stolonibus reptantibus ;* Linné, clas. 14 , *didynamie gymnospermie.*
Italien.	BUGOLA.
Espagnol.	BUGULA.
Français.	BUGLE ; BUGLE RAMPANTE.
Anglais.	BUGLE.
Allemand.	GUNTZEL, Hermann ; KRIECHENDER GUENZEL, Hagen ; SCHLEICHENDER-GULDEN-GUENSEL, Kops.
Hollandais.	VOORTKRUIPEND ZEGEGROEN ; Kops ; ZENEGROEN ; INGROEN ; BUGULU.

On trouve abondamment cette plante vivace dans les prairies et dans les bois de la France, au milieu des sables de la Pologne, sur les dunes de la Hollande.

La racine grisâtre, menue, fibreuse, pousse une tige haute de cinq à six pouces[1], droite, simple, carrée, et en outre des rejets couchés sur la terre, qui donnent naissance à de nouvelles tiges. — Les feuilles sont opposées, ovales, rétrécies à leur base, bordées de quelques dents anguleuses obtuses. — Les fleurs, communément bleues, sont rougeâtres dans une variété et blanches dans une autre : presque sessiles, disposées par verticilles garnis de bractées dont les supérieures sont souvent colorées, elles forment un bel épi terminal. Chaque fleur présente : un calice court, persistant, monophylle, à cinq découpures aiguës; une corolle monopétale, labiée irrégulière, la lèvre supérieure n'étant constituée que par deux petites dents très-courtes, à peine sensibles, tandis que l'inférieure assez ample est formée de trois lobes, dont le moyen est échancré en cœur; quatre étamines didynames; un ovaire supérieur, quadripartite, du centre duquel s'élève un style filiforme, bifide à son sommet. — Le fruit consiste en quatre graines nues, ovales-oblongues, situées au fond du calice.

---

[1] Kops en a vu s'élever jusqu'à près d'un pied et demi dans les terrains fertiles.

BUGLE.

Plus on examine les faibles qualités physiques de la bugle, et plus on est étonné de la voir occuper une place éminente dans les anciennes pharmacologies. Ettmuller et Rivière la croyaient propre à guérir la phthisie pulmonaire et l'esquinancie; Camerarius et Dodoens la prescrivaient contre les obstructions du foie; Mauchart la faisait entrer dans son eau viscérale. Elle a été recommandée, dit Fourcroy, dans les hémorrhagies, le crachement de sang, les pertes, les dysenteries, et le nom de *petite consoude* lui a été donné parce qu'on la jugeait capable de souder, pour ainsi dire, les blessures des vaisseaux sanguins. On appliquait aussi ses feuilles hachées sur les ulcères, les coupures, les contusions; elles étaient un des ingrédiens de l'eau d'arquebusade; enfin, la propriété vulnéraire de cette plante était en quelque sorte consacrée par un proverbe pitoyable. Soumise à des observations plus exactes, la bugle a perdu de nos jours toute sa renommée. En effet, loin d'avoir droit à quelque prééminence, elle ne partage pas même les vertus des labiées les plus vulgaires. Son eau distillée ne vaut pas l'eau commune, dit Gilibert, et ce vulnéraire si vanté guérit uniquement les plaies que la nature seule conduirait très-bien à cicatrice.

Brugmans classe la bugle parmi les plantes nuisibles aux prés : les moutons et les chèvres la broutent; elle est négligée par les chevaux et les cochons.

Les Italiens, dit Willemet, mangent au printemps les jeunes pousses et les racines de la bugle en salade.

Ce n'est point la bugle rampante, mais bien la pyramidale, qui figure dans les pharmacologies de Linné, de Bergius, de Peyrilhe. Ces trois thérapeutistes n'ont signalé cette labiée que pour la déclarer absolument inerte et superflue.

EXPLICATION DE LA PLANCHE. (*La plante est de grandeur naturelle.*) — 1. Fleur entière de grandeur naturelle. — 2. La même fendue longitudinalement, dans laquelle on voit à la base un ovaire quadrilobé, du centre duquel s'élève un style bifide au sommet, et quatre étamines didynames insérées vers les deux tiers du tube de la corolle.

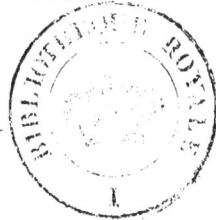

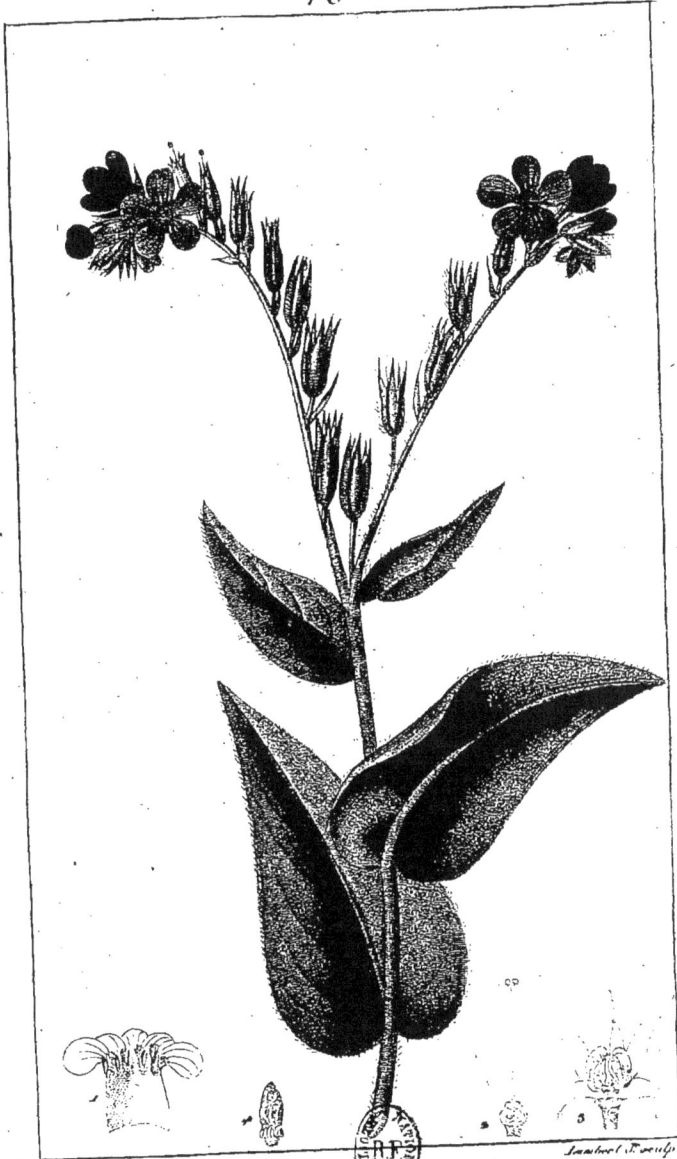

Turpin P.

BUGLOSE.

Lambert F. sculp.

BUGLOSE.

Grec.	αγχουσα ; Hippocrate.
Latin.	BUGLOSSUM ANGUSTIFOLIUM MAJUS ; Bauhin , Πιναξ, lib. 7 , sect. 2 ; — Tournefort , clas. 2 , *infundibuliformes.*
	ANCHUSA OFFICINALIS , *foliis lanceolatis , spicis imbricatis secundis ;* Linné , clas. 5 , *pentandrie monogynie ;* — Jussieu , clas. 8 , ord. 9 , *borraginées.*
Italien.	BUGLOSSA.
Espagnol.	BUGLOSA.
Français.	BUGLOSE.
Anglais.	BUGLOSS.
Allemand.	OCHSENZUNGE.
Hollandais.	OSSETONG.
Suédois.	OXTUNGA.

FAUT-IL regarder comme deux espèces différentes la buglose officinale de Linné et celle de Lamarck, généralement confondues? Tel
est le sentiment de M. Poiret, qui signale les caractères distinctifs [1],
et ajoute que la première est indigène du nord de l'Europe, tandis
que la seconde croît abondamment par toute la France. Ce n'est
point ici le lieu de discuter si les caractères énumérés par M. Poiret
sont assez tranchés pour établir deux espèces, ou s'ils constituent
seulement deux variétés; mais je dois faire observer que M. Turpin
ayant, avec raison, dessiné la buglose *officinale* de Lamarck, qui
est effectivement celle de nos pharmacies, c'est également l'espèce
ou la variété dont je vais offrir la description.

La racine, grosse comme le doigt, est vivace, oblongue, rameuse,
brune ou roussâtre, succulente. — La tige, qui s'élève à plus de deux
pieds, est couverte de poils rudes et épais. — Les feuilles sont alternes, ovales aiguës, hérissées de poils écartés, qui naissent chacun
d'un tubercule blanc très-dur. — « Les fleurs, qui passent de la
couleur rouge à la bleue, sont disposées unilatéralement sur des
épis géminés terminaux, roulés en queue de scorpion [2]. » Chaque

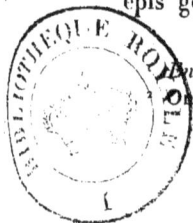

[1] *Encyclopédie méthodique :* Botanique, *supplément*, tome 1, page 735.
[2] On connait une variété à fleurs blanches. (T.)

fleur présente un calice oblong, persistant, monophylle, à cinq divisions profondes, étroites, linéaires ; une corolle monopétale, dont le tube a son orifice garni de cinq écailles très-barbues, tandis que le limbe, ouvert en rosette, se partage en cinq découpures arrondies; cinq étamines courtes, alternes avec les écailles; un ovaire quadrilobé, du centre duquel s'élève un style filiforme terminé par un stigmate bilobé. — Le fruit consiste en quatre graines nues, ovoïdes, ridées, attachées au fond du calice.

La plus frappante analogie rapproche la buglose de la bourrache : le port des deux plantes est le même; la structure et la teinte des fleurs ont une grande ressemblance; les feuilles de l'une, comme celles de l'autre, ont été comparées, à cause de leur forme et de leur rudesse, à une langue de bœuf, et la similitude est ici tellement parfaite, que notre bourrache est précisément la buglose des anciens [1]. Les qualités physiques, les usages économiques, les propriétés médicinales, que j'ai déterminés en traitant de la première, se retrouvent complètement dans la seconde. Toutes deux sont imprégnées d'un suc visqueux très-abondant; toutes deux recèlent une forte proportion de nitre; toutes deux sont employées dans divers pays à titre de plantes potagères [2]; toutes deux, enfin, ont été dépouillées par les thérapeutistes modernes des vertus toniques, cordiales, exhilarantes, qui leur avaient été gratuitement accordées.

J'ajoute peu de confiance aux observations de Ladislas Bruz, sur l'efficacité de la teinture alcoolique des fleurs de buglose contre l'épilepsie.

M. Willemet a vu des poitrinaires soulagés par la racine de buglose confite au sucre : il dit que la fleur sert à la peinture, et que les feuilles bouillies dans l'eau avec de l'alun donnent une belle couleur verte; il ajoute que la plante entière peut servir à la nourriture du bétail [3].

[1] Βουγλωσσον ; de βους, bœuf, et γλωσσα, langue.
[2] Linné, *Flora Suecica*, n° 161.
[3] *Phytographie encyclopédique* ; tome 1, page 172.

EXPLICATION DE LA PLANCHE. (*La plante est de grandeur naturelle.*) — 1. Corolle ouverte dans laquelle on voit l'insertion des cinq étamines, et les cinq écailles velues qui leur sont alternes. — 2. Pistil composé d'un ovaire quadrilobé, du centre duquel sort le style qui est terminé par un stigmate bilobé. — 3. Fruit : quatre graines renfermées dans le calice. — 4. Graine isolée.

8o.

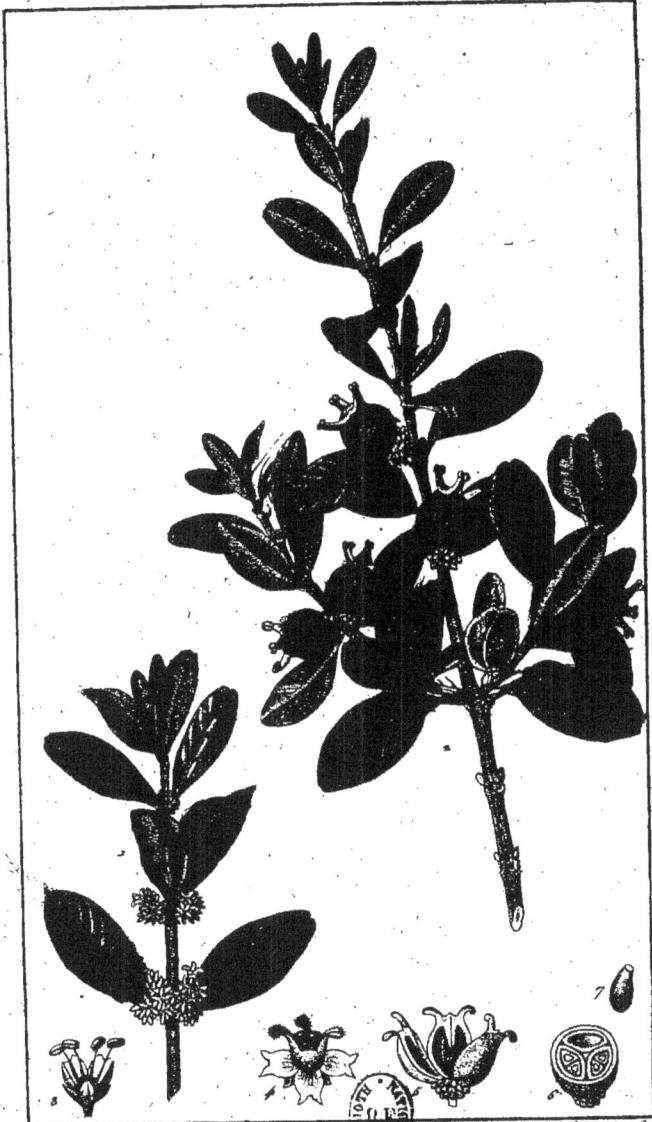

Turpin P.

BUIS.

Lambert R sculp

a. Z l

LXXX.

BUIS.

INDIGÈNE des contrées australes et tempérées de l'Asie et de l'Europe, le buis croît principalement sur les montagnes et dans les bois.

La racine est grosse, ligneuse, jaune, contournée, rameuse. — Le tronc, qui peut s'élever en arbrisseau jusqu'à la hauteur de douze à quinze pieds, et acquérir une grosseur considérable [1], est garni de nombreux rameaux, tortu, recouvert d'une écorce brunâtre, tandis que le bois est de couleur jaune : les branches sont anguleuses, revêtues d'une écorce verdâtre. — Les feuilles sont simples, opposées, vertes, lisses, luisantes, coriaces, ovales-oblongues, parfois échancrées au sommet. — Les fleurs sont toutes unisexuelles, et les deux sexes, quoique séparés dans les fleurs différentes, se trouvent non-seulement sur le même pied, mais presque toujours dans le même paquet, une seule fleur femelle entourée de plusieurs fleurs mâles. Chaque fleur mâle offre un calice triphylle; une corolle à deux pétales; quatre étamines; un corpuscule verdâtre et obtus, qui n'est autre chose que l'ovaire avorté. Celui-ci, dans la fleur femelle, est gros, obtusément trigone, surmonté de trois styles, épais,

---

[1] Il existait auprès de Genève un buis dont le tronc avait six pieds de circonférence.

écartés, terminés par des stigmates hispides, sillonnés. — Le fruit est une capsule arrondie, couronnée par trois espèces de petites cornes, s'ouvrant par trois valves, et divisée intérieurement en trois loges qui renferment chacune deux graines [1].

Les anciens connaissaient le buis, et l'ont mentionné dans leurs écrits comme un arbrisseau intéressant par la dureté de son bois, par sa longue durée, et par ses usages. C'est particulièrement à Saint-Claude, en Franche-Comté, que se font aujourd'hui ces sortes de travaux. C'est le plus inaltérable et le plus pesant de nos bois d'Europe, le seul qui se précipite au fond de l'eau [2].

L'odeur assez désagréable de cet arbrisseau devient surtout plus sensible dans les temps pluvieux. Les feuilles, ainsi que les autres parties, ont une saveur amère et nauséabonde [3].

Les chameaux broutent volontiers les sommités du buis, qui les exposent à de graves accidens, et leur causent même la mort, si l'on en croit J. Hanway [4].

Mattioli assure que la lessive du buis rend les cheveux roux. Le conteur Lentilius (Linsenbahrt) va bien plus loin : il suppose à cette lessive non-seulement la vertu de faire repousser les cheveux, mais de rendre velues les surfaces du corps naturellement glabres.

Les propriétés médicinales du buis sont incontestables; mais, trop exaltées par les uns, trop dépréciées par les autres, elles ont besoin d'être plus exactement déterminées. Les feuilles, réduites en poudre et prises à la dose d'un gros, produisent des déjections alvines très-copieuses, et même sanguinolentes, selon Vogel [5]; leur décoction est un purgatif modéré, suivant Gilibert. P. Linus vante l'efficacité de cette boisson dans la pleurésie, l'hémoptysie, la fièvre catarrhale, la goutte; et, sur la foi de cet apothicaire, le docteur Wauters n'hésite point à ranger les feuilles de buis parmi les succédanés du camphre [6]. C'est avec beaucoup plus de raison qu'il propose, avec plu-

---

[1] Lamarck, *Encyclopédie méthodique : Botanique;* tome I, page 511.

[2] Gilibert, *Démonstrations élémentaires de botanique;* 1796, tom. III, p. 317.

[3] Biett, dans le *Dictionnaire des Sciences médicales;* tome III, page 404.

[4] *An account of the British trade over the Caspian sea;* vol. I, page 191.

[5] *Historia materiæ medicæ;* 1764.

[6] *Repertorium remediorum indigenorum;* 1810, page 25. Voici les expressions du médecin de Gand : *Cum iis auctoribus conspiro, qui ligno guajaco præ buxino nihil tribuerunt.*

sieurs autres pharmacologistes, de substituer le bois de cet arbrisseau à celui du gaïac, bien que je n'établisse pas, comme lui, une
identité parfaite. J'ai lu ce que le Portugais Amatus, Heucher,
Welsch, Chomel, Burtin, Gilibert, ont écrit sur les vertus antifé-
brile, apéritive, antipsorique, vermifuge, et spécialement sur la
propriété antisyphilitique de la râpure de buis ; j'ai comparé ces observations avec celles bien plus nombreuses et bien plus authentiques, faites sur le gaïac, et ce dernier m'a paru revendiquer à tous
égards la prééminence. Quant à l'huile empyreumatique, celle extraite de l'un ne me semble guère l'emporter sur celle retirée de
l'autre : elles ne sont presque plus employées à l'intérieur; on se
borne à en appliquer une ou deux gouttes sur les dents cariées.

Gilibert, Macquart, Roques, Bodard, Biett, prescrivent la râpure du bois ou de la racine de buis, à la dose d'une à deux onces,
bouillie dans deux livres d'eau, ou infusée dans la même quantité
de vin.

EXPLICATION DE LA PLANCHE. (*La plante est de grandeur naturelle.*) — 1. Rameau
en fleurs. — 2. Rameau chargé de fruits. — 3. Fleur mâle grossie, composée d'un calice triphylle, d'une corolle, de deux pétales bifides, d'un ovaire avorté et de quatre étamines plus
longues que la corolle. — 4. Fleur femelle grossie. — 5. Fruit tel qu'il s'ouvre pour faciliter la
dispersion de ses graines. — 6. Fruit coupé horizontalement pour faire voir que chacune des
trois loges contient deux graines. — 7. Graine isolée grossie.

81.

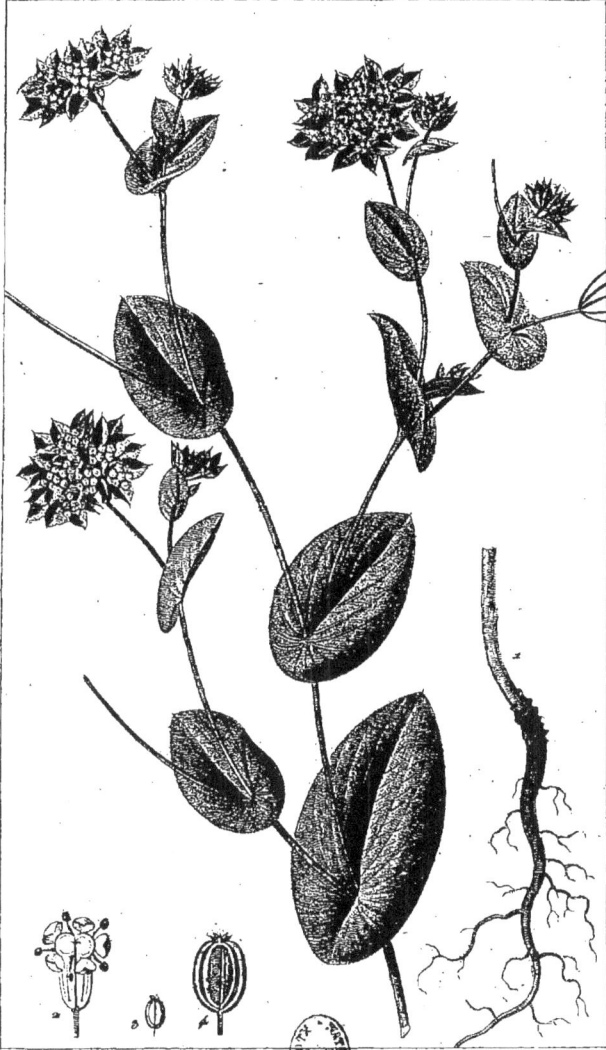

BUPLÈVRE.

a. l. l.

LXXXI.

BUPLÈVRE.

CETTE plante annuelle, dit Lamarck, est assez curieuse par la manière dont la tige et les rameaux percent les feuilles. Très-commune dans nos champs, elle préfère les terrains secs et sablonneux.

La racine, blanchâtre, dure, garnie çà et là de ramuscules très-fins, pénètre dans le sol à la profondeur de six à huit pouces.

La tige, cylindrique, lisse, rameuse, dans sa moitié supérieure, s'élève jusqu'à la hauteur d'un pied et demi.

Les feuilles sont ovales, arrondies dans leur partie inférieure, armées d'une petite pointe à leur sommet, glabres, d'un vert glauque, nerveuses, la plupart perfoliées ou percées par la tige; les inférieures sont simplement amplexicaules [1]. — Les fleurs sont disposées en ombelles terminales, qui manquent d'involucre universel; les partiels

---

[1] Tous les étymologistes voient dans les feuilles du buplèvre l'origine de ses dénominations générique, spécifique et vulgaires; mais ils sont loin de s'accorder sur le mode d'explication. Celle donnée per Littleton , Bœcler, Ventenat, Boissieu, Poiret, ne me semble guère admissible; celle de Pline, adoptée par Beckmann et par Tournefort, est souverainement ridicule. Enfin je regarde, sinon comme plus vraie, du moins comme plus vraisemblable celle proposée par Théis; de la texture membraneuse des feuilles du buplèvre , comparées, sous ce rapport, à la plèvre qui tapisse l'intérieur de la poitrine des animaux en général, et des bœufs en particulier (ϐους, bœuf; πλευρα ou πλευρον, côté, côte, plèvre).

sont composés de cinq folioles ovales, jaunâtres inférieurement, plus grandes que les ombellules. Chaque fleur présente cinq pétales entiers, recourbés, subcordiformes ; cinq étamines terminées par des anthères sphéroïdes; un ovaire inférieur, chargé de deux styles, petits, réfléchis. — Le fruit, arrondi, consiste en deux graines noirâtres, aplaties d'un côté, convexes et striées de l'autre.

Si l'on mâche les feuilles de buplèvre, elles impriment sur la langue un sentiment d'âpreté, qui, plus prononcé encore dans les graines, n'est pourtant point assez énergique pour justifier les propriétés médicinales attribuées à cette plante par Solenander, Simon, Pauli, Welsch, Bœcler, Chomel : c'est, à les en croire, un excellent vulnéraire, et le plus efficace de tous les astringens, puisque, selon eux, il prévient et guérit même les hernies. Schulze prétend que les feuilles cuites dans le vinaigre, et appliquées chaudes sur les ganglions, dissipent comme par enchantement ces tumeurs rebelles. Observateurs plus exacts et moins crédules, les thérapeutistes de nos jours, sans égard pour les éloges prodigués au buplèvre, ont déclaré cette plante inerte et indigne de figurer parmi les substances médicamenteuses : déjà Linné l'avait jugée infidèle et superflue [1].

Le buplèvre falciforme, *bupleurum falcatum*, L., indiqué par Haller comme réunissant à la propriété vulnéraire du percefeuille celle de guérir les fièvres intermittentes, est également tombé en désuétude.

Plusieurs espèces s'élèvent en arbrisseaux, et sont cultivées dans les jardins : tels sont, entre autres, le buplèvre d'Éthiopie, *bupleurum fruticosum*, L., qui exhale une odeur de chervi, et conserve toute l'année ses feuilles, ce qui le rend propre à la décoration des bosquets d'hiver [2]; le buplèvre hétérophylle, *bupleurum difforme*, L., remarquable par la singularité de son feuillage [3].

[1] *Materia medica per regna tria naturæ;* 1772, page 77, n° 123.
[2] Poiret, dans le *Dictionnaire des Sciences naturelles*, tome v, page 439.
 Mordant Delaunay, *Le bon Jardinier;* 1814, page 578.
[3] Miller, *Gardeners dictionary.*

EXPLICATION DE LA PLANCHE. (*La plante est réduite aux deux tiers de sa grandeur naturelle.*) — 1. Racine. — 2. Fleur entière considérablement grossie. — 3. Fruit de grandeur naturelle. — 4. Le même grossi.

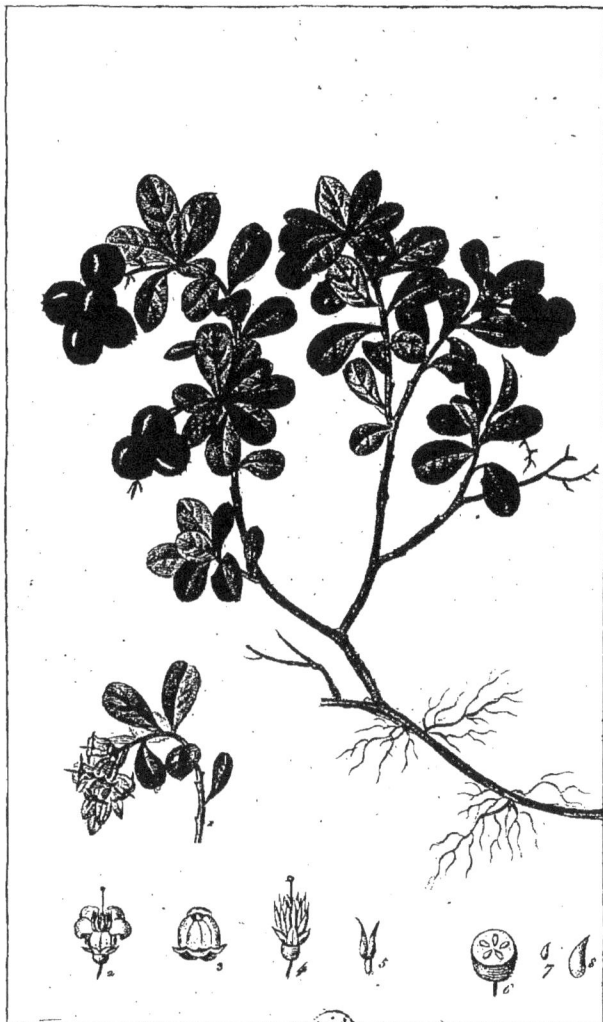

82.

Turpin D.

Lambert f. sculp.

BUSSEROLE.

a. l. l.

BUSSEROLE.

Grec............	αρετοσταφυλη ; αρκου σταφυλη.
Latin...........	VITIS IDÆA, *foliis carnosis, et veluti punctatis*, sive IDÆA RADIX Dioscoridi [1] ; Bauhin, Πιναξ, lib. 12, sect. 3.
	UVA URSI ; Tournefort, clas. 20, *arbres monopétales.*
	ARBUTUS UVA URSI, *caulibus procumbentibus, foliis integerrimis* ; Linné, clas. 10, *décandrie monogynie* ; — Jussieu, clas. 9, ord. 3, *bruyères.*
Italien..........	UVA D'ORSO; UVA ORSINA.
Espagnol........	GAYUBA; BUXAROLLA.
Français........	BUSSEROLE ; BOUSSEROLE ; RAISIN D'OURS ; ARBOUSIER TRAÎNANT.
Anglais.........	BEARS-BERRY.
Allemand.......	BÆRENTRAUBE ; STEINBEERE.
Hollandais......	BEEREN-DRUIF; WOLFS-BEZIEN-BOOMBIE.
Suédois.........	MIOLON ; MIOLONRRIS.

LE professeur Murray trace une longue liste des contrées de l'Ancien et du Nouveau-Monde où se trouve la busserole; Quer l'a récoltée dans presque toutes les provinces de l'Espagne. Nulle part ailleurs, ajoute-t-il, elle n'est aussi commune. Si cet arbuste toujours vert aime à végéter sous le beau ciel de la Castille, de l'Andalousie, de l'Estramadure et de l'Aragon, il croît également dans le pays des frimas, et jusque sur le sol glacial de la Sibérie. Très-commun au milieu des plaines de la Lithuanie, il tapisse la terre dans les forêts de pins [2] ; on le rencontre fréquemment sur les montagnes de la Provence et du Dauphiné : en général, il préfère les lieux élevés, pierreux, ombragés et stériles.

Les tiges, faibles, sont ordinairement couchées, traînantes, rameuses, glabres, longues d'un à deux pieds : les jeunes pousses sont rougeâtres, et légèrement pubescentes. — Les feuilles, éparses le

---

[1] On voit que l'illustre auteur du Πιναξ confond le raisin d'ours avec l'airelle ponctuée, *vaccinium vitis idæa :* la même erreur est commise aujourd'hui par certains apothicaires, ainsi que le remarque Wauters, qui semble très-disposé à leur pardonner cette substitution, attendu que les deux plantes diffèrent très-peu, selon lui, par les caractères extérieurs, et moins encore par les propriétés médicinales.

[2] Gilibert, *Démonstrations élémentaires de botanique* ; 1796, tom. III, p. 410.

long des rameaux, assez près les unes des autres, et portées sur de courts pétioles, sont ovales-oblongues, un peu élargies vers leur sommet, ordinairement émoussées, et même parfois marquées d'une échancrure peu profonde, vertes, épaisses et coriaces [1]. — Les fleurs forment, aux extrémités des rameaux, des grappes courtes, penchées, et d'une légère teinte purpurine. Chaque fleur présente : un calice très-petit, quinquéfide; une corolle monopétale en grelot, dont le bord est découpé en cinq lobes recourbés en dehors; dix étamines, dont les filamens, insérés à la base interne de la corolle, soutiennent des anthères bifides; un ovaire supérieur, surmonté d'un style saillant hors de la corolle, et terminé par un stigmate obtus. — Le fruit est une baie sphérique, qui prend en mûrissant une belle couleur rouge : elle est intérieurement divisée en cinq loges, dans chacune desquelles est nichée une graine olivaire très-dure.

Long-temps négligée par les thérapeutistes, la bousserole est devenue tout à coup l'objet des plus fastueux éloges. Ses vertus ont été célébrées dans des traités spéciaux composés par des médecins illustres; quelques-uns d'entre eux ont même porté l'enthousiasme jusqu'à proclamer cet arbrisseau le spécifique infaillible d'une des maladies qui tourmentent le plus cruellement l'espèce humaine. Il ne laisse échapper aucune odeur remarquable, mais toutes ses parties exercent sur l'organe du goût une action assez énergique. Les feuilles ont une saveur d'abord âpre, qui bientôt acquiert une amertume non désagréable. L'écorce des tiges est plus astringente et moins amère, tandis que la portion ligneuse est à peu près insipide. Les baies sont également peu savoureuses; elles impriment cependant sur la langue un faible degré d'astriction.

Soumises aux réactifs chimiques par Model, et plus récemment par Mélandri et Moretti, les feuilles de bousserole ont donné du tannin, du mucus, de l'extractif amer, de l'acide gallique, de la résine, de la chaux, de l'extractif oxygénable, et du tissu ligneux.

Il s'agit maintenant d'examiner les propriétés médicinales de la busserole, dont Gilibert, et surtout Murray, se sont montrés les plus justes appréciateurs.

---

[1] Ces feuilles, dit Lamarck, se rapprochent par leurs formes, et surtout par leur consistance, de celles du buis : telle est l'origine des mots *buxarolla* et *busserolle*. La dénomination de *raisin d'ours* s'explique d'elle-même.

BUSSEROLE.

« Les médecins de Montpellier avaient déjà annoncé les heureux effets de cette plante dans les stranguries et les coliques néphrétiques produites par des graviers. De Haen a constaté ces observations par de nombreux succès. Divers praticiens se sont assurés que si les feuilles en décoction et en poudre ne dissolvent pas le calcul, cependant elles calment les douleurs. La plupart des malades ont été évidemment soulagés : quelques-uns ont rendu de gros graviers et une quantité étonnante de glaires. Nous avons cent fois obtenu les mêmes résultats; ainsi nous regardons la busserole comme un végétal précieux, surtout contre des affections jusqu'alors rebelles à tous les secours de l'art. Certains sujets ne peuvent supporter ni la poudre ni la décoction, qui leur causent des anxiétés, des vomissemens. »

Le docteur Quer revendique en faveur de ses compatriotes la gloire d'avoir les premiers employé l'*incomparable* antinéphrétique. Moins enthousiaste que le médecin espagnol, le prudent Murray rapporte avec une exactitude scrupuleuse les expériences chimiques et cliniques qu'il a tentées; il énumère avec une impartialité bien digne de louange les opinions des partisans de la bousserole et celles de ses adversaires. Il résulte de cet examen comparatif que le raisin d'ours, judicieusement administré, calme *souvent* les vives douleurs qui accompagnent les affections calculeuses des voies urinaires, et quelquefois celles qui reconnaissent d'autres causes. Mais cette faculté calmante est en général passagère, simplement palliative, et sujette à des exceptions multipliées. On a vu des personnes en faire inutilement usage pendant des mois, des années. Sauvages, Acrel, Werlhof, Donald Monro, Lewis, Fothergill, l'ont trouvée fréquemment inefficace ou nuisible. L'expérimentateur Alexander n'y a reconnu qu'une faible qualité diurétique, et l'immortel Haller, tourmenté par une dysurie opiniâtre, n'éprouva de son usage long-temps continué qu'un soulagement peu remarquable.

L'astringence très-prononcée de la busserole doit, selon les docteurs Bicker et Biett, la faire employer avec plus d'avantage encore dans les flux atoniques, tels que les diarrhées, les leucorrhées anciennes. Ce n'est pas tout : un médecin anglais a recueilli, dans un traité *ex professo*, seize observations qui tendent à prouver, plutôt qu'elles ne prouvent réellement, la vertu antiphthisique du raisin d'ours.

BUSSEROLE.

C'est dans les feuilles que réside surtout le principe médicamen-teux : on les donne tantôt pulvérisées à la dose d'un scrupule à un gros, tantôt à celle de deux drachmes, infusées dans une livre d'eau.

On a parfois administré les baies, et même les racines de busse-role, qui ont semblé remplir, quoique plus faiblement, les mêmes indications curatives que les feuilles.

Je terminerai l'histoire du raisin d'ours par l'indication de ses usages économiques. Les fruits plaisent beaucoup aux oiseaux, et sont également pour les paysans russes un aliment agréable. Les feuilles et les rameaux servent au tannage des peaux et à la tein-ture des laines. Enfin, on trouve près du collet de la racine une cochenille qui offre tous les caractères de celle de Pologne (*coccus polonicus*, L.).

GERHAAR (charles-abraham), *Die Bærentraube, chimisch und medicinisch betrachtet;* c'est-à-dire, Examen chimique et médical du raisin d'ours; in-8°. Berlin, 1763.

QUER (joseph), *Disertacion sobre la pasion nefritica, y su verdadero specifico, la uva ursi o gayubas;* c'est-à-dire, Dissertation sur la passion néphrétique, et sur son véritable spéci-fique, le raisin d'ours; in-4°. fig. Madrid. 1763. — Trad. en français; in-8°. fig. Stras-bourg, 1768. — Trad. en allemand (sur la version française); in-8°. fig. Nuremberg, 1771.

MURRAY (jean-andré), *De arbuto uvâ ursi Commentatio;* in-4°, fig. *Gottingæ*, 1764. — Excellente monographie, réimprimée dans les Opuscules de l'auteur.

GIRARDI (michel), *De uvâ ursinâ, ejusque et aquæ calcis vi lithontripticâ, novæ animadver-siones, experimenta et observationes;* in 4°, fig. *Patavii*, 1764.

Sandifort a inséré cet opuscule dans le second volume de son *Thesaurus dissertationum.*

HARTMANN (pierre-emmanuel), *De antinephriticâ uvæ ursinæ virtute suspectâ, Diss. inaug. resp. J. H. Schneeder; in-4°. Francofurti ad Viadrum,* 1778.

EXPLICATION DE LA PLANCHE. (*La plante est de grandeur naturelle.*) — 1. Ra-meau de fleur. — 2. Fleur entière. — 3. Corolle. — 4. Calice, étamine et pistil. — 5. Éta-mine isolée. — 6. Fruit coupé horizontalement pour faire voir les cinq loges dans chacune des-quelles est nichée une graine. — 7. Graine de grosseur naturelle, isolée. — 8. La même grossie.

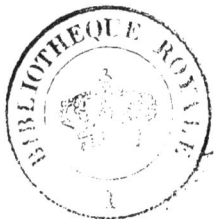

83. *bis.*

Turpin P.　　　　　　　　　　　　　*Lambert P. sculp.*

CACAO.

a. l. l.

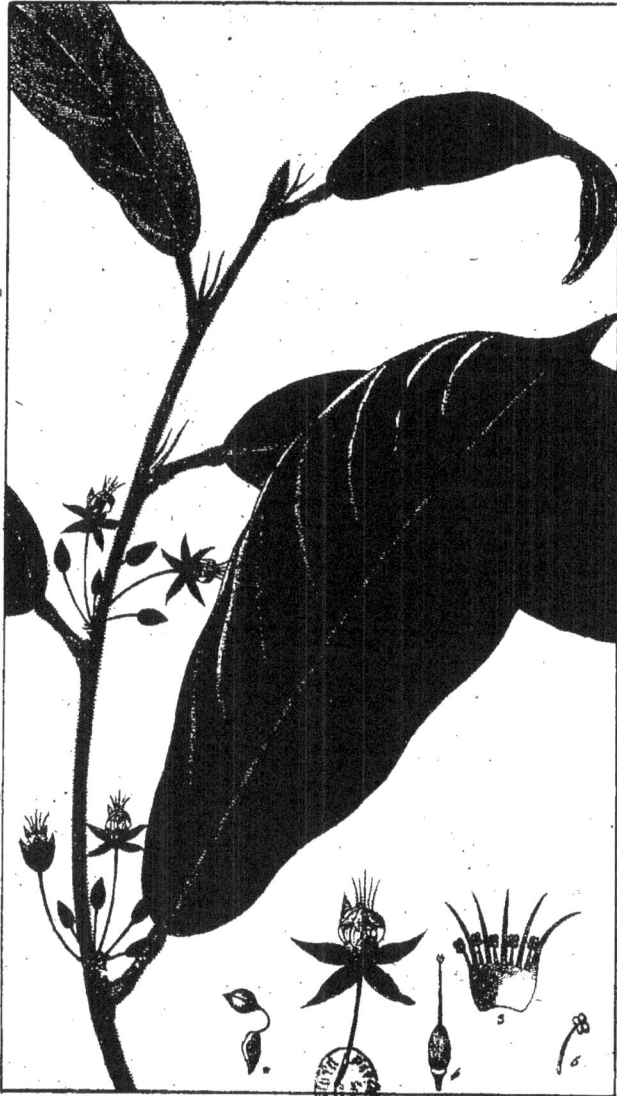

Tropin P.   Lambert F. sculp.

CACAO.

a.l.l.

LXXXIII.

CACAO.

Latin..........	AMYGDALIS SIMILIS GUATIMALENSIS ; Bauhin , Πιναξ, lib. 2 , sect. 6.
	CACAO; Tournefort, *Appendix.*
	THEOBROMA CACAO, *foliis integerrimis ;* Linné , clas. 18, *polyadelphie pentandrie ;* — Jussieu , clas. 13, ord. 14, *malvacées.*
Italien..........	CACAO; ALBERO DEL CACAO.
Espagnol........	CACAO; ARBOL DEL CACAO.
Français.........	CACAO ; CACAOYER ; CACAOTIER.
Anglais.........	CACAO; CHOCOLATE-TREE ; CHOCOLATE-NUT-TREE ; CACAO-TREE.
Allemand........	KAKAOBAUM.
Hollandais.......	CACAO-BOOM; KAKAUBOOM.

Le Nouveau-Monde, si fertile en arbres majestueux, en fleurs magnifiques, et en fruits excellens, est aussi la patrie du cacaoyer.
« Cette belle plante, dit Humboldt[1], aime les vallées chaudes et humides. On observe que plus la culture d'un pays augmente, que plus
les forêts diminuent, que plus le climat et le sol deviennent secs,
moins aussi les plantations de cacao réussissent : elles deviennent
moins nombreuses dans la province de Carracas, tandis qu'elles aug-
mentent rapidement dans les provinces les plus orientales de la
Nueva-Barcelona et de Cumana , et surtout dans la contrée boisée et
humide située entre Curiaco et le golfe Triste. »

Le tronc du cacaoyer s'élève à la hauteur de plus de trente pieds :
il est généralement droit, gros comme la jambe, ou même comme
la cuisse, d'une texture lâche, poreuse, et conséquemment fort léger, rameux, touffu, recouvert d'une écorce rude, brunâtre. —
Les feuilles sont alternes, très-entières, acuminées, lisses, nerveuses, longues de huit à dix pouces, larges de trois ou quatre, soutenues par des pétioles d'un pouce de longueur, renflés à la base qui
est munie de deux stipules subulées. — Les fleurs, disposées par
petits faisceaux, et portées sur des pédoncules grêles, viennent en
rand nombre sur les branches, et même sur le tronc. Chacune

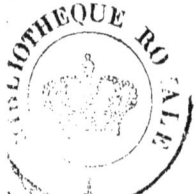

bleaux de la nature.
22e Livraison.

I.

d'elles présente un calice de cinq folioles lancéolées, rougeâtres; cinq pétales rosés, dont la base est creusée en coquille, tandis que le sommet porte une lanière très-étroite, surmontée d'une lame jaunâtre; cinq étamines[1] et cinq filets nus interposés, formant à leur partie inférieure un tube qui environne le pistil[2]. — Le fruit, semblable à un concombre, long de six à huit pouces, verruqueux, relevé, comme nos melons, par une dizaine de côtes peu saillantes, acquiert, en mûrissant, tantôt une couleur rouge foncée, tantôt une nuance parfaitement jaune, selon les variétés[3]. Si l'on coupe transversalement un de ces fruits, dit M. Turpin, on observe que ses parois ont trois ou quatre lignes d'épaisseur, et que sa capacité divisée, par cinq cloisons membraneuses, en cinq loges, présente, dans chacune d'elles, huit à dix graines ovoïdes, pointues du côté de leur attache, de la grosseur d'une aveline, fixées dans l'angle des loges, empilées les unes sur les autres, et revêtues d'une arille complète membraneuse et succulente. La tunique propre de la graine, qui se trouve sous l'arille, contient un gros embryon, composé d'une radicule droite, conique, jaune, et de deux lobes ou cotylédons inégaux, plissés et violets.

Ce fut vers le milieu du dix-septième siècle que les Français commencèrent à cultiver le cacaoyer dans leurs colonies. Les immenses avantages de cette culture dédommagèrent amplement les colons des travaux qu'elle exige et des difficultés qui l'accompagnent. Les plants élevés dans nos serres chaudes sont un simple objet de curiosité: ils portent quelquefois des fleurs, mais il est presque impossible d'en obtenir des fruits.

---

[1] Réunies en un tube gonflé dans sa partie moyenne, les étamines se divisent en dix parties, cinq plus longues, subulées, stériles, et cinq plus courtes, filiformes, alternes avec les premières, portant à leur extrémité une anthère didyme, avec l'apparence de quatre lobes. L'ovaire supérieur, ovale, légèrement marqué de dix stries, tomenteux, est surmonté d'un style qui se divise profondément en cinq parties terminées chacune par un stigmate aigu.   (T.)

[2] Les fleurs qui se développent sur les menues branches avortent toutes; celles qui naissent sur le tronc et les grosses branches produisent seules des fruits : encore, à l'exception d'un par bouquet, tout le reste se flétrit et tombe.   (T.)

[3] Tous les fruits observés par M. Turpin, à Saint-Domingue, étaient jaunes; ceux, au contraire, que le docteur Chapotin a recueillis à l'Ile de France, et qu'il a imités en cire avec un art admirable, offraient une superbe teinte écarlate.

Inutile aux arts, le bois spongieux du cacaoyer est à peine propre au chauffage. Ses grandes et belles feuilles n'ont d'autre usage que de former une bonne terre végétale, un fumier de qualité supérieure. L'arille mucilagineuse acidule qui enveloppe les graines, étanche agréablement la soif[1]. Toutefois, c'est aux graines elles-mêmes que le cacaoyer doit sa brillante et juste renommée; ce sont elles qui portent spécialement le nom de *cacao*. Lorsqu'on les a parfaitement desséchées et privées de la faculté générative, elles sont presque inaltérables : aussi les Mexicains s'en servaient-ils en guise de monnaie. Les différences qu'on remarque dans la forme, la couleur, la substance et le goût de ces graines ou amandes, proviennent de l'exposition et de la fécondité des terrains, du mode de culture, des soins qu'on apporte à la dessiccation, enfin de l'attention qu'on met dans le triage. Les droguistes assignent à ces nuances variées des noms particuliers : ils appellent *cacao caraque* celui qui vient de la côte de ce nom, dans la province de Nicaragua; il ressemble, par le volume et la figure, à une de nos grosses fèves, et occupe le premier rang. L'amande *cacao berbiche* est plus courte, arrondie, et très-onctueuse; celle du *cacao de Surinam* est plus allongée; le *cacao des Iles* a l'écorce plus épaisse, l'amande plus petite et plus aplatie; on le cultive à la Martinique et à Saint-Domingue.

Pour enlever à ces amandes la saveur âcre qui leur est naturelle, on les enfouit sous terre pendant un mois ou quarante jours, puis on livre au commerce le cacao ainsi *terré*.

Avant l'arrivée des Espagnols et des Portugais, les Américains faisaient une liqueur avec le cacao délayé dans l'eau chaude, assaisonné avec le piment, coloré par le rocou, et mêlé avec une bouillie de maïs, pour en augmenter le volume. Ils donnaient à cette composition le nom de *chocolat*, conservé par les Européens, qui en ont singulièrement perfectionné la préparation, et changé en nectar délicieux un breuvage nauséabond. J'emprunterai la description des

---

[1] Les Nègres, et en général tous les créoles, étant très-friands de cette arille pulpeuse et sucrée, ne laissent pas que de détruire une assez grande quantité de fruits; mais il faut prendre garde, en suçant, de trop presser ou d'entamer l'amande, qui est d'une amertume austère.   (T.)

[2] C'est à l'excellente boisson qui se prépare avec la graine de cacaoyer, que cet arbre doit le titre de mets des dieux, *theobroma*, de θεος, dieu, et βρωμα, mets.

procédés à M. Cadet, qui les a énumérés avec une exactitude et une concision remarquables[1].

On torréfie le cacao à la manière du café, soit dans une poêle de fer, soit dans un cylindre appelé communément *brûloir* : quand il est réfroidi à moitié, on l'étend sur une table, et l'on passe dessus un rouleau de bois pour détacher l'arille; on le vanne ensuite, on le crible et on le monde. Quand les amandes sont parfaitement nettes, on les pile dans un mortier de fer bien chauffé avec de la braise ardente ; on les réduit, par ce moyen, en pâte grossière, que l'on met réfroidir sur un marbre. On reprend cette pâte, pour la broyer avec un cylindre de fer poli, sur une pierre de liais taillée à cet effet, et sous laquelle on a placé de la braise allumée, à demi couverte de cendres. Dès que la pâte a pris un certain degré de finesse, on la mélange avec la quantité de sucre nécessaire, dans une bassine chaude, et on la repasse sur la pierre à broyer, pour rendre le mélange homogène. Enfin, on la distribue, encore chaude, dans les moules de fer-blanc. M. Cadet fixe les meilleures proportions à huit livres de cacao caraque, deux livres de cacao des Iles, et dix livres de sucre en poudre. C'est à tort, observe judicieusement le même chimiste, qu'on a donné le nom de *chocolat de santé* à cette pâte simple, qui, pour beaucoup d'estomacs, est très-difficile à digérer. Il ne faut pas cependant y ajouter, comme les Mexicains, du gingembre, du piment et du girofle; mais un peu de vanille et de cannelle en rendent la saveur plus agréable et la digestion plus aisée. Cette addition constitue, suivant les doses, le chocolat à une demi-vanille, à une, à deux, à trois, à quatre vanilles. M. Cadet conseille de mettre sur vingt livres de chocolat simple trois onces de vanille et deux onces de cannelle. Ces aromates se triturent avec le sucre qui doit entrer dans la pâte.

Plusieurs personnes digèrent très-bien le chocolat sec, qui le digèrent mal lorsqu'il a bouilli dans l'eau ; ce dernier passe très-bien chez d'autres personnes qui ne peuvent le supporter mélangé avec du lait. Pour réconforter certains estomacs frappés d'une débilité profonde, il est parfois très-avantageux d'administrer le chocolat au vin.

On a prodigieusement écrit tant sur la fabrication que sur les propriétés hygiéniques et médicinales du chocolat. Je ne crois pas

[1] *Dictionnaire des Sciences médicales*, tome v, page 137.

devoir retracer ici la liste très-étendue, et que j'aurais pu allonger encore, des Traités spéciaux[1], parmi lesquels se distinguent les Dissertations de Bachot, de Baron, et surtout celle du savant, de l'immortel Linné[2]. Les observateurs citent des exemples nombreux de guérisons presque miraculeuses opérées par ce puissant analeptique. L'un, épuisé par une fièvre hectique, réduit au marasme le plus effrayant, condamné à une mort prochaine, recouvre bientôt une santé parfaite; un second voit avec ravissement renaître la faculté génératrice, qu'il croyait irrévocablement anéantie. Ces éloges sont exagérés sans doute; mais ils ne sont pas dépourvus de fondement. Le chocolat tient en effet le premier rang parmi les stomachiques[3]; il produit réellement des merveilles lorsqu'il est bien pur. Loin d'attribuer, avec Bodard, une sorte de supériorité au chocolat d'arachide et de châtaigne[4], il me serait facile de prouver que ces fruits indigènes ou acclimatés ne peuvent soutenir aucune comparaison avec le bon cacao du Mexique.

Les écorces ou épluchures qui se détachent par la torréfaction des amandes du cacao sont quelquefois prescrites, infusées dans l'eau ou dans le lait, pour calmer l'éréthisme de l'appareil respiratoire.

Le célèbre Fourcroy décrit longuement, et avec une sorte de complaisance, l'art d'extraire, soit par la simple expression, soit à l'aide de l'eau bouillante, l'huile butyreuse du cacao, qui, regardée par certains thérapeutistes comme éminemment douée de vertus béchiques, lubrifiantes, anodines[5], est bornée par d'autres à l'usage extérieur. « On l'emploie fréquemment à titre de calmant, d'adoucissant, dans les brûlures, les éruptions âcres, les gerçures des lèvres, des mamelles, des parties génitales. On en forme des suppositoires fort utiles dans les hémorrhoïdes internes, dans la constipation : in-

---

[1] *Dictionnaire des Sciences médicales*, tome v, page 140.

[2] *Potus chocolatæ? resp. A. Hofmann;* in-4°. *Upsaliæ,* 18 mai 1765. — Réimpr. dans les *Amœnitates academicæ,* vol. vii; 1769, page 254, n° 138.

[3] J. F. Cartheuser, *De chocolotá analepticorum principe, Diss. inaug. resp. Beckmann;* in-4°. *Francofurti ad Viadrum,* 1763.

[4] *Cours de botanique médicale comparée;* 1810, tome ii, pag. 428, 435, etc.

[5] Th. Hoffmann, *Butyrum cacao, novum atque commendatissimum medicamentum, Diss. inaug. præs. Burc. Dav. Mauchart;* in-4°. *Tubingæ,* 1735.

troduits dans le vagin et dans la matrice, ils modèrent l'irritation de ces organes, et allègent les douleurs [1].

Le beurre de cacao, dit Lamarck, est la meilleure et la plus naturelle de toutes les pommades dont les dames qui ont le teint sec puissent se servir pour le rendre doux et poli, sans qu'il y paraisse rien de gras ni de luisant : si l'on voulait rétablir l'ancienne et très-salutaire coutume qu'avaient les Grecs et les Romains de se frotter d'huile pour donner de la souplesse aux muscles et les garantir de rhumatismes, il faudrait choisir l'huile de cacao, qui sèche promptement, et n'exhale point de mauvaise odeur. M. Planche a signalé les avantages de la pommade mercurielle préparée avec ce beurre, et il a perfectionné le procédé opératoire.

Baumé a fait d'excellentes bougies avec le beurre de cacao : en le combinant à la soude, Gravenhors a obtenu du savon de qualité supérieure; enfin le professeur André Ottomar Gœlicke vante outre mesure l'efficacité de son baume de cacao.

BRUECKMANN (FRANÇOIS-ERNEST), *De Avellanâ mexicanâ vulgò* cacao *dictâ, Diss. med. inaug. præs. Joan. Car. Spies;* in-4°, fig. *Helmstadii,* 1721.

L'auteur a fait réimprimer, en 1728, à Brunswick, cette Monographie intéressante, enrichie de nombreuses additions, sous ce titre : *Relatio brevis historico-botanico-medica de avellanâ mexicanâ vulgò* cacao *dictâ.*

NAVIER (PIERRE-TOUSSAINT), Observations sur le cacao et sur le chocolat, où l'on examine les avantages et les inconvéniens qui peuvent résulter de l'usage de ces substances nourricières; etc., in-12. Paris, 1772.

Cet ouvrage, publié sous le voile de l'anonyme, a été traduit en allemand, avec une préface de Krause; in-8°. Naumbourg, 1776.

[1] Fourcroy, dans l'*Encyclopédie méthodique : Médecine,* tome IV, pag. 206.
[2] *Journal de pharmacie;* octobre 1815, page 453.
[3] *De Balsamo cacao, Diss.;* in-4°. *Francofurti ad Viadrum,* 1723.

EXPLICATIONS. PLANCHE 83. *(La plante est réduite à la moitié de sa grandeur naturelle.)* — 1. Fleur entière de grandeur naturelle. — 2. Pétale détaché d'une fleur. C'est dans la partie inférieure que se niche l'anthère. — 3. Tube staminifère ouvert. — 4. Pistil. — 5. Étamine détachée du tube.

PLANCHE 83 *bis.* — 1. Fruit (réduit à la moitié de sa grandeur naturelle), coupé horizontalement, pour faire voir de quelle manière les graines ou amandes s'empilent. — 2. Graine de grosseur naturelle, dont on a déchiré en partie l'enveloppe pulpeuse qui l'entourait. — 3. Amande entièrement dépouillée.

(Ces deux figures sont faites d'après les dessins originaux, exécutés à Saint-Domingue par M. Turpin.)

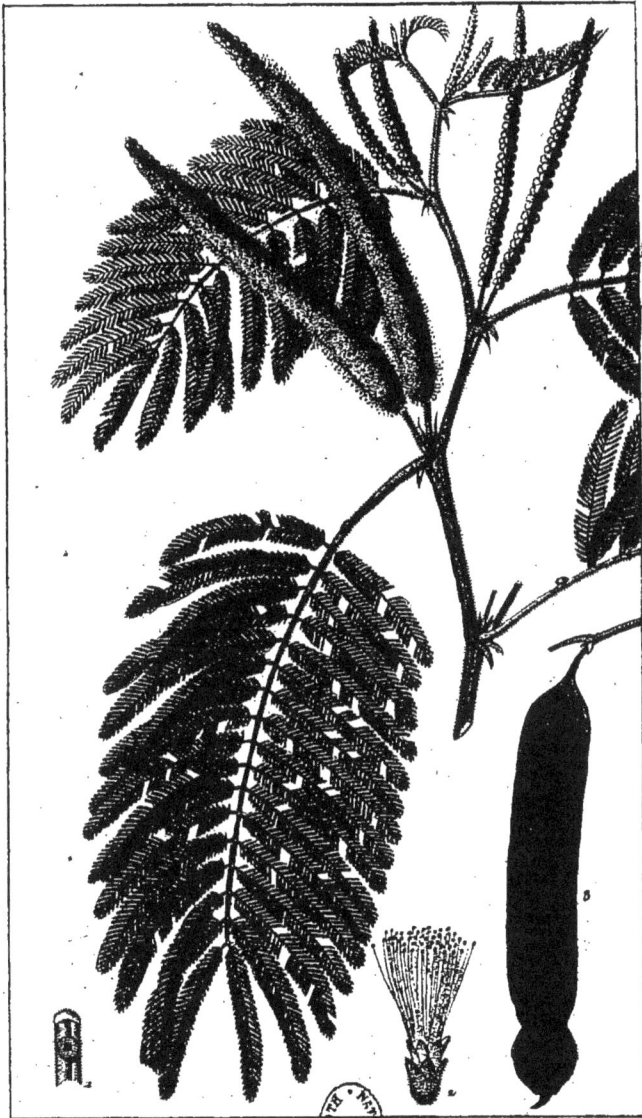

8_4.

CACHOU.

a. 22.

CACHOU.

Latin.	MIMOSA CATECHU, *spinis stipularibus, foliis bipinnatis, multijugis, glandulis partialium singulis, spicis axillaribus geminis seu ternis pedunculatis;* Linné fils, clas. 23, *polygamie monœcie;* — Jussieu, clas. 14, ord. 11, *légumineuses* [1].
	MIMOSA CATE, *spinis stipularibus binis, foliis bipinnatis 15 ad 30 jugis, foliolis 40 jugis, spicis elongatis, axillaribus;* Murray.
	ACACIA CATECHU, *aculeis geminis, stipularibus, uncinatis,* etc., Willdenow [a].
Italien.	CACCIÙ; CATECHÙ; CATTO D'INDIA, Lamparelli.
Espagnol.	CACHU.
Français.	CACHOU; ACACIE DU CACHOU, Lamarck; CACHOUTIER, C.
Anglais.	CATECHU; CACHOE.
Allemand.	KATECHUBAUM; KASCHUBAUM.
Hollandais.	KATECHU-BOOM; KATSJOU-BOOM.

On sait depuis long-temps que la dénomination de *terre du Japon*, donnée au cachou, est doublement erronée, puisque le cachou n'est pas une substance minérale, et ne se prépare point au Japon. Mais nous ne possédions que des renseignemens inexacts sur la plante qui le fournit. Le pharmacien Dale, le botaniste Helbig, le chirurgien Alberti, l'académicien Antoine de Jussieu et l'immortel Linné regardaient le cachou comme un produit de l'aréquier. Cleyer, Jager et Garcin assuraient au contraire l'avoir vu retirer d'une acacie : la vérité de cette assertion a été irrévocablement démontrée par Kerr, habile chirurgien anglais, qui a transmis au docteur Fothergill une excellente description de l'acacie du cachou, avec l'art de l'extraire et de l'employer.

[1] Cette espèce, insensible, immobile sous la main qui la touche, ne mérite point le titre de *mimeuse*, qui ne convient qu'aux sensitives proprement dites, telles que la pudique, la chaste, la vive, etc.

Le mot *catechu*, dont nous avons fait *cachou*, est indien : *cate* désigne l'arbre, et *chu* le suc qu'on en obtient.

[a] Le célèbre professeur de Berlin, voyant que le genre *mimosa* de Linné était devenu d'une immense famille, sentit la nécessité de le diviser, et en forma les cinq genres suivans : 1° *inga*, comprenant 58 espèces; 2° *mimosa*, 32; 3° *schrankia*, 3; 4° *desmanthus*, 10; 5° *acacia*, 102. (T.)

CACHOU.

Très-commun au Bengale, et surtout dans la province de Bahar, le cachoutier couvre une partie des montagnes de Rotas et de Palla-mor. Le tronc s'élève à la hauteur de quatre à cinq pieds, et ac-quiert jusqu'à un pied de diamètre : il est blanchâtre extérieure-ment, et d'une couleur brune plus ou moins foncée à l'intérieur; les sommités des rameaux sont pubescentes. — Les feuilles, longues, deux fois ailées, sont composées de quinze à trente couples de pin-nules, dont chacune soutient quarante à cinquante paires de folioles étroites, linéaires; le pétiole commun porte une glande sessile assez grosse, située entre l'insertion des pinnules et sa base *a* ; celle-ci est en outre armée de deux épines stipuliformes, courtes, légèrement recourbées en crochet. — Les fleurs sont disposées en épis jaunes, allongés, pédonculés, situés communément deux ensemble dans les aisselles des feuilles supérieures. Chaque fleur présente un calice à cinq dents; une corolle formée de cinq pétales blanchâtres *b* ; des étamines nombreuses; et, dans les fleurs hermaphrodites, un pistil qui manque dans les fleurs mâles. — Le fruit est une gousse apla-tie, longue de trois à quatre pouces, large de sept à dix lignes, fauve et roussâtre, contenant cinq ou six graines.

Les procédés mis en usage au Bengale pour préparer le cachou sont énumérés en détail et avec beaucoup d'exactitude par Kerr, dont l'intéressant Mémoire me servira de guide.

Après avoir séparé comme inutile l'écorce blanchâtre de l'acacie, on réduit la partie intérieure, ligneuse et colorée, en copeaux min-ces, que l'on fait bouillir dans l'eau jusqu'à réduction de moitié, dans un vase de terre non vernissé, à ouverture étroite. On verse ensuite cette décoction dans un vaisseau de terre plat, et on la soumet de nouveau à l'action du feu, jusqu'à ce qu'elle soit réduite au tiers, et l'on complète la dessiccation en exposant au soleil la matière épaissie.

Nous recevons le cachou en morceaux ou en pains aplatis, rudes à leur surface, formés de couches de diverses nuances, depuis la teinte roussâtre jusqu'au brun foncé. Ces couches diffèrent encore

---

a On trouve cinq ou six autres glandes plus petites, placées entre les cinq ou six premières pinnules de l'extrémité de la feuille.　　　　(T.)

b M. Turpin observe que ces pétales n'étant pas complètement séparés à leur base, doivent être regardés comme de simples découpures profondes d'une co-rolle monopétale.

plus réellement, dit Fourcroy, par la texture, la saveur, et toutes les autres propriétés. Les couches grises, comme lavées de rouge, sont très-friables, rudes au toucher, cassantes comme une terre, et contiennent des parcelles de sable et d'argile, provenant du détritus des vases, ou ajoutées par la cupidité. Les échantillons mieux choisis offrent des couches d'une couleur brune de rouille, luisantes, non grenues, mais lisses dans leur cassure, analogues à une résine : elles se fondent presque totalement dans la bouche; on y reconnaît l'amertume, la légère astriction, le goût aromatique et sucré, qui caractérisent le véritable cachou. Toutefois, pour l'obtenir parfaitement pur, on le dissout dans l'eau bouillante, on filtre, et on évapore jusqu'à siccité la solution filtrée. L'*extrait du cachou* qui résulte de cette opération facile donne à l'analyse une prodigieuse quantité de tannin, une matière extractive, et un peu de mucilage.

Les Bengaliens et les Japonais savent utiliser les diverses parties du cachoutier. Ils se servent de l'écorce pour le tannage; ils la mâchent, ainsi que les feuilles, pour affermir les gencives; ils emploient le suc dans leurs teintures, et en imprègnent les solives et les poutres de leurs habitations, pour les garantir de la piqûre des vers. Mais c'est principalement à titre de remède qu'ils emploient le cachou : ils le regardent comme froid et calmant; ils en donnent même jusqu'à la dose de deux onces chaque jour aux chevaux vicieux pour les dompter, et il est la base d'un onguent très-célèbre dans ce pays, pour le traitement des plaies et des ulcères.

Les médecins européens reconnaissent au cachou une propriété tonique et astringente bien décidée. On l'administre souvent avec succès dans les flux chroniques rebelles à la plupart des autres moyens thérapeutiques. Le docteur Alibert, qui considère le cachou comme un des amers les plus énergiques que possède la matière médicale, retire habituellement un grand avantage d'une boisson faite avec un demi-gros de suc exotique dissous dans une pinte d'eau de riz, qu'il donne de préférence aux vieillards atteints de flux diarrhéiques et dysentériques invétérés. M. Nysten a obtenu la guérison d'une hématurie passive, en prescrivant chaque jour trois ou quatre pilules composées de quatre graines de cachou et d'un sixième de grain d'opium, auxquelles il associait une décoction de racine de consoude.

CACHOU.

L'infusion de cachou prise en boisson, ou injectée par l'anus, peut sans contredit calmer les accidens de certaines coliques et notamment de celles des peintres : toutefois, je suis loin d'admettre les observations de Grashuis comme authentiques, et ses argumens comme péremptoires. Il me reste bien aussi quelques doutes sur la prétendue guérison d'un ulcère à l'estomac, par Deidier, à l'aide du cachou.

« Cette substance est employée spécialement aujourd'hui pour fortifier l'appareil gastrique et faciliter la digestion : aussi mâche-t-on le cachou avant et après le repas. Il remédie à la mollesse des gencives, corrige, détruit même la mauvaise odeur de l'haleine, donne du ton aux membranes lâches de l'arrière-bouche, prévient et guérit les aphthes, les engorgemens pituiteux du voile du palais, des amygdales, les maux de gorge légers, mais insupportables par la gêne qu'ils apportent, et par la fréquence de leurs retours dus à ces engorgemens; il produit un bon effet dans la toux, le crachotement et l'enrouement qui proviennent de la même cause. Comme c'est particulièrement dans ces dernières indispositions, ainsi que dans celles de l'estomac, qu'on fait prendre le cachou, on a imaginé différens moyens de le purifier, d'en varier les formes, la saveur et l'odeur. On en prépare un extrait simple, des trochisques, des tablettes, des rotules ou pastilles, qu'on adoucit avec le sucre, la réglisse, et qu'on aromatise avec l'ambre, la violette, la fleur d'oranger, la cannelle, l'anis, etc. »

Quoique le vrai cachou soit effectivement retiré de la *mimosa catechu*, il est certain qu'on prépare un extrait analogue avec les fruits encore verts de l'aréquier : tout le monde connaît le suc exprimé des gousses de l'acacia, qui se rapproche singulièrement du cachou, comme les deux plantes se touchent en quelque sorte par leurs caractères botaniques.

HAGENDORN (Erfroy), *De Catechu sive terrâ japonicâ in vulgus sic dictâ, Tractatus physico-medicus, ad normam Academiæ naturæ curiosorum;* in-8°. *Ienæ*, 1679.

WERTMUELLER (charles-henri), *De Catechu, Diss. botanico-medica inaug.* in-4°. *Gottingæ*, 11 *sept.* 1779. — Insérée, avec des additions, dans le second volume des *Opuscula* de Murray.

EXPLICATION DE LA PLANCHE. (*La plante est réduite à la moitié de sa grandeur naturelle.*) — 1. Tronçon d'un pétiole commun, sur lequel on a figuré une glande. — 2. Fleur entière grossie. — 3. Fruit réduit moitié de grandeur naturelle.

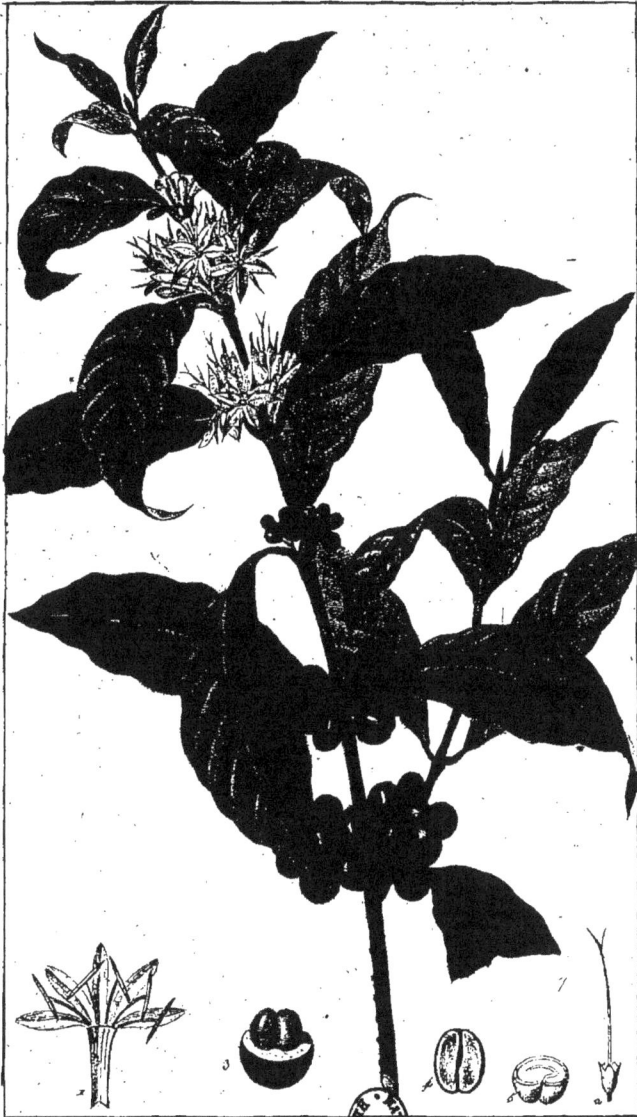

85

Turpin P.

R.F.

Lambert Fecit.

CAFÉ.

a. l. l.

LXXXV.

CAFÉ.

Latin. . . . . $\left\{\begin{array}{l}\text{EVONYMO SIMILIS ÆGYPTIACA, } \textit{fructu baccis lauri simili; } \text{Bauhin, } \Pi\iota\nu\alpha\xi, \\ \text{lib. 2, sect. 5.} \\ \text{COFFEA ARABICA, } \textit{floribus quinquefidis, baccis dispermis; } \text{Linné,} \\ \text{clas. 5, } \textit{pentandrie monogynie; } \text{— Jussieu, clas. 11, ord. 2,} \\ \textit{rubiacées.}\end{array}\right.$

Italien. . . . . ALBERO DEL CAFFÈ.
Espagnol. . . . . . . ARBOL DEL CAFÈ.
Français. . . . . CAFÉ; CAFEYER; CAFIER.
Anglais. . . . . COFFEE-TREE.
Allemand. . . . . . . KAFFEEBAUM.
Hollandais. . . . . . KOFFY-BOOM; KOFFY-BOOMTJE.
Polonais. . . . . KAWA.

Léonard Beauwolf est le premier Européen qui, dans la relation de son voyage en Orient [1], ait fait une mention expresse du cafier, dont l'illustre Prosper Alpini a ébauché le premier la description [2]. Elle a été tracée beaucoup plus exacte et plus complète, d'abord par Antoine de Jussieu [3], puis par une foule de voyageurs, de naturalistes, d'agronomes; en sorte que l'histoire du cafier est maintenant aussi bien connue sous tous les rapports que celle de nos arbres fruitiers les plus vulgaires.

La racine de cet arbrisseau toujours vert est roussâtre, pivotante, peu fibreuse. — Le tronc s'élève en ligne droite, jusqu'à la hauteur de plus de quinze pieds, bien qu'il ait à peine trois pouces de diamètre. Revêtu d'une écorce fine grisâtre, qui se gerce en se desséchant, il pousse d'espace en espace des branches, dont les inférieures sont ordinairement simples et horizontales, tandis que les supérieures, souples, lâches, très-ouvertes, noueuses par intervalles, sont opposées deux à deux, et situées d'une manière qu'une paire croise l'autre. — Les feuilles sont opposées, simples, ovales-lancéo-

---

[1] *Beschreibung der Reyss, so er gegen Auffgang in die Morgenlœnder, etc.;* 1583, page 102.
[2] *De plantis Ægypti;* 1592, page 63.
[3] *Mémoires de l'Académie des Sciences de Paris;* 1713, page 291.

lées, acuminées, très-entières, ondulées, vertes, glabres, luisantes en dessus, pâles en dessous, larges de deux pouces, longue de quatre à cinq, portées sur des pétioles fort courts : on voit à leur base, sur la face nue des rameaux, deux stipules intermédiaires, courtes, aiguës, subulées. — Les fleurs, analogues pour la figure, la couleur et le volume, à celles du jasmin d'Espagne, sont blanches, soutenues par un pédoncule extrêmement court, et disposées par groupes de quatre ou cinq, dans les aisselles des feuilles. Chaque fleur présente un petit calice monophylle, quinquédenté ; une corolle monopétale, infundibuliforme, dont le tube cylindrique est beaucoup plus long que le calice, et le limbe partagé en cinq découpures lancéolées, ouvertes ; cinq étamines saillantes, terminées par des anthères linéaires ; un ovaire inférieur, surmonté d'un style bifurqué à son sommet. — Le fruit, appelé généralement aux Antilles *cerise du café*, est une baie obronde, grosse effectivement comme une cerise, rouge comme elle, et même plus foncée lorsqu'elle est parvenue à sa maturité. Cette baie, couronnée par un petit ombilic, renferme, dans une pulpe glaireuse, deux coques minces, étroitement unies, dont chacune enveloppe une graine cartilagineuse ou calleuse, grise, jaunâtre ou verdâtre, tantôt hémisphérique, tantôt et plus souvent ovale, convexe sur son dos, aplatie et creusée d'un sillon au côté opposé, entourée d'une tunique propre[a].

La texture du bois de cafier est ferme ; ses feuilles, inodores, ont une saveur herbacée ; les fleurs, qui passent très-vite, exhalent une

---

[a] Cette partie du fruit du café que les botanistes ont appelée, les uns *arille*, les autres *coque*, n'est autre chose que la paroi interne des loges du péricarpe (endocarpe, Richard), qui se détache de la partie molle du fruit au moment de la maturité; elle est en tout semblable au noyau de la pêche, qui, comme on sait, appartient au péricarpe, et non à la graine. J'observerai, à ce sujet, que toutes les graines se présentent sous deux aspects différens : dans les unes, l'embryon occupe à lui seul toute la capacité de la tunique (le haricot), tandis que, dans les autres, cette capacité est remplie presque en totalité par une substance inerte, cellulaire, dépourvue de tissu vasculaire (c'est le périsperme des botanistes), dans laquelle l'embryon fort mince n'occupe qu'un très-petit espace (le café). Parmi les graines destinées à nous alimenter, tantôt c'est l'embryon, et tantôt le périsperme, qui servent à notre nourriture. Par exemple, dans les graines des plantes céréales, dans celles du café, dans les noix de coco, c'est le périsperme; dans celles des haricots, des fèves, des lentilles, du cacaoyer, du châtaignier, c'est l'embryon.　　　　　　　　　　　　　(T.)

odeur douce et agréable. La chair de la cerise est fade ; elle devient acidule par la dessiccation, suivant Marquart, et prend un goût qui approche de celui des prunes sèches. Toutefois, les précieuses qualités et l'immense renommée du cafier sont, pour ainsi dire, concentrées dans sa graine qui porte spécialement le nom de *café*.

Raynal dit que le café vient originairement de la haute Éthiopie, où il a été connu de temps immémorial, et où il est encore cultivé avec succès. Si l'Arabie ne fut point sa première patrie, elle est du moins sa patrie adoptive, son séjour de prédilection. Nulle part il ne prospère avec autant d'éclat que dans le royaume d'Yémen, vers les cantons d'Aden et de Moka. C'est de là que le Hollandais Van Horn fit transporter, en 1690, à Batavia, des plants qui réussirent à merveille. Un de ces plants fut adressé en 1710, à Witsen, consul d'Amsterdam, et déposé par ce magistrat dans le jardin botanique de cette capitale. Quoique relégué dans un climat si peu favorable, emprisonné dans les serres étroites, où la chaleur d'un poêle remplace si imparfaitement les rayons bienfaisans du soleil, le jeune arbrisseau fleurit, et donna des fruits féconds. Les individus qui en provinrent furent distribués avec discernement. Un fut destiné au lieutenant-général d'artillerie Resson, un autre offert à Louis xiv ; tous deux furent placés dans les serres du Jardin des Plantes de Paris. On en forma des boutures, et Declieux se chargea ; en 1720, du soin de les transporter à la Martinique. La traversée fut longue et pénible ; la provision d'eau vint à manquer ; elle fut strictement mesurée aux gens de l'équipage :

> Chacun craint d'éprouver les tourmens de Tantale ;
> Declieux seul les défie, et d'une soif fatale
> Étouffant tous les jours la dévorante ardeur,
> Tandis qu'un ciel d'airain s'enflamme de splendeur,
> De l'humide élément qu'il refuse à sa vie,
> Goutte à goutte il nourrit une plante chérie :
> L'aspect de son arbuste adoucit tous ses maux [1].

C'est à cette privation pénible, à ce noble dévouement, que les nombreux cafiers cultivés aujourd'hui à la Martinique, à Saint-Domingue, à la Guadeloupe, doivent leur existence.

---

[1] Esménard, *La Navigation*, chant vi.

CAFÉ.

Le habitans de l'Ile de Bourbon ayant vu, sur un navire français revenant de Moka, des rameaux de cafier ordinaire, chargés de feuilles et de fruits, reconnurent aussitôt qu'ils avaient dans leurs montagnes des arbres entièrement semblables : ils allèrent en chercher des branches qui présentèrent en effet une analogie remarquable avec celles apportées de Moka; seulement le café de l'île fut trouvé plus long, plus menu et plus vert.

Bien que le royaume d'Yémen soit situé sous un ciel très-ardent, les montagnes qu'il renferme sont froides au sommet. Le cafier est ordinairement cultivé à mi-côte; ses racines sont amies de l'eau. Les Arabes ont coutume de jeter des pierres dans les fosses qu'ils creusent pour le planter. Les soins qu'ils donnent ensuite à sa culture consistent à détourner l'eau des sources, et à la conduire au pied de ces arbres. La récolte du fruit se fait à trois époques : la plus grande a lieu en mai; on étend des pièces de toile sous les cafiers, que l'on secoue; le café mûr tombe facilement; on le jette dans des sacs, puis on l'expose à la dessiccation sur des nattes, et l'on passe dessus un cylindre fort pesant, de bois ou de pierre, pour dépouiller les graines de leur enveloppe; ensuite on les vanne, et on les fait sécher de nouveau. Les Arabes conservent soigneusement les tégumens communs et la tunique propre du café. Avec les premiers, qui ne sont autre chose que la pulpe desséchée, ils préparent le café à la sultane dont ils sont très-friands, bien que ce soit, au jugement de Murray, un breuvage détestable. La membrane propre, ou arille, est la base d'une boisson que le peuple trouve dans presque tous les cabarets. Les habitans des Antilles, qui pensent, ou plutôt sentent comme l'illustre professeur de Gottingue, dépouillent, à l'aide des moulins, le café de sa pulpe, pendant qu'elle est rouge, et la rejettent comme inutile.

Analysé par plusieurs chimistes, dont M. Nysten a très-bien résumé les travaux[1], le café fournit un principe aromatique, une huile essentielle concrète, du mucilage qui provient sans doute de l'action de l'eau chaude sur la fécule, une matière extractive colorante, de la résine, une très-petite quantité d'albumine, et un acide astringent qui précipite en vert le sulfate de fer au maximum d'oxigénation,

[1] *Dictionnaire des Sciences médicales ;* tome III, page 431.

et se rapproche singulièrement de l'acide gallique, dont M. Cadet n'a pas cru devoir le distinguer. Le docteur Grindel prétend que c'est de l'acide, et M. Payssé en fait un acide particulier, qu'il appelle *cafique*. Le grillage modifie non-seulement la proportion de ces principes, il change leur nature, et développe une huile empyreumatique amère.

Il paraît que le hasard a révélé les propriétés du café, comme celles d'une foule d'autres substances alimentaires et médicamenteuses. Les uns disent que le supérieur d'un monastère d'Arabie, voulant tirer ses moines du sommeil qui les tenait assoupis pendant la nuit aux offices du chœur, leur fit boire une infusion de café, sur la relation des effets que ce fruit causait aux boucs qui en avaient mangé. D'autres racontent que le mollah Chadely fut le premier Arabe qui usa de cette boisson, afin de prolonger ses prières nocturnes. Ses derviches l'imitèrent ; leur exemple entraîna les gens de la loi. Bientôt ceux même qui n'avaient pas besoin de se tenir éveillés adoptèrent le nouveau breuvage. Il était déjà en crédit à Constantinople en 1554, et dans le siècle suivant il fut introduit en Europe. Les premières salles publiques de café s'ouvrirent à Londres en 1652, à Marseille en 1671, à Paris en 1672.

« Les Orientaux prennent du café toute la journée, et jusqu'à trois ou quatre onces par jour : ils le font épais, et le boivent chaud, dans de petites tasses, sans lait ni sucre, mais parfumé avec des clous de girofle, de la cannelle, des grains de cumin ou de l'essence d'ambre. Les Persans rôtissent l'espèce de coque qui enveloppe la semence, et ils l'emploient avec la semence même, pour préparer l'infusion, qui, selon eux, en devient meilleure. Quelques personnes, après avoir fait griller le café, au lieu de le moudre en cet état, versent de l'eau bouillante sur le grain entier, et composent ainsi une boisson légère, parfumée et salubre. La fève du café torréfiée, réduite en poudre et infusée à l'eau bouillante, est la préparation la plus généralement usitée. Elle exige, pour être parfaite, beaucoup de soins et de précautions [1]. » C'est ici que l'art des gastronomes et

---

[1] J'ai lu plus de soixante ouvrages ou opuscules sur l'histoire, la culture, la récolte, la préparation et les usages du café : nul ne m'a semblé réunir en si peu d'espace autant d'observations exactes, de réflexions utiles, que l'excellent article

le génie des artistes se sont exercés à l'envi. Delille surtout le célèbre dans ses vers harmonieux, et complète l'éloge aussi brillant que
mérité d'une liqueur qui justifie pleinement le beau titre de *boisson
intellectuelle*. Combien d'hommes célèbres lui ont dû une portion de
leur génie! Combien d'autres ont puisé dans ce nectar un remède à
leurs maux, un soulagement à leurs chagrins! Le docteur Jean Floyer,
tourmenté par un asthme, qui depuis plus de cinquante années ré-
sistait à tous les secours de l'art, trouva enfin dans le café seul un
puissant palliatif, qui éloignait singulièrement le retour des pa-
roxismes, et modérait leur violence. J'ai connu des hypochondriaques, des mélancoliques qui ont bu dans une tasse de café l'oubli de leurs peines cruelles, la guérison, du moins momentanée,
de leur funeste penchant au suicide.

Pris avec modération, le café, dit M. Nysten, détermine une sensation agréable de chaleur dans l'estomac, dont il favorise les fonctions : il excite en même temps l'action de l'organisme entier, surtout
du cœur et du cerveau; il calme, comme par enchantement, les cé-
phalalgies gastriques, atoniques et périodiques; il a le précieux avantage de diminuer, d'amortir la redoutable faculté enivrante des liqueurs spiritueuses [1], de neutraliser les effets narcotiques de l'opium.
Les Égyptiennes boivent du café pour rappeler et régulariser le cours
de leurs menstrues. Lanzoni l'a prescrit avec succès contre les flux
diarrhéiques opiniâtres. Administré sous forme de clystère, il a dissipé la torpeur apoplectique. Divers praticiens ont constaté la vertu
fébrifuge d'une infusion très-chargée de café, deux gros, par exemple, dans trois onces d'eau, acidulée avec le suc d'un citron [2]. Sans
vouloir discuter les motifs qui ont engagé le professeur Grindel à donner la prééminence au café cru, je me plais à croire que chacun re-
gardera sa méthode comme vicieuse et ses assertions comme suspectes.

dont M. Dutour a enrichi le *Nouveau Dictionnaire d'histoire naturelle*, tome IV,
1803, pag. 61 à 80. C'est une source à laquelle j'ai fréquemment puisé.

[1] Le café vous présente une heureuse liqueur,
Qui du vin trop fumeux chassera la vapeur.
                          BERCHOUX.

[2] Audon, dans le *Journal de médecine*; tome XXIV, page 243.
Bœhmer, *De vario coeffœ potum parandi modo*; resp. *Mitzky*; *Vitembergœ*,
1782, pag. 26.
Murray, *Apparatus medicaminum*, tome I, 1793, page 569.

CAFÉ.

Sont-ils plus dignes de pitié que de mépris ceux qui prétendent fabriquer avec les glands, l'orge, le seigle, le maïs, les pépins de raisin, les amandes, les racines de chicorée, les fèves, les pois, un café indigène égal et même supérieur à celui de Moka?

Loin de moi la folle prétention de concilier les opinions extrêmement variées, et parfois diamétralement opposées, des auteurs qui ont écrit sur le café! Je ne prononcerai point, avec Christophe Campen, qu'Hippocrate a connu et administré le café; je ne rechercherai point avec Geier, Prosper Alpini, Naironi, Gaspard Bauhin, si c'est effectivement la fève de Moka qui se trouve désignée dans la Bible sous le nom de *kali*, et dans les OEuvres d'Avicenne et de Rhasès sous le titre de *bun, bunca, buncho*; je ne verrai point, avec Moseley, dans la culture du cafier une source aussi précieuse que féconde de richesses nationales, et dans sa graine une vraie panacée; je ne soutiendrai point, avec Richard Bradley, que cette boisson est l'antidote de la peste; je ne croirai pas même, avec le docteur Cosnier, qu'elle convienne à tous les sexes, à tous les âges, à tous les tempéramens : mais, d'un autre côté, je ne voterai point, avec Éloy, la suppression absolue de cette branche de commerce; je ne m'écrierai point, avec l'illustre poète-médecin Redi :

> *Beverei prima il veleno,*
> *Che un bicchier che fosse pieno*
> *Dell' amaro e reo caffè* [1].

Je n'accuserai pas *précisément* le café d'avoir créé des maladies nouvelles, et aggravé la plupart de celles qui existaient déjà. Toutefois, je suis intimement persuadé, et les exemples s'offrent ici par milliers, que l'introduction du café dans un pays a constamment été plus nuisible qu'utile aux habitans, sous le rapport de l'hygiène. Cette liqueur devrait être réservée pour stimuler des organes naturellement lâches et faibles [2], ou débilités par des études abstraites,

---

[1] Il faut avouer, disait Fontenelle, que le café est un poison bien lent; car j'en bois plusieurs tasses chaque jour depuis près de quatre-vingts ans, et ma santé n'en est pas sensiblement altérée.

[2] *Digerit et crudam stomachis languentibus escam;*
Plus juvat a pastu quam juvat ante cibum;
Plus quoque phlegmaticis et luxo corpore obesis,
Quam calidis, macris, mobilibusque quadrat.

par des méditations profondes; et c'est au contraire le peuple, ou plutôt la populace, qui en fait la consommation la plus prodigieuse, l'abus le plus révoltant!

Il existe une différence, une opposition fort remarquable entre l'action du chocolat et celle du café. Celui-ci monte au cerveau, qu'il excite; celui-là nourrit et restaure; il agit sur l'estomac et les parties génitales; il est aphrodisiaque, spermatopé, tandis que le café diminue l'aptitude aux jouissances physiques de l'amour. L'épouse du sultan Mahmed fut saisie d'horreur en voyant châtrer un cheval : instruite par une expérience bien triste pour une femme aimante, elle assura qu'on obtiendrait le même résultat en faisant boire à l'animal beaucoup de café.

EXPLICATION DE LA PLANCHE. (*La plante est réduite à la moitié de la grandeur naturelle.*) — 1. Corolle ouverte dans laquelle sont insérées cinq étamines. — 2. Calice et pistil. — 3. Fruit de grosseur naturelle, dont on a enlevé une partie de la chair, afin de faire voir les deux graines qu'il contient. — 4. Une graine isolée vue du côté plat. — 5. La même coupée horizontalement.

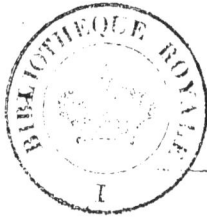

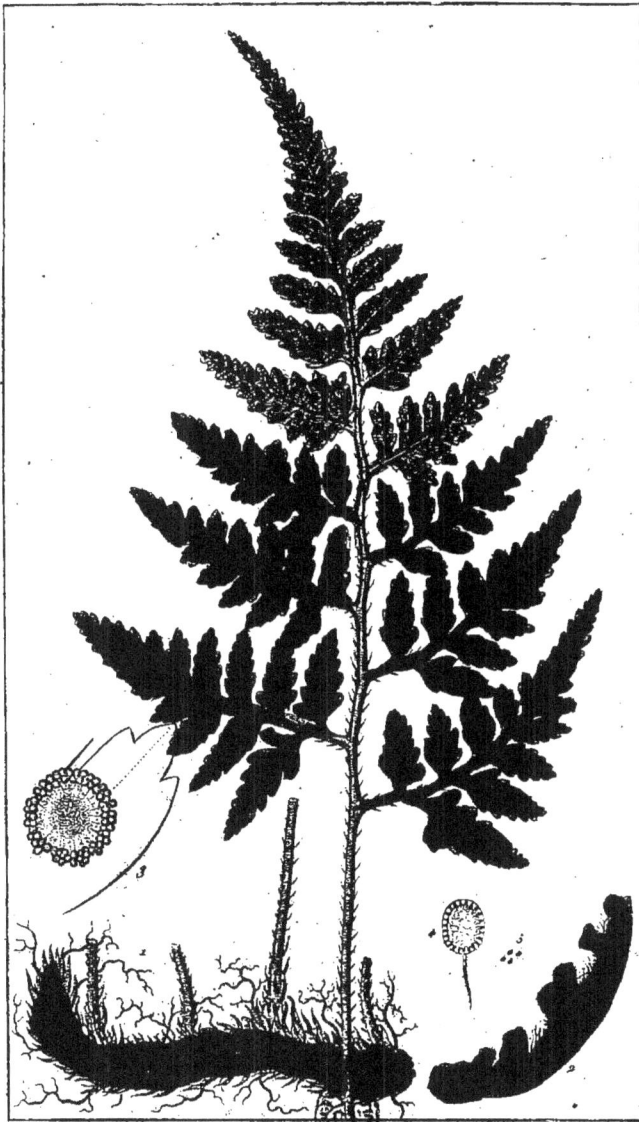

86

Turpin P.   Lambert f. sculp.

CALAGUALA.

LXXXVI.

CALAGUALA.

Latin...........	POLYPODIUM ADIANTHIFORME ; Forster ; — Jussieu, clas. 1, ord. 5 *fougères.*
	ASPIDIUM CORIACEUM ; Swartz.
	ASPIDIUM CORIACEUM, *frondibus bipinnatis, apice simpliciter pinnatis, coriaceis, pinnulis oblongo-lanceolatis, obtusè serratis inferioribus, subpinnatifidis stipite aspero*; Willdenow, clas. 24, *cryptogamie fougères.*
Italien...........	CALAGUALA.
Espagnol.........	CALAGUALA ; GALAHUALA.
Français.........	CALAGUALA.

C'est depuis peu d'années seulement que la calaguala est bien connue en France. Le Nouveau-Monde est la patrie de cette fougère : elle croît principalement sur les hautes montagnes des Andes ; elle se plaît au bord des bois, dans les lieux froids et ombragés ; elle végète même sur les rochers. MM. Ruiz et Pavon l'ont fréquemment trouvée dans leurs voyages au continent de l'Amérique Australe ; M. Labillardière en a recueilli de superbes échantillons à la Nouvelle-Hollande ; M. Turpin l'a rapportée de Saint-Domingue.

La racine est cylindroïde, écailleuse, roussâtre, flexueuse ; elle est garnie dans toute son étendue de fibrilles grêles, qui se subdivisent en filamens capillaires [1]. — Les feuilles, portées sur de longs pétioles arrondis d'un côté, aplatis et canaliculés de l'autre, sont amples, dures, coriaces, vertes foncées en dessus, plus pâles en dessous, tripinnées à leur base, bipinnées vers le milieu, simplement pinnées ou même lobées supérieurement. — La fructification, disposée sur la surface inférieure de la feuille, se montre sous la forme de points ou de petits tubercules brunâtres, placés alternativement des deux côtés de la ligne médiane de chaque pinnule [2]. — Au cen-

---

[1] Les vraies racines sont ces fébrilles répandues le long de la tige souterraine : celle-ci, que l'on trouve dans les pharmacies, présente encore, d'un seul côté, des espèces de chicots, qui ne sont autre chose que les supports des feuilles tombées ; dans cet état, les tiges sont presque totalement dépouillées de leurs écailles.

[2] Ces points vus à la loupe présentent, lorsqu'ils sont jeunes, un petit tu-

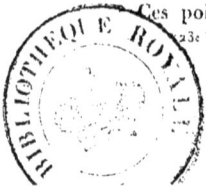

tre des racines de la calaguala est une moelle spongieuse, semblable à celle de la canne à sucre, et de couleur de miel : elles ont d'abord une saveur douce, qui bientôt se change en une amertume très-prononcée. L'odeur qu'elle exhale est rance et huileuse. Analysées par M. Vauquelin, elles ont fourni en effet un peu de sucre, une huile essentielle très-âcre, du mucilage jaunâtre, un peu d'amidon, du muriate de potasse, du carbonate de chaux, une quantité inappréciable d'acide et de matière colorante rouge. Ces résultats expliquent d'une manière assez satisfaisante les qualités physiques et les propriétés médicamenteuses attribuées aux racines de calaguala. Elles sont regardées comme un excellent sudorifique, propre à dissiper le rhumatisme, la goutte et même la syphilis, dans l'Amérique Méridionale, où cette maladie n'a pas besoin, comme chez nous, de l'emploi des mercuriaux. Plusieurs médecins de Rome prétendent avoir guéri l'hydropisie par l'usage continué de cette substance. Le docteur Gelmetti la recommande surtout contre les phlegmasies chroniques de la poitrine, et à titre de vulnéraire. Le professeur Carminati, qui a répété les expériences cliniques de ses compatriotes, ne juge point aussi favorablement la calaguala : elle s'est à peine montrée légèrement diurétique, et dans la plupart des cas elle a complètement échoué. Le botaniste Ruiz, qui s'est constitué le défenseur de la racine péruvienne, assure qu'il faut rejeter l'inefficacité, qu'on lui reproche si injustement, sur l'infidélité des commerçans et des droguistes, qui lui substituent les racines du *polypodium crassifolium* et celles de l'*acrostichum huacsaro*.

bercule blanchâtre, membraneux, hémisphérique, ombiliqué dans son centre. Peu après, cette membrane ou involucre se déchire en son bord extérieur, restant seulement fixée par son ombilic, et laisse apercevoir un grand nombre de petites capsules, dont chacune est ovale, aplatie, réticulée, entourée d'un anneau élastique articulé, muni d'un pédoncule très-délié, au moyen duquel elle est fixée sur la feuille, et sous l'involucre ; elle renferme une infinité de séminules qui se dispersent lorsque l'anneau se rompt dans l'une des parties faibles de ses articulations. (T.)

EXPLICATION DE LA PLANCHE. (*La plante est de grandeur naturelle : seulement on a imité un petit individu.*) — 1. Racine ou plutôt tige traçante, souterraine, recouverte d'un grand nombre d'écailles, à travers lesquelles s'échappent des racines. — 2. La même dépouillée de ses écailles, et telle qu'elle se présente dans le commerce. — 3. Portion d'une foliole, au trait, sur laquelle on a représenté la fructification composée d'un grand nombre de petites capsules recouvertes par un involucre pelté. — 4. Une capsule isolée et détachée de dessous l'involucre. — 5. Graines ou sporules (Hedwig), contenues dans les capsules.

87.

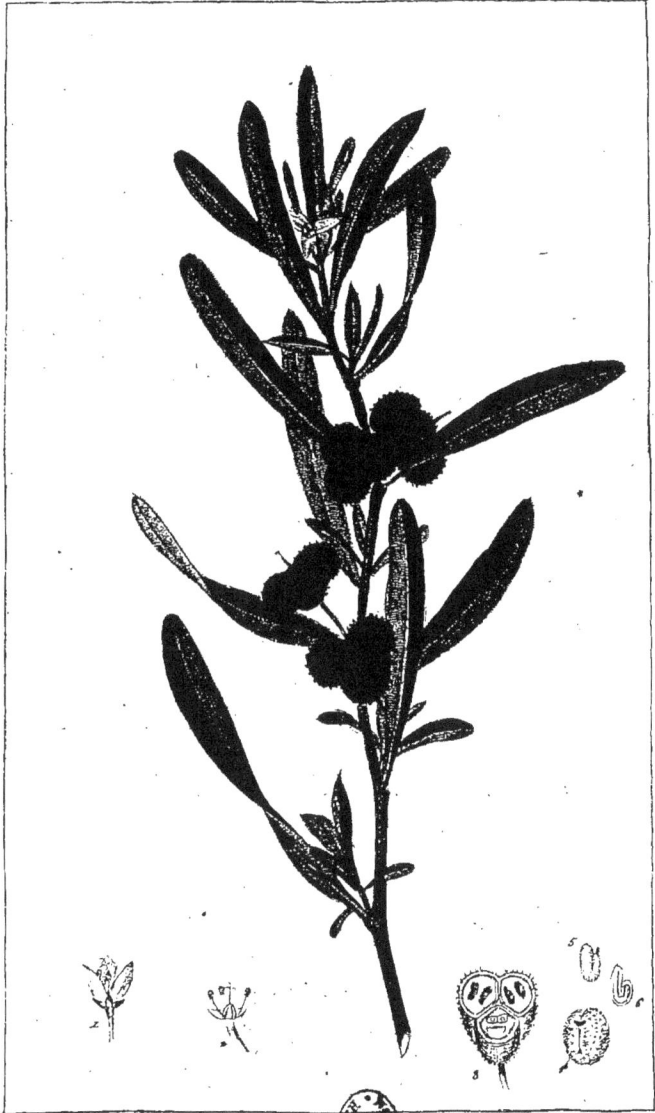

CAMELÉE.

a. l. l.

LXXXVII.

CAMÉLÉE.

Grec. . . . . χαμελαια; χαμαιλεα; τρικοκκος.

Latin. . . . . { CHAMELÆA TRICOCCOS; Bauhin, Πιναξ, lib. 12, sect. 1; — Tournefort, clas. 21, *arbres rosacés.*
CNEORUM TRICOCCUM; Linné, clas. 3, *diandrie monogynie;* — Jussieu, clas. 14, ord. 12, *térébinthacées.*

Italien. . . . . CAMELEA; CALMOLEA.

Espagnol. . . . . OLIVILLA; CAMELEA.

Français. . . . . CAMÉLÉE; GAROUPE.

Anglais. . . . . WIDOW-WAIL.

Allemand. . . . . ZYNDEL, Planer.

CET arbuste toujours vert croît en Grèce, en Italie, en Espagne, et dans les départemens méridionaux de la France : il se plaît dans les terrains secs, incultes, rocailleux, et s'élève à la hauteur de deux à trois pieds.

La tige, recouverte d'une écorce brunâtre, se divise en nombreux rameaux, redressés, cylindriques, glabres. — Les feuilles, alternes, sessiles, vertes, entières, épaisses, allongées, plus larges au sommet qu'à la base, se rapprochent par leur forme de celles de l'olivier. — Les fleurs, jaunes, terminales, portées sur des pédoncules très-courts, sortent de l'aisselle des feuilles supérieures, quelquefois deux ou trois ensemble, plus souvent solitaires. Chacune d'elles présente un petit calice tridenté, persistant; trois pétales oblongs, concaves, beaucoup plus grands que le calice; trois étamines un peu plus courtes que les pétales; un ovaire supérieur, surmonté d'un style que termine un stigmate trifide[1]. — Le fruit est une baie sèche, composée de trois coques réunies, qui conservent le style de la fleur. D'abord vertes, elles deviennent rouges en mûrissant, et renferment chacune deux ou trois graines.

Toutes les parties de la camélée ont une saveur âcre et brûlante; toutes enflamment vivement la peau, et produisent même un effet vésicant. Le professeur Rondelet et l'illustre Jean Bauhin retiraient

---

[1] M. Poiret observe que les divisions des parties de la fleur sont quelquefois au nombre de quatre au lieu de trois.

un grand succès de l'application des feuilles de garoupe, réduites en cataplasme, sur l'abdomen des hydropiques. Ces habiles praticiens ne bornaient pas à l'extérieur l'emploi de cette plante; ils en exprimaient le suc, qui, soigneusement desséché, formait un extrait hydragogue, dont la dose était d'un à deux gros. Le docteur Gilibert assure que les feuilles de la camélée, pulvérisées et adoucies avec un mucilage, ont dompté des symptômes vénériens qui avaient résisté à toutes les méthodes. On commence par douze grains de la poudre, et l'on va graduellement jusqu'à trente.

« On n'a plus employé la camélée aussi souvent, dit Fourcroy, depuis qu'on a renoncé aux purgatifs très-violens, dont les anciens faisaient beaucoup plus d'usage que nous; mais ce médicament héroïque, et analogue à la gomme-gutte, à l'euphorbe, aux tithymales, à la bryone, au colchique, à l'ellébore, serait vraisemblablement fort utile dans les cas où les organes, affaiblis dans leur sensibilité comme dans leur mouvement, ne peuvent être mus et excités par des remèdes ordinaires : ces cas sont spécialement l'apoplexie, la paralysie, l'hydropisie, et certaines vésanies. »

Les jardiniers cultivent la camélée, dont ils garnissent le devant des massifs des bosquets d'hiver, où cet arbrisseau forme un joli buisson épais et toujours verdoyant. On en fait des boutures au printemps, sur une couche tiède, ou bien on sème les graines sur couche, et dès qu'elles sont mûres, si l'on veut qu'il en lève du moins quelques-unes au printemps suivant. Celles qu'on destine à la pleine terre doivent être placées à l'ombre, et surtout empaillées pendant les très-grands froids; il est même prudent de conserver quelques pieds en orangerie.

EXPLICATION DE LA PLANCHE. (*La plante est de grandeur naturelle.*) — 1. Fleur entière représentée de grandeur naturelle. — 2. Calice, pistil et étamines. — 3. Fruit entier coupé horizontalement. — 4. Une des trois coques isolée et dépouillée de son brou. — 5. Graine noire hors de sa loge. — 6. Embryon inclus dans un périsperme.

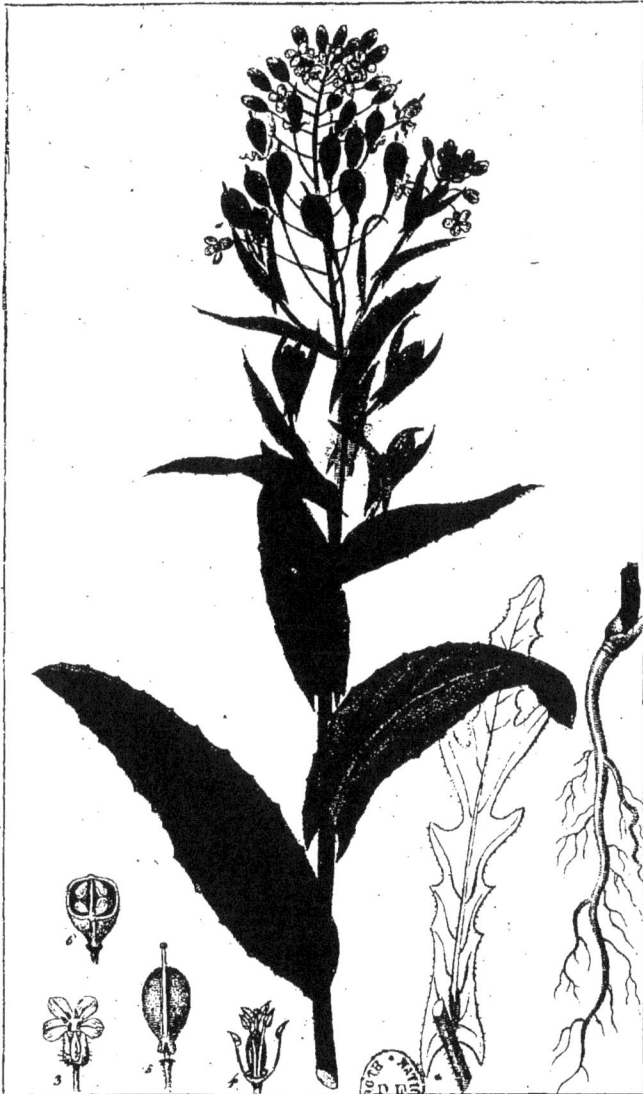

88

CAMELINE.

Turpin P.   Lambert se sculp.

CAMELINE.

Grec.	μυαγρος ; μυαγρον.
Latin.	MYAGRUM SATIVUM ; Bauhin, Πιναξ , lib. 3 , sect. 2.
	ALYSSON SEGETUM , *foliis auriculatis, acutis ;* Tournefort, clas. 5 , *cruciformes.*
	MYAGRUM SATIVUM , *siliculis obovatis, pedunculatis, polyspermis ;* Linné, clas. 15 , *tétradynamie siliculeuse ;* — Jussieu, clas. 13 , ord. 3 , *crucifères.*
Italien.	MIAGRO.
Espagnol.	MIAGRO.
Français.	CAMELINE ; SÉSAME D'ALLEMAGNE.
Anglais.	GOLD OF PLEASURE.
Allemand.	FLACHS-DOTTER ; LEIN-DOTTER.
Hollandais.	VLAS-DOTTER.

CETTE plante annuelle croît dans presque tous les climats, et se plaît au milieu des moissons.

La racine, fibreuse, dure, blanchâtre, s'enfonce assez profondément dans le sol. — La tige, droite, cylindrique, s'élève jusqu'à la hauteur de deux pieds ; elle produit supérieurement des rameaux lisses, remplis d'une moelle spongieuse. — Les feuilles, vertes, molles, quelquefois légèrement velues, allongées, pointues, garnies de dentelures distantes et peu sensibles, embrassent la tige par leur base auriculée. — Les fleurs sont jaunâtres, pédonculées, et disposées, au sommet de la tige et des rameaux, en corymbes qui s'allongent en grappes ou en panicules à mesure que les dernières fleurs se développent. Chacune d'elles présente un calice de quatre folioles ovales, concaves, caduques ; quatre pétales en croix ; six étamines, dont deux plus courtes ; un ovaire supérieur, chargé d'un style, que termine un stigmate obtus. — Le fruit est une silicule pyriforme, biloculaire, couronnée par le style, et renfermant de dix à douze petites semences ovoïdes, jaunes ou rougeâtres.

Dans plusieurs départemens de la France, et surtout dans ceux de la Somme et du Pas-de-Calais, on cultive la cameline, sous le nom vulgaire de *camomen.* Elle s'aperçoit dans tous les lins, dit Par-

CAMELINE.

mentier : les cultivateurs ne se plaignent pas du dommage qu'elle leur cause, parce qu'on peut la rouir, la filer avec le lin, et tirer également l'huile de sa graine. Destinée à remplacer le lin, le colza, les pavots, que l'intempérie des saisons a détruits, la cameline ne trompe jamais l'espoir de l'agronome; car, pouvant être semée beaucoup plus tard, et n'exigeant que trois mois au plus pour parcourir toutes les périodes de la végétation, elle n'est pas exposée aux mêmes inconvéniens.

Dans les environs de Montdidier, on sème la cameline sur les parties des pièces de froment où ce grain a manqué. On est encore à temps de profiter de la ressource qu'offre cette plante, pour tirer parti de ces places vides dans le courant d'avril. Trois mois après l'ensemencement, la graine est mûre; mais, pour la récolter, il ne faut pas attendre que les capsules soient parfaitement sèches; il suffit qu'elles commencent à jaunir.

Lorsque la graine est vannée, on en retire, par la pression, une huile dont les usages sont aussi variés qu'importans. Fraîche, elle sert à la nourriture des pauvres. Destinée surtout à l'éclairage, elle a moins d'odeur que l'huile de colza, et ne donne pas beaucoup de fumée. On l'emploie aussi dans la peinture, et pour la confection du savon. Elle est prescrite par les médecins à l'intérieur, comme relâchante dans la constipation, et à l'extérieur, pour adoucir, amollir et faire disparaître les aspérités, les gerçures et les brûlures. Un cataplasme fait avec la plante tout entière a plus d'une fois calmé des inflammations locales assez graves.

Les chevaux, les vaches, les moutons, les chèvres et une foule d'oiseaux recherchent avidement la graine de cameline. On peut la moudre et en mêler avec la farine ordinaire dans les années de disette.

Quand la tige de cette plante est battue, dépouillée de sa graine et séchée, on la conserve pour se chauffer et pour couvrir les chaumière des paysans.

EXPLICATION DE LA PLANCHE. (*La plante est de grandeur naturelle.*) — 1. Racine. — 2. Feuille au trait de la variété. — 3. Fleur entière grossie. — 4. Pistil et etamines. — 5. Fruit. — 6. Le même, coupé horizontalement.

89.

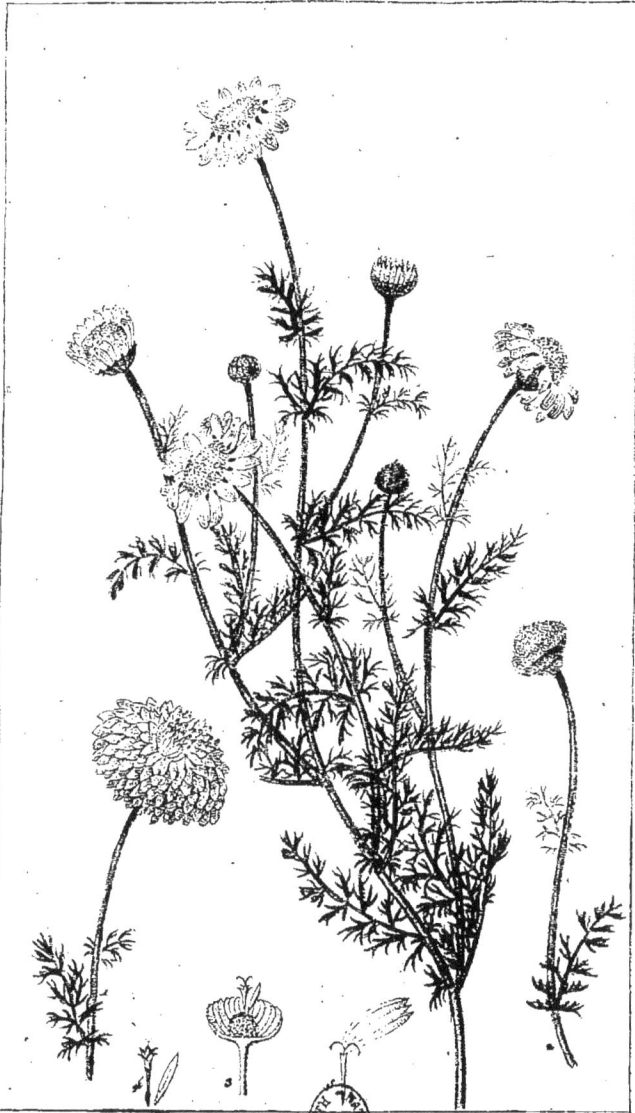

CAMOMILLE.

LXXXIX.

CAMOMILLE.

Grec........... ανϑεμις; ανϑεμον χαμαιμηλον.

Latin.......... ⎧ CHAMÆMELUM NOBILE, sive LEUCANTHEMUM ODORATIUS; Bauhin, Πιναξ,
⎪ lib. 4, sect. 1; — Tournefort, clas. 14, radiées.
⎨ ANTHEMIS NOBILIS, foliis pinnato-compositis, linearibus, acutis, sub-
⎪ villosis; Linné, clas. 19, syngénésie polygamie superflue; — Jus-
⎩ sieu, clas. 10, ord. 3, corymbifères.

Italien......... CAMOMILLA; CAMOMILLA ROMANA; CAMOMILLA NOBILE.

Espagnol........ MANZANILLA.

Français........ CAMOMILLE; CAMOMILLE ROMAINE; CAMOMILLE NOBLE; CAMOMILLE ODO-
RANTE; ANTHÉMIS ODORANTE, Mordant.

Anglais......... CHAMOMILLE; ROMAN CHAMOMILLE; SWEET-SCENTED CHAMOMILLE.

Allemand........ KAMILLE; ROEMISCHE KAMILLE.

Hollandais...... KAMILLE; ROOMSCHE KAMILLE.

Polonais........ RUMIANEK, Erndtel.

La nature a, pour ainsi dire, semé cette plante utile avec une généreuse profusion. Très-commune dans tous les climats chauds et tempérés, on la voit croître de toutes parts sur le sol de notre belle France, dans les lieux secs, sablonneux, le long des grandes routes. Elle prospère merveilleusement, ainsi que le remarque M. Bodard, sur les rives délicieuses de la Loire, de l'Indre, du Cher et de la Mayenne.

La racine, vivace, est fibreuse, chevelue. — Les tiges, longues de sept à dix pouces, sont herbacées, rameuses, menues, faibles et panachées. — Les feuilles sont alternes, sessiles, composées, ailées, linéaires, aiguës, vertes. — Les fleurs, solitaires, terminales, soutenues par de longs pédoncules, présentent un calice commun, hémisphérique, embriqué d'écailles linéaires, serrées; une corolle radiée, dont le disque, formé de fleurons jaunes, hermaphrodites, tubulés, à cinq dents, est entouré et comme couronné par des demi-fleurons blancs femelles, ordinairement tridentés, et posés, ainsi que les fleurons, sur un réceptacle conique, alvéolé, garni de paillettes lamelleuses. — Le fruit consiste en plusieurs petites graines oblongues, nues, situées sur le réceptacle commun, et environnées par le calice persistant.

CAMOMILLE.

Il s'exhale des fleurs de camomille un arôme pénétrant qui plaît à l'odorat[1]. Leur saveur est chaude et amère. L'analyse chimique en retire un principe gommo-résineux, du tannin, du camphre, et, par la distillation, une huile d'un beau bleu.

Les médecins ont irrévocablement constaté l'action thérapeutique de la camomille, et son usage est devenu tellement général, qu'on s'est déterminé à la cultiver en grand. L'illustre agronome Parmentier[2] et le savant thérapeutiste Alibert[3] ont proclamé l'excellence de la méthode employée par M. Descroizilles dans ses plantations aux portes de la ville de Dieppe. La camomille se multiplie par marcottes enracinées au printemps. Les principaux soins qu'elle exige sont des sarclages, qu'il faut répéter jusqu'à ce que la plante soit parvenue à étouffer l'accroissement des herbes parasites. Plantée au commencement de mars, la camomille fournit, dès les premiers jours de juin, une récolte qui se continue jusque dans le mois de septembre[4]. Les fleurs qui se développent d'abord sont semi-doubles; mais, à mesure que le terme de la récolte approche, elles deviennent tout-à-fait doubles, et sont alors beaucoup plus recherchées dans le commerce, à cause de leur plus grande blancheur, acquise toutefois au préjudice de leurs vertus. L'épanouissement des fleurs influe notablement sur leur blancheur : on a observé cependant que, dans certains cas, il valait mieux les cueillir aux trois quarts ouvertes, surtout quand on craint un orage. Pour les dessécher, on les expose, par couches minces, à l'ardeur du soleil, sur des châssis revêtus en toile, et à la surface desquels on a collé du papier gris. Quand la dessiccation est complète, il faut s'occuper de leur conservation. Le mieux serait

---

[1] Cette odeur qui, suivant la remarque de Samuel Herzog, est singulièrement modifiée par la nature du terrain, se rapproche tantôt de celle que répandent les coings, tantôt de celle des pommes de reinette : de là l'étymologie des mots *chamœmelum*, *chamomilla*, *camomille* ; χαμαιμηλον, petit pommier, petite pomme. Les Espagnols expriment la même chose par le terme *manzanilla*, diminutif de *manzana*, pomme.

[2] *Bibliothèque physico-économique;* 1803, page 73.
Nouveau Dictionnaire d'histoire naturelle; 1803, tome IV, page 170.

[3] *Nouveaux élémens de thérapeutique;* 1814, tome I, page 132.

[4] La camomille doit aux jolies fleurs dont elle est ornée pendant toute la belle saison, sa dénomination générique *anthemis :* ανθεμ.ον, fleur ; ανθεμα, fleurs ; ανθεμ.ος, fleuri.

probablement de comprimer les fleurs dans des tonneaux garnis intérieurement de papier bien collé, placés dans un lieu sec, frais et obscur. Un des avantages de la culture de la camomille en plein champ, est de n'être pas attaquée par les moutons et les autres bestiaux.

La matière médicale possède bien peu de substances dont les vertus soient plus efficaces et plus variées que celles des fleurs de camomille. Bien qu'elles appartiennent plus spécialement aux remèdes appelés diffusibles, qu'à ceux désignés sous le titre de permanens, elles semblent réunir les avantages des uns et des autres; elles stimulent sans irriter; elles relèvent et soutiennent le ton des organes sans produire d'éréthisme; elles sont, dit Gilibert, la consolation des hypochondriaques, des hystériques, de tous ceux dont les forces digestives languissent; elles facilitent et régularisent l'écoulement des menstrues retenues, supprimées ou déviées par une disposition cachectique générale, ou par la faiblesse de l'utérus. M. Bodard a contribué puissamment à rétablir la camomille noble dans tous ses droits usurpés par la vulgaire[1] : des guérisons nombreuses, opérées par lui ou sous ses yeux, attestent les propriétés fébrifuges et antiseptiques de cette plante, que j'ai eu mille fois occasion de confirmer. L'infusion simple ou vineuse des fleurs de camomille romaine a presque toujours été l'unique moyen à l'aide duquel j'ai combattu les fièvres intermittentes printanières. Il faut quelquefois joindre à cette boisson les fleurs en substance. Réduites en poudre, elles se donnent à la même dose et de la même manière que le quinquina, dont elles sont un des meilleurs succédanés indigènes. J'en ai souvent obtenu les plus heureux résultats dans les fièvres muqueuses continues et périodiques. Elles sont un auxiliaire précieux dans les fièvres adynamiques; mais alors, il convient de les employer en poudre, en infusion théiforme[2], en lavemens. Elles sont encore prescrites par certains pharmacologistes

[1] Je ne dois pas m'occuper ici de la camomille vulgaire, qui n'est point une *anthémis*, mais bien une *matricaire*, ainsi que j'aurai occasion de le dire en traçant l'histoire de cette plante.
[2] Je verse une livre d'eau bouillante sur deux à trois gros de fleurs de camomille, et j'ajoute parfois à cette infusion quelques onces de vin blanc généreux, ou quelques drachmes d'alcool, quelques scrupules d'eau de fleurs d'oranger, ou quelques gouttes d'éther, suivant l'indication que je me propose de remplir.

CAMOMILLE.

sous diverses autres formes. On prépare une eau distillée, une huile fixe, une huile volatile ou essentielle, un extrait, un sirop de camomille romaine ; on réduit les fleurs ou la plante entière en cataplasme, que l'on applique tantôt sur les tumeurs douloureuses, et notamment sur les hémorrhoïdes, tantôt sur le sein des femmes en couche qui ne veulent point remplir le devoir sacré de mère. Enfin, l'anthémis odorante constitue la base ou l'un des principaux ingrédiens de plusieurs médications tant internes qu'externes, lotions, fomentations, pédiluves, bains, électuaires, pilules, etc.

SCHEFFER (jean-daniel), *De Chamomillâ, Diss.* in-4°. *Argentorati*, 1720.

HERZOG (samuel), *De Chamæmelo, Diss. med. inaug. præs. Joan. Henr. Schulze ;* in-4°. *Halæ Magdeburgicæ*, 22 april. 1739.

CARL (jean-daniel), *Vires chamomillæ, Diss. med. inaug. præs. Ern. God. Baldinger ;* in-4°. *Gottingæ*, 1775.

GROOTE (gérard-guillaume), *Dissertatio inauguralis medica, quâ virtutem chamæmeli antipyreticam nuperis experimentis illustrat ;* in-4°. *Trajecti ad Viadrum*, 24 april. 1783.

ISNARDI (pierre), *De Chamæmelo, Specimen inaugurale ;* in-4°. *Augustæ Taurinorum*, 20 august. 1810.

BODARD (pierre-henri-hippolyte), Propriétés médicinales de la camomille noble; in-8°. Paris, 1810.

EXPLICATION DE LA PLANCHE. (*La plante est de grandeur naturelle.*) — 1. Fleur double. — 2. Fleur flosculeuse dépourvue de rayons. — 3. Moitié d'un calice commun, dans lequel on voit le réceptacle alvéolé, sur le sommet duquel on a laissé un des fleurons hermaphrodites accompagné de son écaille. — 4. Fleuron hermaphrodite ayant son écaille. — 5. Demi-fleuron femelle.

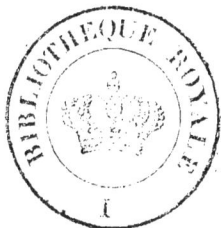

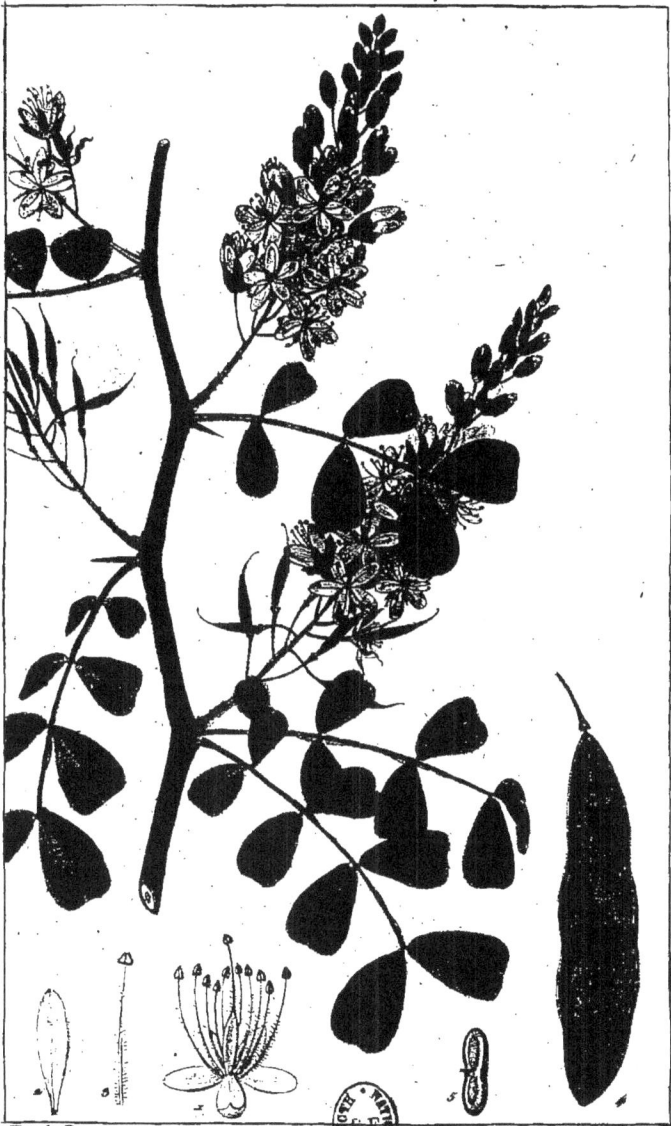

90

Turpin P.

Lambert J.º sculp.

CAMPECHE.

a.l.l.

CAMPÈCHE.

Latin..........	LIGNO BRASILIANO SIMILE; Bauhin, Πιναξ, lib. 11, sect. 1. HÆMATOXYLUM CAMPECHIANUM; Linné, cl. 10, *décandrie monogynie;* — Jussieu, clas. 14, ord. 11, *légumineuses.*
Italien..........	CAMPEGGIO; LEGNO CAMPECE.
Espagnol.........	CAMPECHE.
Français.........	CAMPÈCHE; CAMPÈCHE ÉPINEUX; BOIS DE SANG; BOIS DE NICARAGUE.
Anglais..........	CAMPEACHY TREE; LOGWOOD.
Allemand.........	KAMPESCHEBAUM; KAMPESCHBAUM.
Hollandais........	KAMPECHE-BOOM.

ORIGINAIRE de la baie de Campèche, qui lui a donné son nom, cet arbre épineux, toujours vert, croît avec une promptitude extrême jusqu'à la hauteur de trente à quarante pieds, et se multiplie avec une facilité prodigieuse.

Le tronc est à côtes, droit, mais le diamètre n'est pas proportionné à l'élévation. L'écorce est brunâtre, l'aubier d'un blanc jaunâtre, et le cœur du bois, rouge [1]. Les rameaux nombreux irréguliers, sont armés d'épines axillaires, courtes, solitaires et droites. — Les feuilles sont ailées sans impaire, et composées de quatre à huit folioles subcordiformes, ou plutôt cunéiformes, vertes et glabres en dessus, plus pâles en dessous, striées obliquement de chaque côté, et longues d'environ un demi-pouce : ces feuilles sont alternes sur les jeunes rameaux, et fasciculées sur les anciens. — Les fleurs sont petites, disposées en grappes simples et axillaires vers le sommet des branches. Chacune d'elles présente : un calice persistant, découpé en cinq segmens ovales, d'un pourpre violet; une corolle à cinq pétales jaunâtres, plus grands que le calice; dix étamines un peu plus longues que les pétales, et dont les filamens sont libres et tomenteux, un ovaire supérieur, oblong, surmonté d'un

---

[1] Le campèche doit à cette couleur le titre de *bois de sang*, et la dénomination générique *hœmatoxylum* ou *hœmatoxylon*, qui signifie la même chose : αιματος, génitif αιματος, sang; ξυλον, bois.

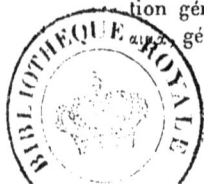

style que termine un stigmate tronqué et comme échancré. — Le fruit est une gousse plate, membraneuse, plus large vers son milieu, plus rétrécie vers les deux bouts, longue d'un pouce et demi à deux pouces, et renfermant deux ou trois graines presque olivaires.

Les curieux, pour se procurer cet arbre en Europe, ont recours aux couches et aux serres chaudes. Élevé ainsi de graines qu'on apporte souvent de l'Amérique, il vient d'abord assez vite, et se garnit très-bien de feuilles; mais, dans la suite, il a de la peine à les conserver, et fait très-peu de progrès; rarement atteint-il la hauteur d'un grand arbrisseau.

Dépouillé de son aubier, le bois de campèche est transporté en Europe, où il est très-recherché pour les teintures. Par la simple infusion dans l'eau, il donne une couleur d'un très-beau noir, laquelle, mêlée avec des gommes, peut tenir lieu d'encre pour écrire. Par la décoction, il fournit une couleur rouge foncée, et même pourprée, dont on varie les teintes en y mettant plus ou moins d'eau.

Dambourney a constaté par des expériences nombreuses et pleines d'intérêt que l'écorce de bouleau possédait le précieux avantage de fixer et d'aviver à la fois la couleur communiquée aux étoffes par le bois de campèche.

L'alcool se charge, comme l'eau, de la partie colorante, qui se transmet aux urines et aux déjections alvines des personnes qui en font usage. La dissolution de sulfate de fer y décèle une certaine quantité d'acide gallique; aussi le bois de campèche imprime-t-il sur la langue un sentiment d'astriction, tempéré toutefois par sa saveur douceâtre. Cette double propriété l'a fait regarder comme infiniment précieux dans les diarrhées et les dysenteries. Georges Baker et Jean Clarke administraient la décoction; Pringle, Duncan et Baldinger donnaient la préférence à l'extrait, délayé dans de l'eau de cannelle et de menthe, à la dose d'un gros par jour. Weinrich, dans son aveugle enthousiasme, n'hésite point à proclamer le bois de campèche supérieur à l'écorce de quinquina, pour la guérison des dysenteries et des fièvres putrides.

EXPLICATION DE LA PLANCHE. (*La plante est de grandeur naturelle.*) — 1. Fleur entière grossie, dont on a enlevé les pétales. — 2. Pétale détaché. — 3. Étamine grossie. — 4. Fruit légumineux de grandeur naturelle. — 5. Graine isolée.

91.

CAMPHRÉE.

α. 7. 7.

CAMPHRÉE.

Grec.	χαμαιπιυκη.
Latin.	CAMPHORATA HIRSUTA; Bauhin, Πιναξ, lib. 12, sect. 5; — Tourne-fort, clas. 15, *apétales.*
	CAMPHOROSMA MONSPELIACA, *foliis hirsutis, linearibus ;* Linné, clas. 14, *tétrandrie monogynie ;* — Jussieu, clas. 6, ord. 6, *arroches.*
Italien.	CANFORATA.
Espagnol	ALCANFORADA.
Français.	CAMPHRÉE ; CAMPHRÉE DE MONTPELLIER.
Anglais.	STINKING GROUND-PINE.
Allemand.	KAMPHERKRAUT.
Hollandais.	KAMPHER-KRUID.

CE sous-arbrisseau qui, comme l'observe Lamarck, a l'aspect d'une bruyère, s'élève à la hauteur d'un à deux pieds. Il croît sur les plages sablonneuses de la Tartarie, sur les rives maritimes du royaume de Naples, dans les lieux incultes et sur les bords des chemins de l'Espagne, du Languedoc et de la Provence.

Les tiges sont rameuses, ligneuses, blanchâtres, tomenteuses. — Les feuilles sont excessivement nombreuses, alternes, sessiles, entières, subulées, velues. Dans l'aisselle de ces feuilles, ajoute Lamarck, il s'en trouve d'autres ramassées en faisceau, et qui sont dues à de jeunes pousses non développées. — Les fleurs sont petites, disposées par paquets axillaires, le long des rameaux. Dépourvues de corolle, elles présentent un calice urcéolé, divisé en quatre segmens pointus, inégaux, dont les deux plus grands sont opposés; quatre étamines saillantes hors du calice; un ovaire supérieur, chargé d'un style bifide, à stigmates aigus et plumeux. — Le fruit est une capsule uniloculaire, s'ouvrant par en haut, recouverte par le calice, et renfermant une seule graine, ovale, comprimée, noirâtre, luisante.

Si la culture contribue puissamment à perfectionner les végétaux alimentaires, elle détériore généralement les plantes médicinales. L'arôme pénétrant qui s'exhale de la camphrée sauvage, froissée entre les doigts, n'existe plus dans celle de nos jardins. Vainement chercherait-on dans cette dernière la saveur piquante qui distingue la camphrée des environs de Montpellier. Altérée, dénaturée par nos soins, nos engrais, elle devient une herbe insipide et inodore qui ne justifie plus son titre [1], et ne possède point les vertus que les thérapeutistes ont reconnues dans la sauvage. Celle-ci, trop exaltée peut-être par le docteur Burlet [2], a pourtant déployé une efficacité incontestable dans diverses maladies. On l'emploie avec succès dans l'asthme pituiteux et dans la plupart des autres affections du poumon, lorsqu'il s'agit de favoriser l'excrétion muqueuse de cet organe. M. Bodard assure [3] que la camphrée n'est pas moins utile dans la coqueluche, dans les métastases goutteuses sur l'organe pulmonaire, dans les obstructions récentes des viscères abdominaux et dans la menstruation supprimée ou insuffisante. Elle facilite, augmente le cours des urines, dit Gilibert; infusée dans le vin, elle détermine les sueurs; elle est d'un secours précieux dans les hydropisies, spécialement dans l'anasarque; elle modère les diarrhées et les dysenteries entretenues par l'atonie des intestins; elle est un bon auxiliaire dans le rhumatisme chronique, les dartres, et généralement dans les altérations qui dépendent de la diathèse asthénique [4]. On verse une livre d'eau bouillante sur un à deux gros de feuilles et de sommités de camphrée, ou bien on les fait digérer dans une égale quantité de vin blanc.

[1] La dénomination générique *camphorosma*, formée en apparence d'un mot latin, *camphora*, et d'un mot grec, οσμη, semble d'abord irrégulière, incohérente, hybride. Mais si l'on réfléchit que le camphre est exprimé dans les écrits des divers médecins grecs, notamment d'Aetius, sous le nom de καφουρα, et dans ceux des Grecs modernes sous celui de καμφορα, l'immortel Linné ne sera plus accusé d'avoir violé les lois qu'il a lui-même établies.

[2] *Mémoires de l'Académie des Sciences de Paris;* 1703, *Histoire,* page 58.

[3] *Cours de botanique médicale comparée;* 1810, tome II, page 214.

[4] *Démonstrations élémentaires de botanique;* 1796, tome III, page 117.

EXPLICATION DE LA PLANCHE. (*La plante est de grandeur naturelle.*) — 1. Feuille grossie. — 2. Fleur entière grossie. — 3. Pistil. — 4. Fruit capsulaire dans une portion du calice. — 5. Graine mise à nu.

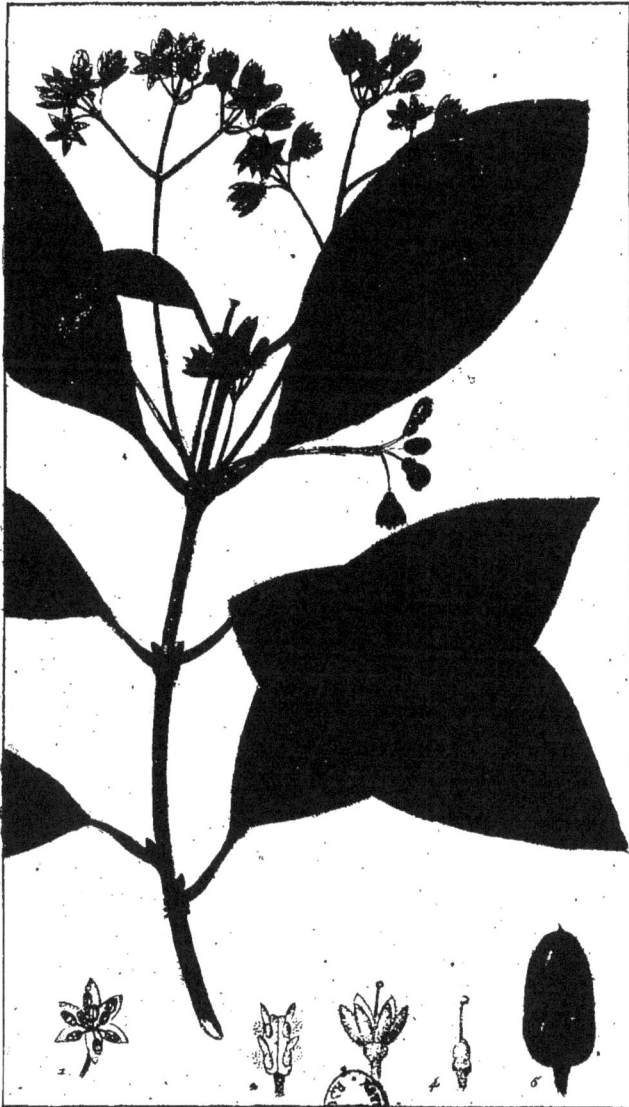

92

Turpin P.

Lambert J.e sculp.

CANELLE

XCII.

CANNELLE.

Célèbre par la beauté de son climat, non moins que par sa vaste étendue, l'antique Taprobane porte aujourd'hui de nom d'île de Ceylan : fertile en végétaux brillans, savoureux, aromatiques, elle fut long-temps l'unique patrie du cannellier; et si l'on est parvenu à cultiver cet arbre précieux dans d'autres contrées de l'Asie, et même dans le Nouveau-Monde, celui qui croît dans l'île de Ceylan revendique à tous égards la prééminence. Le *champ de cannelle*, qui s'étend sur un espace d'environ quatorze lieues, depuis Negombo, jusqu'à Gallières, est encore la source à laquelle vont puiser tous les peuples de l'univers. Les Hollandais, voulant se rendre maîtres exclusifs de ce commerce important, ne se bornèrent pas à chasser les Portugais de Ceylan; ils conquirent en outre sur eux le royaume de Cochin, sur la côte de Malabar, pour leur enlever le débit de la *cannelle sauvage*, portugaise ou grise, qui croît dans ce pays. La première chose qu'ils firent après cette conquête, fut d'arracher la cannelle sauvage. Ils détruisirent même à Ceylan tous les cannelliers venant sans culture hors du *champ* qui leur est destiné; ils connaissaient par l'expérience de plus d'un siècle la quantité de cannelle nécessaire.

On a souvent et longuement disserté pour savoir si notre cannelle est le *kinnamom* des Hébreux et le ϰιννάμωμον des Grecs. Je crois pouvoir résoudre négativement la première question, et affirmativement la seconde, quoi qu'en disent l'érudit Jaucourt et les frères Campi [1]. J'ajouterai que les Grecs, supposant, comme les Arabes, que la cannelle venait de la Chine, et trouvant son odeur analogue à celle de leur αμωμον, lui donnèrent le nom de κινναμωμον, qui exprime cette double signification.

La racine du cannellier se partage en plusieurs branches : elle est grosse, fibreuse, dure ; son écorce grisâtre en dehors, rougeâtre en dedans, recouvre un bois solide, dense et blanchâtre. — Le tronc, qui s'élève de quinze à vingt pieds, acquiert jusqu'à dix-huit pouces de diamètre : son écorce extérieure, épidermoïde, est, comme celle des rameaux, d'abord verdâtre, puis grisâtre ; la seconde écorce, placée sous cet épiderme, offre une teinte presque semblable, qui devient, avec le temps, fauve ou jaune-rougeâtre. — Les feuilles, longues de quatre à cinq pouces sur deux pouces environ de largeur sont imparfaitement opposées, c'est-à-dire que l'une est souvent insérée à un point un peu plus haut que l'autre qui lui correspond : elles sont pétiolées, ovales, terminées en pointe, entières, coriaces, glabres des deux côtés, vertes et luisantes en dessus, blanchâtres et ternes en dessous ; elles ont communément trois, et quelquefois cinq nervures longitudinales, qui partent en divergeant de la base de chaque feuille, et se prolongent jusqu'au sommet ; entre ces nervures, on aperçoit des veines nombreuses et transverses. — Les fleurs sont dioïques, petites, jaunâtres intérieurement, blanchâtres et un peu veloutées en dehors, disposées en panicules terminales : les fleurs mâles ont un calice corolliforme à six découpures ; neuf étamines situées sur plusieurs rangs concentriques, et creusées chacune de quatre ouvertures operculées par où s'échappe le pollen [2]. Les fleurs femelles ont pareillement un calice à six divisions et persistant ; un ovaire supérieur, chargé d'un style simple à stigmate obtus. — Le fruit est un drupe ovale, long de cinq à six lignes, brun-bleuâtre dans sa maturité, contenant une pulpe verte et onctueuse, qui enveloppe un noyau dans lequel on trouve une amande purpurine.

---

[1] *Spicilegio botanico ; Dialogo nel quale si manifesta lo sconosciuto cinnamomo degli antichi, etc.*; in-4°. *Lucca*, 1654.

[2] C'est à M. Turpin qu'on doit la connaissance de cette singulière structure des étamines des lauriers.

CANNELLE.

Le cannellier fleurit en février ou en mars, et conserve sa verdure toute l'année. L'âge, l'exposition, la culture de l'arbre, modifient singulièrement la qualité de l'écorce qu'on en retire; celle que fournissent les grosses branches est moins estimée que celle des rameaux plus délicats : aussi distingue-t-on la cannelle en fine, moyenne et grossière. La récolte se fait deux fois par an : la grande récolte a lieu d'avril en août, pendant la mousson pluvieuse, et la petite, de novembre en janvier, dans la mousson sèche. On coupe les branches de trois ans; on emporte l'écorce extérieure, en la raclant avec une serpette dont la courbure, la pointe et le dos sont tranchans; ou fend avec la pointe la deuxième écorce d'un bout à l'autre de la branche, et, avec le dos du même outil, on la détache peu à peu : on ramasse toutes ces écorces; les plus petites sont mises dans les plus grandes; elles sont exposées au soleil, où elles se roulent d'elles-mêmes de plus en plus, à mesure qu'elles se dessèchent. Au bout de deux ou trois ans, l'arbre se trouve revêtu d'une écorce nouvelle, qu'on peut alors enlever.

Toutes les parties du cannellier sont utiles. L'écorce odorante de la racine fournit une huile essentielle limpide, jaunâtre, employée intérieurement et à l'extérieur par les Indiens, comme diaphorétique, diurétique, stomachique, carminative; et du camphre très-blanc, très-pur, très-volatil, recueilli avec un soin extrême, et réservé pour les princes du pays. Les vieux troncs du cannellier offrent des nœuds qui sentent le bois de rose, et dont l'ébénisterie peut tirer parti. Les feuilles ont une odeur et un goût agréables : on s'en sert dans les bains aromatiques; soumises à l'alambic, elles donnent une huile dont l'odeur approche de celle du girofle, et qui passe pour correctif des purgatifs violens. Les fleurs de cannellier exhalent un parfum si suave et tellement diffusible, qu'il embaume l'atmosphère à plusieurs milles de distance : elles sont la base d'une conserve, et d'une eau réputée cordiale et antihystérique. On retire des fruits par la distillation, une huile volatile très-odorante, et, par la décoction, une espèce de suif regardé par les Indiens comme très-propre à guérir les contusions, les fractures, les luxations, et que l'on nous apporte en pains sous le nom de *cire de cannelle*, parce que le roi de Candy en fait fabriquer ses bougies, qui répandent une odeur agréable.

Ces usages variés des racines, du tronc, des feuilles, des fleurs et des fruits du cannellier ne nous sont guère connus que par les rapports des voyageurs : mais nous employons souvent la *cannelle* comme remède, et plus souvent encore à titre de condiment. Elle flatte à la fois le sens du goût et celui de l'odorat. Elle a une saveur d'abord sucrée, qui bientôt devient piquante et très-aromatique. Toutefois, ces qualités physiques, qui caractérisent la bonne cannelle, sont plus ou moins développées dans les nombreuses variétés désignées sous les dénominations de *rasse-coronde, cahatte-coronde, cappiroe-coronde, nai-coronde*, etc. [1].

Cet aromate, dit le docteur Bodard, est peut-être celui de tous les exotiques qui soit le plus ami de l'homme : il rétablit merveilleusement les forces vitales, ranime le système nerveux, fortifie l'estomac, dissipe les flatuosités, excite l'action de l'appareil dermoïde, calme le vomissement, et apaise doucement les diarrhées par atonie. Quelques observateurs, ajoute M. Alibert, se sont crus fondés à penser que la cannelle affectait d'une manière spéciale les propriétés vitales de l'utérus : de là vient que les accoucheurs ont parfois recours à l'eau de cannelle pour réveiller l'irritabilité de cet organe frappé d'inertie par les labeurs de l'enfantement, et faciliter par ce moyen l'expulsion du placenta. Fourcroy observe que dans ce cas, ainsi que dans les maladies éruptives, on faisait autrefois un grand abus de cette écorce. « Les gens du peuple, les habitans des campagnes, aussitôt que leurs enfans avaient les premiers signes de l'éruption variolique ou morbilleuse, les tenaient bien chaudement, les accablaient de couvertures, et leur donnaient de grands verres de vin où ils avaient fait infuser de la cannelle. La vigueur du tempérament et la nature bénigne de la maladie résistent quelquefois à ce traitement inconsidéré. »

On administre la cannelle sous des formes et à des doses très-variées, suivant les indications que l'on se propose de remplir. Elle est fréquemment destinée à masquer la saveur repoussante, ou à augmenter l'énergie de certains médicamens. Fourcroy recommande aux personnes qui éprouvent des dyspepsies, des diarrhées habi-

[1] Murray, *Apparatus medicaminum;* 1787, tome IV, page 421.
Alibert, *Nouveaux Élémens de thérapeutique;* 1814, tome I, page 101.

tuelles, de mâcher tous les matins de la cannelle, et d'avaler la salive qui en est imprégnée. J'ai souvent joint un gros de cette écorce
en poudre à une once de celle de quinquina. Des succès multipliés
confirment l'efficacité de ce mélange, qui convient surtout aux fièvres périodiques entretenues par une diathèse scorbutique, scrofu-
leuse, ou par la funeste influence d'un climat froid et humide. J'ai
pareillement eu à me louer de la cannelle unie à la rhubarbe, au cachou, à la limaille d'acier, dans des leucorrhées opiniâtres. Chacun
sait qu'elle entre dans une foule de préparations pharmaceutiques,
parmi lesquelles il suffit de citer la thériaque, l'orviétan, le mithridate, le diascordium, le philonium romain, le diaphénic, le baume
apoplectique, la confection alkermès, l'électuaire hiéra-picra. Boerhaave a exalté outre mesure l'huile volatile de cannelle, et Samuel
Théophile Gmelin a prodigué des éloges non moins fastueux et non
moins frivoles à son alcool et à son essence. Les thérapeutistes modernes emploient fréquemment l'eau distillée, la teinture spiritueuse et le sirop de cannelle, qui sont en effet des toniques précieux.

HOECHSTETTER (jean-philippe), *De Cinnamomo, Diss. inaug. præs. Joan. Theod. Schenck;*
in-4°. *Ienæ,* 1670.

TITIUS (georges-chrétien), *De Cinnamomo, Diss. inaug. præs. Georg. Wolfg. Wedel; cum In-
vitatione publicâ Joannis Hadriani Slevogt, De* αυτοχειρια *medicâ in genere;* in-4°. *Ienæ,*
17 *decemb.* 1707.

GOELLER (christophe-louis), *De Cinnamomo, Diss.;* in-4°. *Ultrajecti,* 1709.

EXPLICATION DE LA PLANCHE. (*La plante est un peu plus petite que nature.*) —
1. Fleur mâle. — 2. Étamine grossie, afin de faire voir les quatre ouvertures operculées par où
s'échappe le pollen. — 3. Fleur femelle. — 4. Pistil. — 5. Fruit de grosseur naturelle.

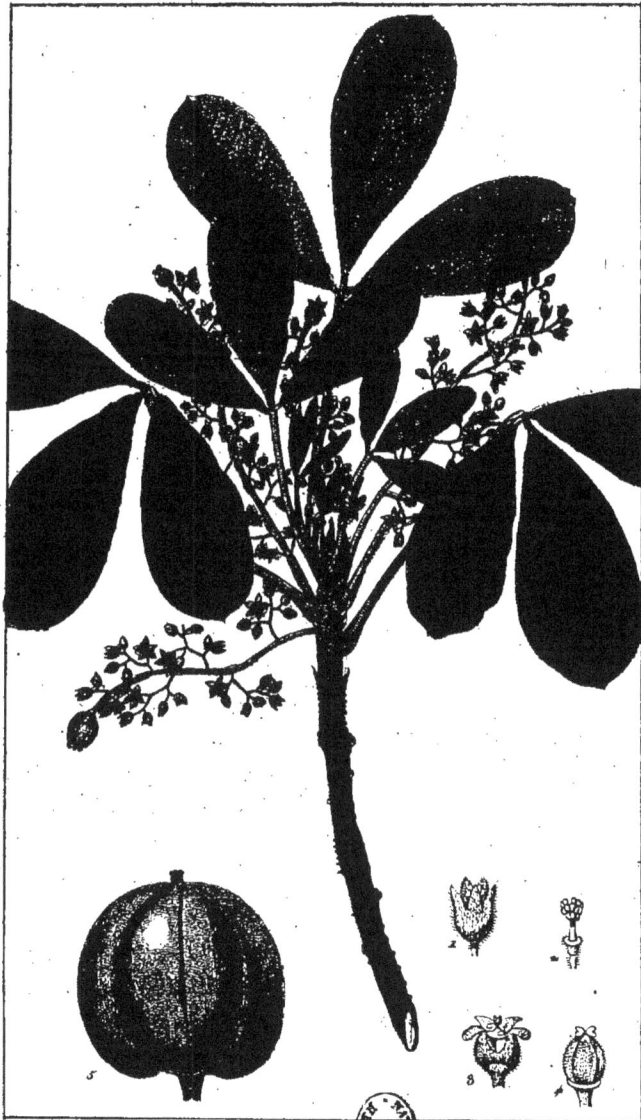

93.

Turpin. P.

Lambert J.e sculp.

CAOUT-CHOUC.

a. Z. Z

CAOUTCHOUC.

Latin.	JATROPHA ELASTICA, *foliis ternatis, ellipticis, integerrimis, subtùs cà-nis, longè petiolatis;* Linné fils, clas. 21, *monœcie monadelphie ;* — Jussieu, clas. 15, ord. 1, *euphorbes.* HEVEA GUIANENSIS ; Aublet. SIPHONIA CAHUCHU ; Schreber; Richard.
Italien.	EVEA ; ALBERO DELLA RESINA ELASTICA.
Espagnol.	EVEA ; ARBOL DE LA RESINA ELASTICA.
Français.	CAOUTCHOUC ; CAOUTCHOU ; CAOUTCHOUQUIER ; C. ; HÉVÉ , Lamarck ; MÉDI-CINIER ÉLASTIQUE.
Anglais.	INDIA RUBBER-TREE ; CAOUTCHOUC-TREE ; SYRINGE-TREE , Willich.
Allemand.	KAOTSCHUCKBAUM.

PLUS de trente végétaux, énumérés par le savant naturaliste Virey, fournissent le caoutchouc; mais cette substance singulière distille surtout abondamment du médicinier élastique, auquel appartient plus spécialement le titre de caoutchouc, que lui donnent les Mainas : les Garipons le nomment *siringa*; les habitans d'Esmeraldas, au nord-ouest de Quito, l'appellent *hévé.*

Ce grand arbre de l'Amérique Méridionale s'élève à la hauteur de cinquante à soixante pieds, sur un tronc de deux pieds et demi de diamètre. Son bois est blanc, peu compacte ; son écorce est épaisse et grise-rougeâtre. Plusieurs branches, les unes droites, les autres inclinées, naissent vers le sommet, s'étendent au loin, et se répandent en tout sens. — Les feuilles éparses, et pourtant peu écartées, se composent chacune de trois folioles ovales-cunéiformes, arrondies à leur sommet, parfois armé d'une pointe fort courte, rétrécies vers leur base, très-entières, longues de trois à quatre pouces sur deux de largeur, coriaces, glabres des deux côtés, vertes en dessus, plus pâles et comme cendrées en dessous, traversées par des nervures parallèles, et portées sur un long pétiole commun, cylindrique, légèrement canaliculé. — Les fleurs, disposées en grappes terminales, sont petites, dépourvues de corolle, monoïques, les deux sexes placés sur la même panicule, où les mâles se trouvent en assez grand nombre, tandis que les femelles sont solitaires. Chaque fleur mâle offre un calice monophylle, urcéolé, sémi-quinquéfide, à découpures pointues ; cinq étamines, dont les filamens, réunis en une petite colonne cylindrique, portent des anthères ovales, biloculaires, échancrées supérieurement, pointues à la base. Chaque fleur femelle présente un calice monophylle, turbiné, caduc, et dont le bord est divisé en cinq dents pointues ; un ovaire supérieur, conique, couronné de trois stigmates sessiles, bilobés. — Le fruit est une grosse capsule ligneuse, à trois lobes latéraux, arrondis, triloculaires, à loges bivalves, dont chacune contient une à trois graines, ovoïdes, roussâtres, bariolées de noir, à tunique mince et cassante, recouvrant une amande blanche.

La Condamine, Fresneau, Fusée-Aublet, Richard, Tussac, Alibert, ont donné des renseignemens utiles sur l'histoire, l'extraction et les usages du caoutchouc. Nous savons que ce suc laiteux coule en grande quantité, par des incisions latérales et obliques dans l'écorce de l'arbre, et qui vont aboutir, au moyen d'une longue incision perpendiculaire, à l'entaille profonde faite à la partie inférieure du tronc. Reçu dans des vases appropriés, le suc, encore liquide, est appliqué, au pinceau, sur des moules d'argile de différentes formes. Quand la première couche a pris une certaine consistance, on en applique une seconde, et ainsi successivement, jusqu'à ce que l'enduit soit de l'épaisseur qu'on veut lui donner. Si les vases qui ont servi de moule sont de terre glaise, on introduit de l'eau pour la délayer et la faire sortir ; s'ils sont de terre cuite, on les brise en petits morceaux. M. Tussac doute que la couleur brune et la solidité du caoutchouc proviennent de son exposition au feu et à la fumée : toutes les variétés qu'il a extraites de divers végétaux, après avoir été très-blanches les premiers jours, ont pris spontanément une teinte brune plus ou moins foncée [1] ; toutes se sont ramollies par l'action de la chaleur, loin de se dessécher plus rapidement. M. Tussac attribue ce dessèchement et cette coloration à la combinaison de l'air atmosphérique et de la lumière avec le fluide laiteux. Cette opinion est également celle de M. Tremolière, qui a obtenu du suc de figuier une matière élastique, qu'il appelle caoutchouc indigène [2].

[1] On trouve des échantillons de caoutchouc jaunes et transparens ; on en voit même de bleus et de rouges : ils sont tous moins élastiques que les bruns. (MURRAY.)
[2] *Bulletin de pharmacie ;* juillet 1814, page 317.

CAOUTCHOUC.

L'immortel Fourcroy, qui savait allier aux charmes de la plus belle imagination une excellente judiciaire, est allé trop loin peut-être en faisant du caoutchouc un des matériaux immédiats des végétaux. Toutefois, il a parfaitement exposé les caractères, l'analyse chimique et les principales propriétés de cette substance, qu'il serait beaucoup plus avantageux, selon lui, de nous envoyer liquide, dans des vases hermétiquement fermés. Puisqu'il n'en est pas ainsi, et que nous recevons le caoutchouc complètement desséché, et communément sous forme de bouteilles, il s'agit de le dissoudre à l'aide de réactifs qui ne détruisent point son élasticité. Personne n'a énuméré avec plus d'exactitude que Murray[1] les nombreux procédés imaginés pour atteindre ce but. Macquer est parvenu le premier à opérer cette dissolution. Mais l'éther, dont il s'est servi, ne saurait convenir aux usages économiques. Il a donc fallu chercher des réactifs moins chers : « On les a trouvés, dit M. Cadet, dans les huiles essentielles, seules ou mélangées d'huiles grasses, et surtout dans l'huile de camphre. On prépare un vernis de caoutchouc en faisant fondre cette matière dans un mélange d'huile de lin et de térébenthine. Lorsque la dissolution est faite, on l'étend sur les étoffes avec un pinceau, ou bien à la manière des sparadraps. C'est ainsi que l'on enduit les toiles ou taffetas destinés à faire des ballons aérostatiques, des couvertures imperméables, des tabliers pour les nourrices, des enveloppes de chapeaux, des serre-têtes pour les nageurs. »

Par ces différens procédés habilement modifiés, Bernard, Durand, Bucholtz, Troja, Theden, ainsi que d'autres chirurgiens et artistes ingénieux, ont fabriqué divers bandages, des bourrelets, des anneaux, des pessaires, des seringues, des canules, des sondes pleines et creuses, des bougies[2]. On a prétendu cependant, et M. Cullérier affirme que les bougies élastiques de Bernard sont formées d'un tissu de soie, de fil ou de coton, vernissé d'huile de lin très-rapprochée par une longue ébullition. En effet, dit Chaptal, si l'on rend l'huile de lin très-siccative en la faisant digérer sur les oxides de plomb, qu'ensuite on l'applique avec un pinceau sur un corps quel-

---

[1] *Apparatus medicaminum;* 1787, tome IV, page 176.

[2] Je n'ajoute point à cette liste le nom de Gesscher, dont les procédés, ensevelis dans l'ombre du mystère, n'ont présenté d'ailleurs aucun résultat satisfaisant, malgré les promesses de l'auteur.

conque, et qu'on la fasse dessécher au soleil ou à la fumée, il en résultera une pellicule d'une consistance assez ferme, d'une transparence marquée, brûlant à la manière du caoutchouc, et susceptible d'une extension et d'une élasticité étonnantes. Si on abandonne cette huile bien siccative dans un vase très-large, la surface s'épaissit, et forme une membrane qui a la plus grande analogie avec la gomme élastique. Une livre de cette huile étendue sur une pierre et exposée à l'air pendant six mois, a acquis presque toutes les propriétés du caoutchouc; on s'en est servi pour faire des vases, des sondes et des vernis.

JULIAANS (Arnoud), *De Resinâ elasticâ Cajennensi, Diss. chem. inaug.*; in-4°. *Trajecti ad Rhenum*, 1780.

EXPLICATION DE LA PLANCHE. (*La plante est réduite au tiers de sa grandeur naturelle.*) — 1. Fleur mâle grossie. — 2. Étamines monadelphes. — 3. Fleur femelle grossie. — 4. Pistil composé d'un ovaire trigone, couronné de trois stigmates bifides. — 5. Fruit tricoque réduit aux deux tiers de sa grandeur naturelle.

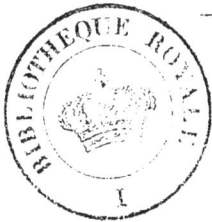

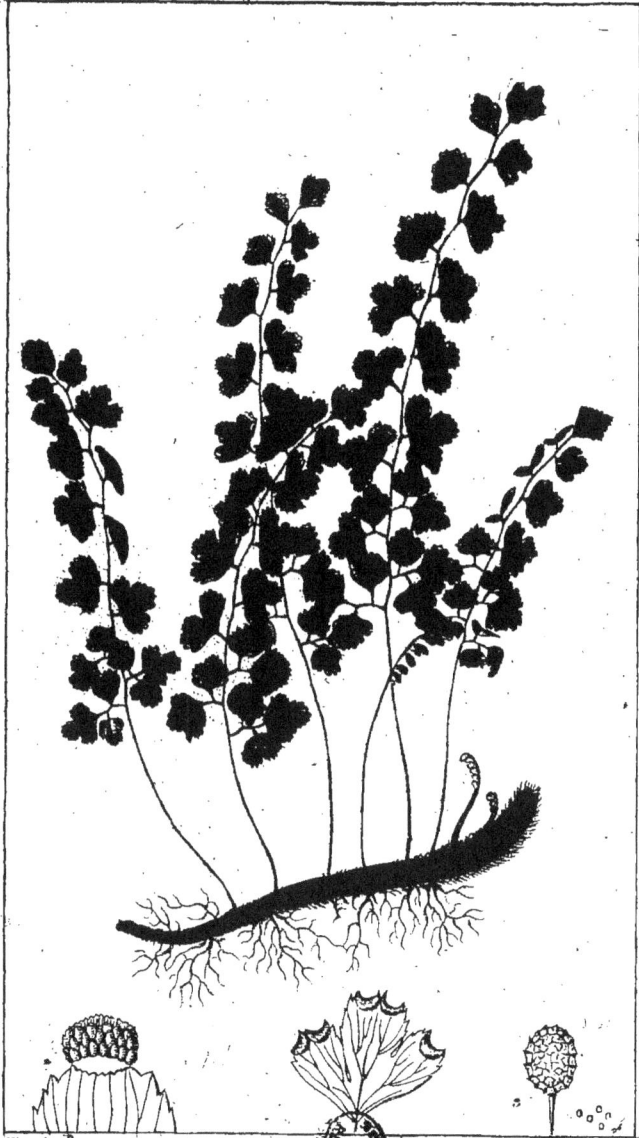

CAPILLAIRE.

XCIV.

CAPILLAIRE.

Grec............. *ad̓ιαντον.*

Latin.......... {
ADIANTUM FOLIIS CORIANDRI; Bauhin, Πιναξ, lib. 10, sect. 1; — Tournefort, clas. 16, *apétales sans fleurs.*
ADIANTUM CAPILLUS VENERIS, *frondibus decompositis, foliolis alternis, pinnis cuneiformibus, lobatis, pedicellatis*; Linné, clas. 24, *cryptogamie, fougères*; — Jussieu, clas. 1, ord. 5, *fougères.*
}

Italien.......... ADIANTO; CAPILLARE; CAPELVENERE.

Espagnol........ CULANTRILLO DE POZO.

Français........ CAPILLAIRE; CAPILLAIRE DE MONTPELLIER; CAPILLAIRE VRAI; CHEVEU DE VÉNUS; ADIANTE A FEUILLES DE CORIANDRE, Lamarck.

Anglais......... MAIDEN HAIR; VENUS-HAIR.

Allemand....... FRAUENHAAR; VENUSHAAR.

Hollandais...... VROUWEN-HAIR; VENUS-HAIR.

On connaît près de quatre-vingts espèces d'adiante; celui de Montpellier est le seul indigène.

La racine, brunâtre, obliquement couchée, longue de trois à quatre pouces, grosse à peu près comme un tuyau de plume de cygne, jette çà et là des fibrilles très-déliées [1]. — Les feuilles, toujours vertes, s'élèvent au dessus du sol à la hauteur de cinq à huit pouces. Leur pétiole commun est assez luisant, rouge-noirâtre, extrêmement grêle, garni de nombreux pétioles particuliers alternes, qui soutiennent des folioles très-minces, glabres, découpées ou lobées à leur bord supérieur. — La fructification se compose de petites graines contenues dans des capsules situées au sommet des découpures des folioles, dont les bords se replient en dessous pour les envelopper.

Est-ce à des qualités physiques très-prononcées, à des vertus énergiques ou variées, que le capillaire doit sa grande réputation et l'usage presque général qu'on en fait? Non, sans doute; car il imprime sur la langue une sensation très-légère d'amertume et de stypticité,

---

[1] L'observation de M. Turpin sur la racine de calaguala s'applique parfaitement à

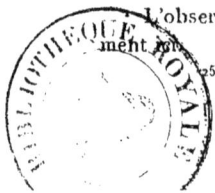

1.

il répand un arôme agréable, mais faible, qui pourtant s'exalte par l'action de l'eau bouillante. Cette infusion édulcorée forme une boisson que les médecins prescrivent dans le catarrhe pulmonaire, et que les malades prennent avec plaisir.

Fourcroy enseigne ainsi la manière de préparer le sirop de capillaire : « Prenez une once de capillaire le mieux conservé et le plus odorant ; faites-le infuser pendant douze heures, avec quatre livres d'eau bouillante, dans un vaisseau fermé. Passez la liqueur avec expression ; battez quelques blancs d'œufs avec un peu de cette infusion, et délayez-y quatre livres de cassonade. Versez cette masse épaisse dans le reste de la liqueur ; agitez bien le mélange ; soumettez-le à l'ébullition ; écumez à deux ou trois reprises ; faites cuire jusqu'à ce que le sirop se ride légèrement dans une cuiller en soufflant à sa surface ; coulez-le tout bouillant sur du capillaire haché dans un vase que vous clôrez bien ; et, quand il sera réfroidi, passez-le au travers d'une étamine, et renfermez-le dans des bouteilles. On obtient par ce procédé un sirop parfumé, supérieur en qualité à celui si renommé de Montpellier, qui s'y prépare en faisant infuser sur le capillaire du sirop de sucre ordinaire : quelquefois on ajoute un peu d'eau de fleurs d'oranger. »

Il vante prodigieusement ce sirop : c'est, dit-il, un béchique adoucissant et relâchant ; on l'emploie avec succès dans les rhumes, la toux sèche, les douleurs et l'ardeur de la poitrine ; il facilite l'expectoration, et son usage est d'autant plus précieux, qu'il rend les boissons plus agréables en augmentant leurs propriétés médicamenteuses.

Le capillaire de Canada, *adiantum pedatum*, L., est plus délicat, plus élégant que celui de Montpellier ; il est aussi plus odorant. Il se multiplie, dit-on, si prodigieusement en Amérique, que les commerçans en garnissent leurs marchandises, au lieu de foin, pour les expédier dans les pays éloignés.

FORMI (pierre), Traité de l'adianton ou cheveu de Vénus, contenant la description, les utilités et les diverses préparations de cette plante ; in-12. *Montpellier*, 1644.
L'auteur exalte jusqu'au ridicule les vertus prodigieuses du capillaire ; il en fait une vraie panacée.

EXPLICATION DE LA PLANCHE. (*La plante est de grandeur naturelle.*) — 1. Feuille grandie, dont les bords, repliés en forme de lunules, servent d'involucre et portent un certain nombre de capsules. — 2. Sommet de feuille dont on a relevé le bord, afin de faire voir la situation des capsules. — 3. Une capsule grossie. — 4. Graines ou sporules contenues dans les capsules.

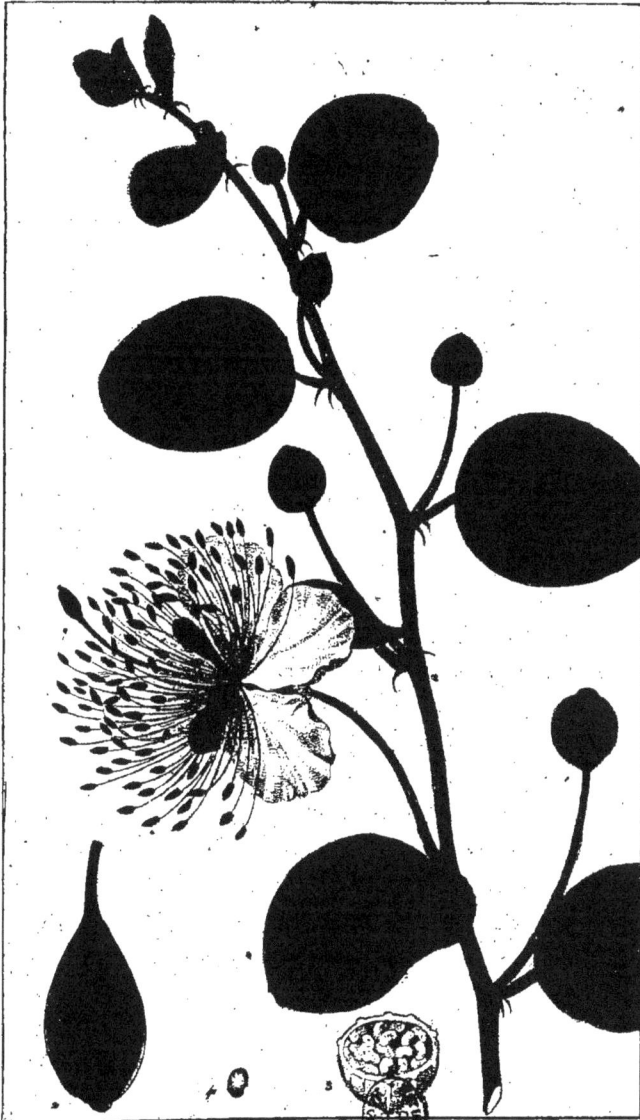

Turpin P.

Lambert Jª sculp.

CAPRIER.

a. l. l.

CAPRIER.

Grec.	καππαρις.
Latin.	CAPPARIS ; Bauhin, Πιναξ, l. 12, sect. 4 ; — Tournefort, clas. 6, *rosacées.* CAPPARIS SPINOSA, *pedunculis unifloris, solitariis, stipulis spinosis, foliis annuis, capsulis ovalibus ;* Linné, clas. 13, *polyandrie monogynie* [1] ; — Jussieu , clas. 14 , ord. 4 , *câpriers.*
Italien.	CAPPERO; CAPPARO.
Espagnol.	ALCAPARRO ; ALCAPARRA.
Français.	CAPRIER ; TAPENIER.
Anglais.	CAPER-TREE.
Allemand.	KAPERNBAUM.
Hollandais.	KAPPERBOOM.

On regarde généralement le câprier comme originaire de l'Asie, d'où il nous a été apporté par des colons grecs [2]. Cet arbrisseau croît et prospère aujourd'hui dans toutes les contrées méridionales de l'Europe, telles que l'Espagne, l'Italie, le Languedoc, la Provence; il se plaît le long des murs bien exposés aux rayons du soleil, dans les endroits pierreux, dans les fentes des rochers.

La racine est grande, ligneuse, rameuse, et revêtue d'une écorce épaisse. Les tiges nombreuses, disposées en touffe lâche et diffuse, ont deux ou trois pieds de longueur : elles sont cylindriques et glabres. — Les feuilles sont alternes, entières, ovales-arrondies, lisses, vertes, soutenues par des pétioles qui ont à leur base deux épines courtes et crochues. — Les fleurs sont amples, axillaires, solitaires, portées sur de longs pédoncules simples; elles présen-

---

[1] Je préfère, avec M. Turpin, la dénomination spécifique *sativa*, proposée par Persoon, à celle de *spinosa*, qui est doublement impropre : en effet, plusieurs espèces de câpriers sont armées de stipules spinescentes, tandis que celui qui porte le nom d'épineux devient inerme par la culture, et l'est même naturellement dans quelques variétés, comme l'a observé Tournefort à l'île d'Antiparos, et Murray dans le jardin botanique de Gottingue.

[2] Beckmann , *Vorbereitung zur Waarenkunde ;* 1793, tom. 1, pag. 111. Murray, *Apparatus medicaminum ;* 1794, tome 11, page 378.

tent un calice composé de quatre folioles ovales, coriaces, caduques; une corolle formée de quatre pétales blancs, sous-orbiculaires, ouverts en rose; des étamines très-nombreuses, très-longues, purpurines; un style très-allongé, que termine un stigmate ovale. — Le fruit est une silique pédiculée, charnue, qui, semblable à une baie piriforme, renferme dans son parenchyme beaucoup de graines menues et blanchâtres, sub-réniformes.

C'est au mois de juillet que s'épanouissent les grandes et belles fleurs du câprier; mais si quelques-uns de ces arbrisseaux sont destinés à faire l'ornement des jardins, la plupart servent à des usages économiques. C'est surtout entre Marseille et Toulon qu'on voit des champs entiers couverts de câpriers, cultivés avec des soins que couronne un succès constant. S'il n'entre point dans mon plan d'énumérer ces procédés agronomiques, très-exactement décrits par Miller, Beraud, Bernard, Rozier, Dutour, Mordant Delaunay, je dois faire connaître la manière de récolter et de préparer les câpres, qui, comme on le sait, ne sont autre chose que les boutons des fleurs du câprier non encore épanouies.

Les femmes et les enfans vont tous les matins recueillir ces boutons, qui, dans leur état de fraîcheur, exhalent une faible odeur, et impriment sur la langue une saveur légèrement piquante. On les expose à l'ombre pendant trois ou quatre heures, jusqu'à ce qu'ils commencent à se flétrir, afin d'empêcher qu'ils ne s'ouvrent. On les met ensuite dans un vase qu'on remplit de vinaigre, on les couvre, et on les laisse ainsi pendant huit jours; on les retire alors; on les presse doucement, et on les remet dans de nouveau vinaigre, durant huit autres jours : on répète cette opération une troisième fois; puis on les sépare au moyen de plusieurs cribles percés de trous de divers diamètres. Les boutons les plus petits donnent les câpres les plus fermes, les plus délicates et les plus recherchées. Ce triage fait, on renferme les câpres dans des tonneaux avec du vinaigre, auquel parfois on ajoute du sel.

On préfère les câpres qui ont une belle couleur verte; certains marchands la leur communiquent à l'aide du cuivre, et deviennent, par cette sophistication coupable, de vrais empoisonneurs.

Telle précaution qu'on apporte dans la cueillette des boutons, il y en a toujours qui échappent et qui fleurissent; on les laisse venir à graine, et, quand les capsules encore vertes sont grosses comme une olive, on les cueille et on les confit. Elles forment un mets agréable, comme les câpres, et sont appelées *cornichons de câprier*[1].

« Ces assaisonnemens, qui jouissent de propriétés excitantes, ne conviennent qu'aux estomacs faibles, aux personnes d'un tempérament muqueux, d'une constitution molle, et chargées de beaucoup d'embonpoint : ils facilitent la digestion chez ces individus, et la retarderaient plutôt, en irritant l'estomac, chez les personnes délicates, nerveuses, à fibres sèches, mobiles, légèrement impressionnables[2]. »

C'est pour fondre les obstructions abdominales, et surtout celles de la rate, qu'on a principalement vanté les câpres. Leur usage, joint à celui de l'eau des forgerons, a dissipé une induration splénique qui, pendant sept années, avait éludé les autres secours de l'art, s'il faut en croire Benivieni. Cette faculté désobstruante attribuée aux *boutons* du câprier, se retrouve plus puissante, plus énergique encore dans l'écorce de sa racine, qui est une des cinq apéritives mineures.

« On la rencontre chez les droguistes en morceaux roulés, gros à peu près comme un tuyau de plume d'oie, et de l'épaisseur d'une ligne : elle est grise, quelquefois légèrement teinte d'une couleur vineuse, et garnie extérieurement de rides transversales peu saillantes ; sa cassure est blanche, celluleuse, avec de petits points jaunâtres ; elle a une saveur amère, piquante, et un peu âcre à la gorge ; elle est inodore. » (GUERSENT.)

Jadis employée et préconisée par Forest, Pauli, Sennert, elle avait perdu presque toute sa renommée, lorsque le docteur Tronchin la proposa comme un des meilleurs antihypochondriaques. Cette vogue passagère ne survécut point au médecin génevois, et l'écorce de câprier est retombée, peut-être à tort, en désuétude. On la prescrivait pulvérisée, à la dose d'un gros, ou bien à celle d'une once infusée dans une livre d'eau. Elle entrait dans l'huile de scorpions composée, dans le sirop hydragogue de Charas ; cuite, on l'appliquait tantôt sur l'estomac, pour ranimer la vitalité de cet organe, tantôt sur les vieux ulcères atoniques.

---

[1] Maison, dans l'*Encyclopédie méthodique : Médecine ;* tome IV, page 375.
[2] Guersent, dans le *Dictionnaire des Sciences médicales ;* tome IV, page 41.

CAPRIER.

Le vinaigre dans lequel ont macéré les càpres a long-temps passé pour un bon résolutif, pour un astringent précieux.

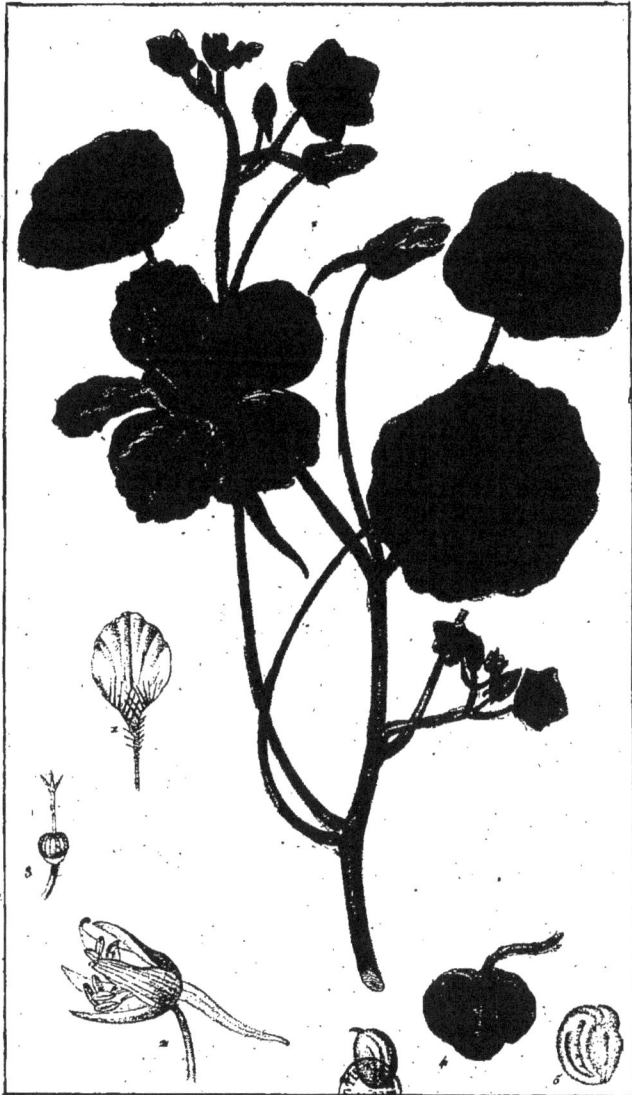

CAPUCINE.

a. l. l.

CAPUCINE.

———

Latin..........	{ CARDAMINDUM , *ampliori folio et majori flore ;* Tournefort, clas. 11, *anomales.*
	TROPÆOLUM MAJUS, *foliis peltatis, subquinquelobis, petalis obtusis ;* Linné, clas. 8, *octandrie monogynie ;* — Jussieu, clas. 13, ord. 13, *geraines.*
Italien.	NASTURZIO D'INDIA; ASTUZIA.
Espagnol.........	CAPUCHINA; MASTUERZO DE INDIAS.
Français.........	CAPUCINE.
Anglais..........	INDIAN CRESS
Allemand.........	INDIANISCHE KRESSE; CAPUCINERKRESSE.
Hollandais........	INDIAANSCHE KERS.
Suédois...........	INDIANSK KRASSE.

ORIGINAIRE du Mexique et du Pérou, cette belle plante fait aujourd'hui l'ornement de nos jardins : toutefois elle y périt chaque année, tandis qu'elle est vivace dans son pays natal. Linné dit qu'elle fut introduite en Europe en 1684, par les soins de Jérôme Revernink, naturaliste et diplomate hollandais.

La racine est petite, fibreuse, blanchâtre, rampante. — Les tiges sont herbacées, cylindriques, glabres, succulentes. En fournissant un appui à ces tiges faibles et lourdes, on peut les faire monter à la hauteur de six à sept pieds, et en décorer les murs des bosquets, les berceaux, les terrasses, ainsi que les cours et les fenêtres des maisons. — Les feuilles sont très-nombreuses, alternes, planes, arrondies dans leur contour, à cinq lobes superficiels, attachées à leur centre en forme de bouclier, par un pétiole long, flexueux, qui s'entortille sur les corps voisins à la manière des vrilles. — Les fleurs, grandes et belles, portées sur de longs pédoncules axillaires, se succèdent dans nos climats pendant tout l'été, et même jusqu'à l'entrée de l'hiver; dans les pays chauds, dit Dutour, la capucine demeure verte et fleurit toute l'année. Chaque fleur présente un calice monophylle, caduc, divisé profondément en cinq découpures lancéolées, et terminé postérieurement par une sorte de capuchon [1]; une

———

[1] La plante doit à cette conformation singulière le titre de *capucine.* Le nom

superbe corolle, composée de cinq pétales obtus, de grandeur et de figure inégales, de couleur jaune orangé ou ponceau fort éclatant, attachés au calice, alternes avec ses découpures ; les deux supérieurs nus et striés à leur base de lignes pourpres ; les trois inférieurs ayant les onglets ciliés. — Le fruit, trilobé, consiste en trois capsules charnues réunies, convexes et sillonnées en dehors, angulaires à l'intérieur, et fixées à la base du style persistant ; chacune d'elles renferme une graine ovoïde.

On doit à la fille du célèbre Linné la première observation d'un phénomène très-curieux. Dans les beaux jours d'été, vers le crépuscule du soir, au mois de juillet surtout, il sort des fleurs de la capucine une lumière vive comme l'éclair, et qui ressemble à une étincelle électrique. M. Braconot croit pouvoir attribuer ces petits éclairs qui s'échappent du voisinage des parties sexuelles de cette plante à une production de phosphore qui brûle, et s'acidifie à mesure qu'il est formé. En effet, M. Braconot a trouvé dans la capucine, non-seulement une quantité notable d'acide phosphorique, mais encore des phosphates de potasse et de chaux ; il a démontré en outre la présence des carbonate, sulfate et muriate de potasse.

Toute la planche fraîche, et spécialement les fleurs, ont une saveur, une odeur et des propriétés fort analogues à celles du cresson ; aussi la capucine est-elle souvent désignée par les titres de cresson d'Inde, cresson du Pérou, cresson du Mexique. Les jolies fleurs servent à orner les salades, et à en relever le goût. On confit au vinaigre les jeunes boutons et les fruits verts, comme ceux du câprier, qu'ils peuvent remplacer : Dutour assure même que les câpres-capucines sont plus parfumées. Toutefois, il importe d'observer que l'action médicamenteuse de ce cresson péruvien est très-inférieure à celle de nos cressons indigènes. Cependant on a préconisé le suc des feuilles de capucine, non-seulement à titre d'antiscorbutique, mais comme un précieux antiphthisique. MM. Roques et Biet remarquent judi-

---

générique *tropæolum* rappelle le casque et le bouclier dont les fleurs et les feuilles offrent l'image. Voici les propres expressions de l'immortel Linné : *Ita dixi herbam, quum hortulani solent pyramidulum reticulatum exstruere, per quem scandat planta, dum lepide veterum repræsentat tropæos, seu statuas victoriales, ubi folia clypeos, et flores galeas auratas sanguine tinctas hastaque pertusas exhibent.*

cieusement à ce sujet que, le catarrhe pulmonaire ayant été confondu mille fois avec la phthisie, on doit ajouter peu de confiance à ces cures brillantes fastueusement prônées par des docteurs inhabiles et incapables de saisir le vrai caractère d'une maladie.

Si les fruits de la capucine donnent à leur état de verdeur un assaisonnement agréable, ils acquièrent, en mûrissant et se desséchant, la faculté cathartique. Une jeune femme fut purgée cinq fois avec deux de ces capsules; un soldat robuste, qui en prit trois, éprouva six déjections alvines très-abondantes [1].

La petite capucine, *tropæolum minus*, se rapproche singulièrement de la grande par ses caractères botaniques, et peut servir aux mêmes usages. La plupart des naturalistes, Lamarck, Gilibert, Dutour, Delaunay, fixent à l'année 1580 l'introduction de cette plante en Europe. Cette date est évidemment fausse; car je lis dans un ouvrage de Monardès, médecin espagnol, qui mourut en 1518 : *Semen floris sanguinei, ex Peru delatum, terræ commissi, ut ejus elegantiam potiùs conspicerem, quam quod ulla medica facultate præditus sit.*

---

[1] Arnold, *Observ. phys. med.;* 1777, page 70.

EXPLICATION DE LA PLANCHE. (*La plante est réduite aux deux tiers de sa grandeur naturelle.*) — 1. L'un des trois pétales inférieurs réduit à moitié de sa grandeur naturelle. — 2. Calice et étamines. — 3. Pistil de grandeur naturelle. — 4. Fruit entier de grandeur naturelle. — 5. Une des trois parties du fruit détachée. — 6. Graine dépouillée de son péricarpe.

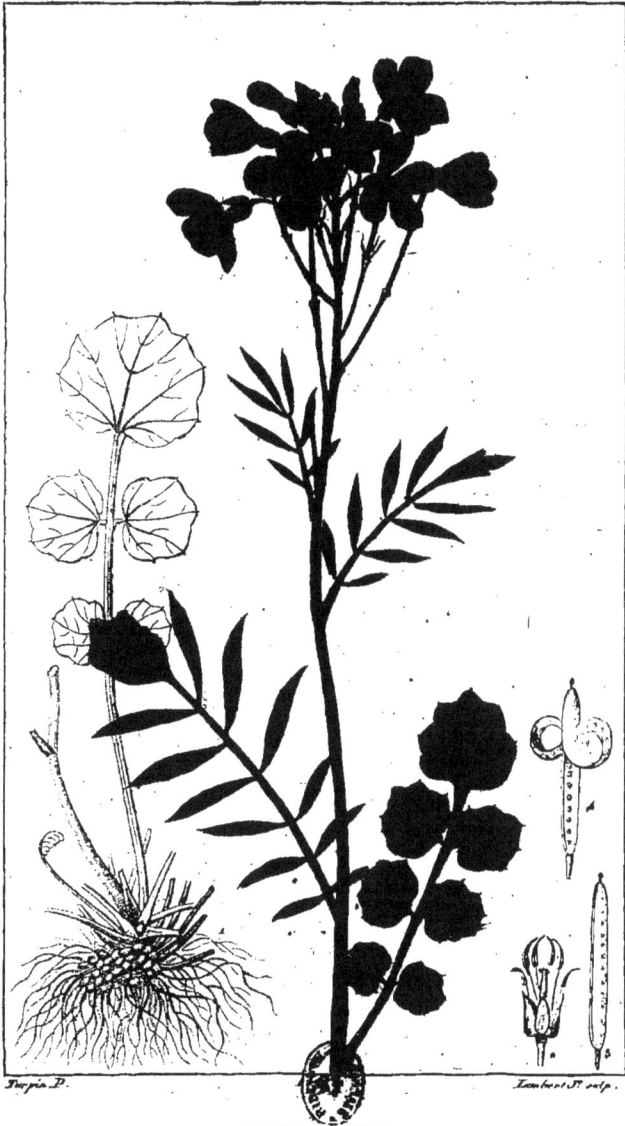

97.

CARDAMINE.

a. l. l.

XCVII.

CARDAMINE.

Grec. . . . . καρδαμινη ; σισυμϐριον ετιρον, Dioscoride.

Latin. . . . .
- NASTURTIUM PRATENSE ; Bauhin , Πιναξ , clas. 3 , sect. 2.
- CARDAMINE PRATENSIS ; Tournefort, clas. 5 , *cruciformes.*
- CARDAMINE PRATENSIS, *foliis pinnatis, foliolis radicalibus subrotundis, caulinis lanceolatis ;* Linné, clas. 15 , *tétradynamie siliqueuse ;* — Jussieu, clas. 13 , ord. 3 , *crucifères.*

Italien. . . . . CARDAMINA; ; CARDAMANTINA ; NASTURZIO SELVAGGIO ; CRESCIONE PRATENSE.

Espagnol. . . . . GARDAMINE DE PRADOS.

Français. . . . . CARDAMINE ; CRESSON DES PRÉS; CRESSON ÉLÉGANT ; CRESSON SAUVAGE; PASSERAGE SAUVAGE.

Anglais. . . . . MEADOW LADIES SMOCK ; MEADOW CRESSES ; GUCKOW FLOWER.

Allemand. . . . . WIESENKRESSE, WIESEN-SCHAUMKRAUT.

Hollandais. . . . . . . WEIDE-KERS ; GEMEEN SCHUIMBLAD ; KOEKOES-BLOEM.

Polonais. . . . . ÆNGKRASSE.

On trouve communément cette plante vivace dans les prairies basses et humides, dans les marécages, le long des fossés.

La racine est blanchâtre, dure, fibreuse. — La tige droite, ordinairement simple, cylindrique, glabre, s'élève à la hauteur de quinze à vingt pouces. — Les feuilles sont alternes, ailées avec impaire ; les radicales sont composées de cinq à neuf folioles obrondes, subanguleuses, et d'autant plus grandes qu'elles sont plus près du sommet de la feuille. Les folioles des feuilles caulinaires sont plus nombreuses, étroites, lancéolées, et même linéaires à mesure qu'elles deviennent supérieures. — Les fleurs sont grandes, blanches, avec une teinte purpurine plus ou moins remarquable, et disposées en corymbe ou en bouquet lâche et terminal [1] ; chacune d'elles présente un calice de quatre folioles légèrement ouvertes, une corolle formée de quatre pétales en croix, ovales arrondis, veinés, et beaucoup plus grands que le calice; six étamines, insérées sur le réceptacle, dont quatre sont un peu plus longues que les deux autres, à anthères arquées et sagittées; un ovaire supérieur, dépourvu de style, et

---

[1] Lamarck, dans l'*Encyclopédie méthodique : Botanique* , tome II, page 184.

surmonté d'un stigmate en tête obtuse. — Le fruit est une silique allongée, linéaire, comprimée, à deux valves qui s'ouvrent avec facilité en se roulant sur elles-mêmes de bas en haut, et divisée par une cloison en deux loges qui renferment des graines nombreuses et arrondies.

Des traits frappans de ressemblance rapprochent, et confondent, pour ainsi dire, la cardamine avec le cresson. Les anciens désignaient ces plantes par les mêmes noms ou par des noms prodigieusement analogues [1]. Ils ont été imités par les modernes, comme on peut s'en convaincre en jetant un coup d'œil sur la synonymie. Les jeunes feuilles de la cardamine, offrant l'odeur du cresson et la saveur piquante qui plaît dans cette crucifère, pourraient également se manger en salade. Cependant elles sont rarement employées à cet usage, et plus rarement encore prescrites par les médecins à titre d'antiscorbutiques. Heberden prétend que les fleurs calment les douleurs de la goutte, et George Baker exalte les vertus antispasmodiques de ces fleurs pulvérisées, et administrées à la dose d'un scrupule à un gros par jour. J'ai peine à croire aux guérisons d'hystérie, d'asthme, de chorée, de dysphagie, mentionnées par le docteur anglais, surtout quand je vois les fleurs extrêmement peu actives de la cardamine tromper l'espoir des praticiens les plus distingués.

Les moutons et les chèvres aiment à brouter cette plante, que les vaches, les chevaux et les cochons négligent [2]; les abeilles et la phalène aurore vont puiser le suc de ses fleurs.

[1] Καρδαμον, cresson; καρδαμινη, plante analogue au cresson, plante cressonnée. Cette étymologie me paraît si naturelle, si évidente, que je ne conçois pas pourquoi le savant philologue Théis préfère dériver le mot *cardamine* de καρδια, cœur, et δαμαω, je dompte, à cause de la qualité fortifiante et stomachique de cette crucifère.

[2] Willich, *Domestic encyclopædia*; 1802, tome III, page 58.

EXPLICATION DE LA PLANCHE. (*La plante est représentée de grandeur naturelle.*) — 1. Racine et feuille radicale. — 2. Calice, pistil et étamines grossis. — 3. Silique ou fruit de grandeur naturelle. — 4. Même avec deux battans roulés en spirale.

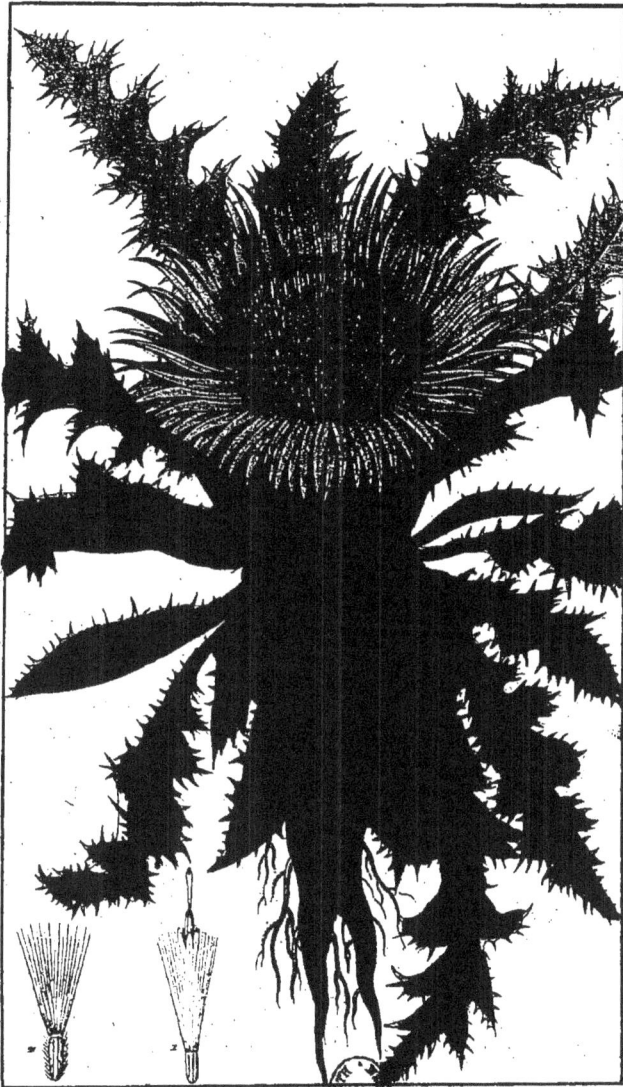

98.

Turpin. P.   Lambert J.ᵉ sculp.

CARLINE.

a. t. l.

XCVIII.

CARLINE.

Grec. . . . . χαμαιλέων λευκος· ιξια.

Latin. . . . .
{ CARLINA ACAULOS, *magno flore* ; Bauhin, Πιναξ, lib. 10, sect. 6 ; —
Tournefort, clas. 14 , *radiées.*
CARLINA ACAULIS, *caule unifloro , flore breviore ;* Linné, clas. 19, *syn-
génésie polygamie égale ;* — Jussieu, clas. 10, ord. 2, *cynarocéphales.*

Italien. . . . . CARLINA.
Espagnol. . . . . . . CARLINA.
Français. . . . . CARLINE.
Anglais. . . . . CARLINE ; CAROLINE THISTLE.
Allemand. . . . . . . EBERWURZEL.
Hollandais. . . . . . . EVERWORTEL.

CETTE plante vivace aime les climats chauds et les lieux élevés :
on la trouve sur les montagnes de l'Italie, de la Suisse, du Languedoc, de la Provence, et sur les collines sèches de l'Auvergne.
La racine, épaisse, oblongue, subfusiforme, garnie de quelques
fibres éparses, rousse à l'extérieur, blanche-jaunâtre intérieurement,
pénètre dans le sol jusqu'à la profondeur de huit à dix pouces. —
Les feuilles partent immédiatement de la racine. Étalées sur la terre
en une large rosette d'un pied de rayon, elles sont simples, dentées, épineuses en leurs bords, laciniées, et presque ailées. — La
fleur composée-flosculeuse, très-remarquable par sa largeur de quatre à six pouces, ne l'est pas moins par sa position ; solitaire, sessile
au centre de la rosette formée par les feuilles, elle présente un calice
commun, ventru, imbriqué, composé d'écailles lâches, pointues,
dont les intérieures, fort longues, lancéolées, légèrement purpurines vers leur base, blanches supérieurement, imitent une couronne
radiée, tandis que les extérieures sont courtes et épineuses ; les corolles sont des fleurons, tous hermaphrodites, tubulés, quinquéfides, réguliers, posés sur un réceptacle épais chargé de paillettes, et
entourés par le calice commun. — Le fruit consiste en plusieurs
graines subcylindriques, couronnées d'une aigrette plumeuse, et
environnées par le calice persistant.

« Dans les Basses-Alpes, dit M. Bosc, on donne aux carlines le

CARLINE.

nom vulgaire de *chardousses*, et celui de *loques* dans les Cévennes. Partout où elles se trouvent, les habitans en mangent les réceptacles comme ceux des artichauts, auxquels ils ne sont point inférieurs en bon goût, et qu'ils surpasent très-souvent en grosseur. On les sèche pour l'hiver; mais ces plantes, dont la nature est prodigue dans les lieux qui leur conviennent, ne souffrent que difficilement la culture, et inutilement on a tenté plusieurs fois de les introduire dans les jardins même de leur climat. »

Recherchée par les chèvres, la carline est négligée par les vaches et les autres bestiaux. Ses fleurs, s'épanouissant par un temps sec et se fermant lorsque l'atmosphère est humide, sont un hygromètre naturel ; desséchées, elles caillent assez bien le lait, comme celles de la plupart des chardons.

Toutefois, c'est uniquement la racine dont les vertus merveilleuses ont été fastueusement célébrées. La carline doit même sa dénomination à sa propriété alexipharmaque révélée, dit-on, par un ange à Charlemagne, qui préserva et guérit ainsi de la peste une grande partie de son armée. Administrée par des mains profanes et vulgaires, la carline mérite à peine d'occuper un des derniers rangs parmi les plantes médicamenteuses. Douée d'une saveur piquante non désagréable, et d'une odeur aromatique, imprégnée d'une huile essentielle assez pesante, elle produit sur l'organisme animal une excitation médiocre qui n'a rien de particulier. Le professeur Gilibert en fait un éloge que l'expérience est loin de justifier. Il dit que l'infusion vineuse de carline s'est montrée utile dans le rhumatisme, les dartres, la gale, l'anorexie, les flatuosités, la suppression des règles; elle a ranimé les malades et accéléré la crise des fièvres intermittentes et rémittentes atoniques. La dose est de trois à quatre gros, infusés dans l'eau, et plus communément digérés dans le vin. Quand on l'administre en substance, deux gros de cette racine pulvérisée suffisent. Elle entre dans la thériaque, l'orviétan, l'essence alexipharmaque de Stahl, et autres préparations pharmaceutiques analogues, appelées, à juste titre, monstrueuses par Chaptal.

EXPLICATION DE LA PLANCHE. (*La plante est réduite au tiers de sa grandeur naturelle.*) — 1. Fleuron de grandeur naturelle.

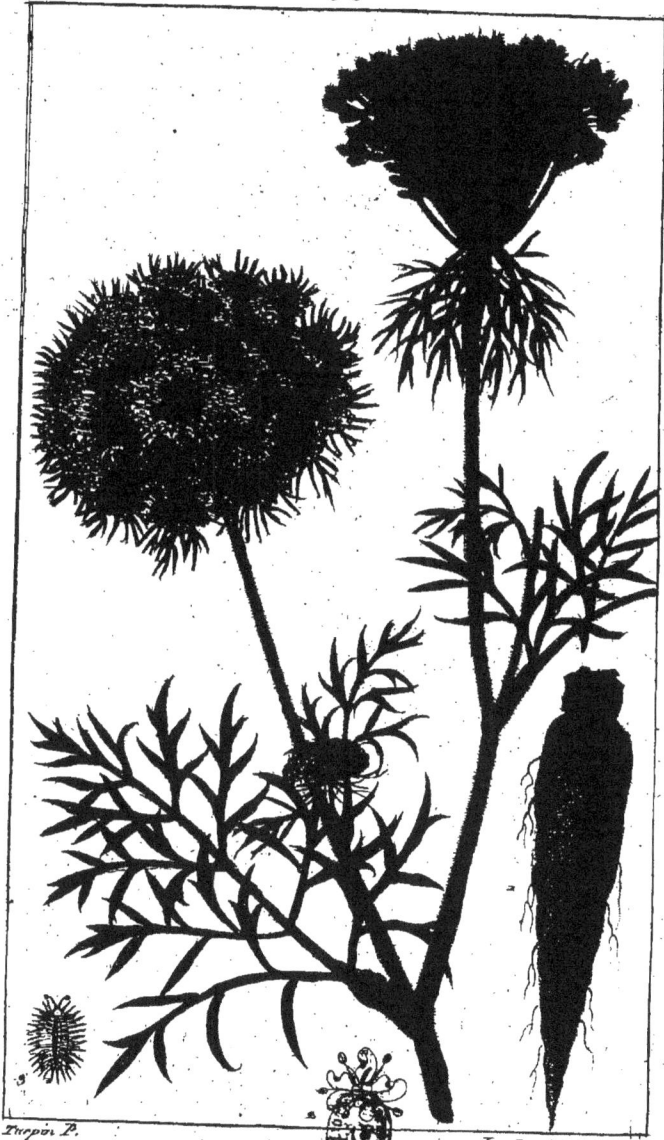

99

Turpin P.

Lambert J.? sculp.

CAROTTE.

a. b. l.

CAROTTE.

Grec.	δ͛αυκος.
Latin.	PASTINACA TENUIFOLIA SILVESTRIS DIOSCORIDIS, vel DAUCUS OFFICINARUM; Bauhin, Πιναξ, lib. 4, sect. 4.
	DAUCUS VULGARIS; Tournefort, clas. 7, *ombellifères*.
	DAUCUS CAROTA, *seminibus hispidis, petiolis subtùs nervosis*; Linné, clas. 5, *pentandrie digynie*; — Jussieu, clas. 12, ord. 2, *ombellifères*.
Italien.	CAROTA; DAUCO.
Espagnol.	ZANAHORIA.
Français.	CAROTTE.
Anglais.	CARROT; BIRD'S NEST.
Allemand.	MOEHRE; MOHRRUEBE; VOGELNEST; KAROTTE.
Hollandais.	PEEN VOGELNEST; KAROTE.
Suédois.	MOROT.
Polonais.	MARCHEW.

Il est certain que la culture améliore, perfectionne la carotte sauvage, sans altérer notablement ses caractères botaniques. Toutefois, cette dernière étant la souche primitive, et en quelque sorte le type originel de la plante, c'est elle que je vais décrire. On la trouve communément dans les prés, sur le bord des champs et le long des chemins.

La racine, blanche jaunâtre, dure, grêle, fusiforme, s'enfonce profondément dans le sol, jetant çà et là quelques ramuscules. — La tige, herbacée, rameuse, légèrement cannelée, chargée de poils courts, s'élève à la hauteur de deux ou trois pieds. — Les feuilles, amplexicaules, grandes, molles, deux ou trois fois ailées, ont leurs folioles partagées en découpures très-étroites et pointues. — Les fleurs sont disposées en ombelles doubles, qui, planes pendant la floraison, se contractent et deviennent concaves à mesure que le fruit approche de sa maturité [1]. L'ombelle générale est munie d'une collerette dont les folioles sont laciniées; celles de la collerette de l'ombellule sont plus simples. Chaque fleur présente cinq pétales,

---

[1] C'est par allusion à la forme de cette concavité que les Anglais, les Allemands et les Hollandais ont nommé la carotte nid d'oiseau : *bird's nest; vogelnest*.

blancs ou rougeâtres, cordiformes, les extérieurs plus grands; cinq
étamines, dont les filamens portent les anthères simples; un ovaire
inférieur, chargé de deux styles courts. — Le fruit ovoïde se partage
en deux graines aplaties d'un côté, convexes de l'autre, hérissées de
nombreux poils rudes.

C'est au zèle de la société établie à Londres pour l'encourage-
ment des arts, dit Dutour[1], qu'on doit la culture en grand de la
carotte. Comme elle pivote beaucoup, elle n'épuise point la super-
ficie du terrain, et par conséquent ne peut nuire aux blés ni aux
grains de toute espèce qui sont semés après elle. Cette plante fournit aux bestiaux une nourriture abondante et substantielle[2]. Les
bœufs, les moutons, les chevaux et les porcs mangent la racine
avec plaisir : elle les engraisse, les maintient en santé, et les rétablit promptement après la maladie; le lait des vaches en est aug-
menté et rendu meilleur, ainsi que le beurre. Miller assure[3] qu'un
arpent de terre ensemencé de carottes donne plus de fourrage que
trois arpens de navets aux moutons, aux cochons et aux bœufs,
dont la chair devient en outre plus ferme et plus savoureuse. Ces
animaux broutent aussi le jeune feuillage; mais après la floraison
ils sont repoussés par l'aspérité des tiges et des graines de cette ombellifère, que, pour cette raison, Brugmans regarde comme nuisible
aux prairies[4].

L'agronome Walford est dans l'usage de semer des carottes toutes
les fois qu'il fait une plantation de pins ou d'arbres qui se dépouillent. En arrachant les carottes, on fait, selon lui, moins de tort aux
petites racines des arbres qu'en labourant autour d'eux, et le vide
qu'elles laissent se remplissant de la terre la plus meuble, les racines encore tendres des jeunes arbres poussent avec plus de facilité[5].

Il existe plusieurs variétés de carottes, qui se distinguent surtout
par la couleur. En France on préfère la jaune : la blanche craint
moins l'humidité; la plus recherchée en Hollande est celle d'un

[1] *Nouveau Dictionnaire d'Histoire naturelle*; 1803, tome IV, page 369.
[2] R. Billing, *An account of carrots, and their great use in feeding and fatte-
ning cattle*; in-8°. *London*, 1765.
[3] *The abridgment of the gardeners dictionary*; 1763.
[4] Kops, *Flora Batava*.
[5] Dutour, dans le *Nouveau Dictionnaire d'Histoire naturelle*.

rouge vif, appelée communément carotte de Hoorn[1]; les Anglais accordent la prééminence à la carotte orange.

Je connais peu de légumes plus agréables et plus salubres que la carotte, qui tantôt se mange seule, et tantôt parfume et assaisonne les autres alimens. Marggraf en a retiré un sirop ou miel excellent, qui pourtant a refusé de se cristalliser en sucre. Séchée et réduite en poudre, la racine de carotte est utile aux voyageurs, et peut entrer, sous cette forme, dans les potages et dans les ragoûts. On en fait un pain de qualité médiocre, suivant Mattuschka : Forster, Hunter et Hornby en ont retiré de bonne eau-de-vie.

Aux environs de Dusseldorf, d'Elberfeld, dans le canton du Léman et ailleurs, on rôtit la racine de carotte pour la mêler au café en diverses proportions.

Il faut bien parler des propriétés médicinales de la carotte, puisqu'elles ont été fastueusement exaltées. Rosen et Van den Bosch la disent vermifuge; Lacroix compose avec le suc de cette racine un sirop que je croirais volontiers utile dans certaines dysenteries. La carotte est un des lithontriptiques accumulés dans la rapsodie de Théophile Lobb[2]. Mais elle a surtout été célébrée pour la guérison des ulcères putrides, scrofuleux, scorbutiques et cancéreux, par Sulzer, Michaelis, et tout récemment par M. Bouillon-Lagrange, qui l'administre à l'intérieur et à l'extérieur. Déjà l'illustre Arétée l'avait employée avec succès contre l'éléphantiasis. Le docteur Bridault, de la Rochelle, voyait dans la carotte une véritable panacée[3]. Observateur plus judicieux, M. Montègre pense qu'elle mérite à peine d'occuper une place dans les officines pharmaceutiques[4]. Sa graine, aromatique, est une des quatre semences chaudes mineures : elle communique à la bière une saveur piquante et une qualité supérieure. Son infusion théiforme est une boisson stimulante, dont les Anglais font un usage fréquent. L'huile essentielle qu'on en retire par la distillation était regardée jadis comme un excellent diuré-

---

[1] Kops, *Flora Batava.*

[2] *A treatise on dissolvents of the stone;* 1639.

[3] Traité sur la carotte, et Recueil d'Observations sur l'usage et les effets salutaires de cette plante dans les maladies externes et internes.

[4] *Gazette de santé;* 1 janvier 1816, page 4.

CAROTTE.

tique, un précieux emménagogue. Ces vertus éminentes n'ont point été confirmées par l'expérience des pharmacologistes modernes.

EXPLICATION DE LA PLANCHE. (*La plante est réduite à la moitié de sa grandeur naturelle.*) — 1. Racine réduite. — 2. Fleur entière grossie. — 3. Fruit entier grossi.

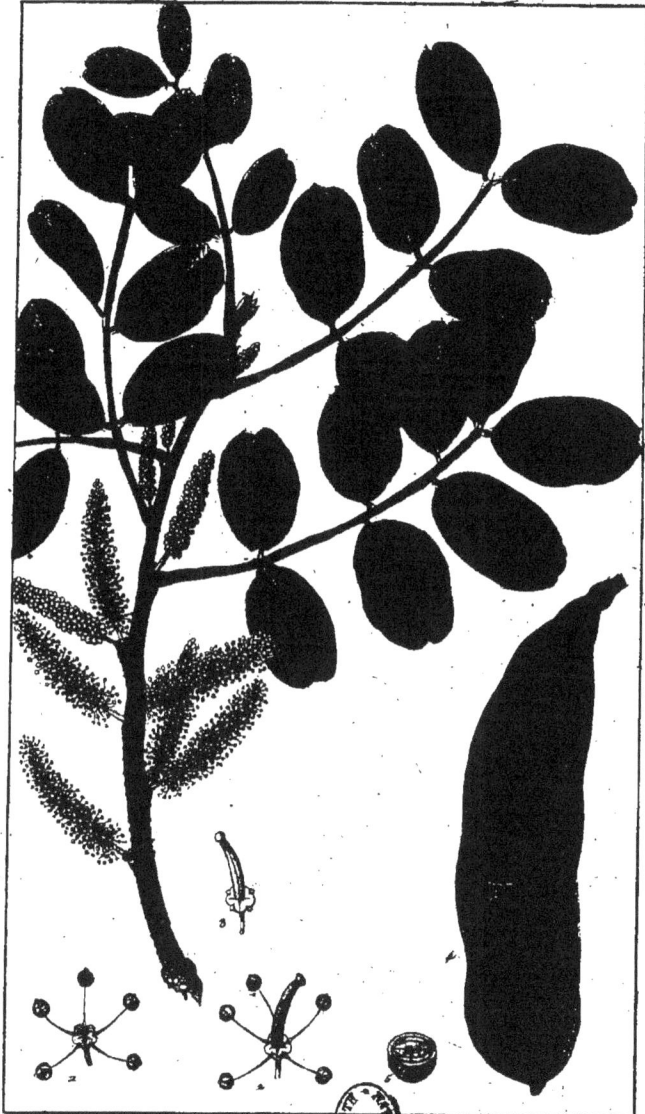

100

Turpin P.

Lambert P sculp.

CAROUBIER.

C.

CAROUBIER.

Grec. . . . . κεpατια ; κεpατωνια.

Latin. . . . .
SILIQUA EDULIS; Bauhin, Πιναξ, lib. 11 , sect. 2 ; — Tournefort,
clas. 18, *arbres apétales.*

CERATONICA SILIQUA ; Linné, clas. 23, *polygamie triœcie;* — Jussieu ,
clas. 14 , ord. 11 , *légumineuses.*

Italien. . . . . CARRUBO ; CARRUBIO ; GUAINELLA.

Espagnol. . . . . ALGARROBO.

Français. . . . . CAROUBIER ; CAROUGE.

Anglais. . . . . CAROB-TREE ; JOHN'S BREAD-TREE.

Allemand. . . . . KAROBBAUM ; JOHANNISBROBBAUM ; SODBRODDAUM ; Gmelin.

Hollandais. . . . . . . KAROBEN-BOOM ; JANS BROODBOOM.

Suédois. . . . . JOHANNISBROD.

CONNU de temps immémorial, mentionné dans les écrits les plus antiques, le caroubier croît et prospère sous le beau ciel de l'Orient et dans les climats tempérés de l'Europe. Il se plaît beaucoup sur les terrains pierreux et dans les fentes des rochers.

C'est un arbre de grandeur médiocre, toujours vert, dont la cime est étalée comme celle du pommier, les branches tortueuses, et le tronc raboteux à écorce brune. — Les feuilles sont ailées sans impaire, et composées de six ou huit folioles ovales-obtuses, lisses, fermes, coriaces, presque sessiles, vertes en dessus, veineuses et pâles en dessous. — Les fleurs viennent sur la partie nue des branches et dans l'aisselle des feuilles en petites grappes, d'abord pourpres, puis blanchissant à mesure qu'elles approchent de la maturité : elles sont tantôt unisexuelles, tantôt hermaphrodites; celles-ci présentent un petit calice ouvert à cinq divisions; un disque charnu, quinquélobé, occupant le milieu de la fleur; cinq étamines, dont les longs filamens, opposés aux divisions du calice, portent des anthères didymes; un ovaire supérieur, situé au centre du disque, et surmonté d'un style simple, que termine un stigmate légèrement capité. — Le fruit [1] est une sorte de silique, ou plutôt une gousse,

---

[1] Frappés de la ressemblance de ce fruit avec les cornes de divers animaux, les Grecs donnèrent à l'arbre le nom de κερατωνια, que lui a conservé Linné : de κερας, génitif κερατος, corne. J'ajouterai que κερατιον signifie également *petite corne* et *silique;* ces deux objets ont en effet beaucoup d'analogie, je dirai presque une similitude parfaite.

longue de six à huit pouces, obtuse, aplatie, communément arquée, lisse, épaisse en ses bords, divisée intérieurement par des cloisons transversales, en plusieurs loges, dont chacune contient, dans une pulpe succulente, une graine elliptique, comprimée, dure et luisante.

Toutes les parties du caroubier sont utiles. Son bois, très-dur, veiné d'un beau rouge foncé, est propre aux ouvrages de menuiserie et de marqueterie : mais il est sujet à se carier lorsque l'arbre vieillit; l'aubier, d'ailleurs, est trop considérable et trop tendre; les feuilles et l'écorce servent au tannage.

Acerbe quand il est vert, le fruit du caroubier acquiert par la maturité une saveur très-douce; Proust en a même retiré un véritable sucre. J'ai vu vendre ces gousses à vil prix aux marchés de Venise et de Padoue, et j'en ai souvent mangé avec plaisir, sans éprouver ni diarrhées ni coliques; les Maures en font une immense consommation; elles sont si communes dans certains pays, qu'on s'en sert pour nourrir les pauvres et engraisser les bestiaux. Je vois même avec surprise que, dès les temps les plus reculés, ce fruit n'était point estimé ce qu'il vaut. Pour exprimer l'état de misère auquel était réduit l'Enfant prodigue, saint Luc l'évangéliste le représente mendiant des caroubes, *qui sont la nourriture ordinaire des pourceaux.*

Les Égyptiens extraient de ces gousses une sorte de miel, et les emploient pour confire les tamarins et les myrobolans : mêlées avec la racine de réglisse, le raisin sec et d'autres fruits, elles forment la base des sorbets dont les Musulmans font un usage journalier.

La pulpe des caroubes, nommées dans les pharmacies *siliquæ dulces*, est administrée comme béchique, et Jœrdens prétend avoir guéri, par ce moyen, des toux convulsives extrêmement opiniâtres. Elle entre dans le sirop diacode, ainsi que dans la décoction pectorale de la pharmacopée de Wirtemberg.

EXPLICATION DE LA PLANCHE. (*La figure que nous donnons est l'individu mâle, réduit au tiers de sa grandeur naturelle.*) — 1. Fleur mâle de grandeur naturelle, composée d'un petit calice quinquépartite, d'un disque charnu, quinquélobé, au centre duquel est un pistil avorté, et de cinq longues étamines à anthères didymes. — 2. Fleur hermaphrodite de nature. — 3. Fleur simplement femelle. — 4. Fruit, moitié grandeur naturelle, dont on a enlevé la moitié d'un des deux battans, afin de faire voir les loges et les graines. — 5. Graine coupée horizontalement.

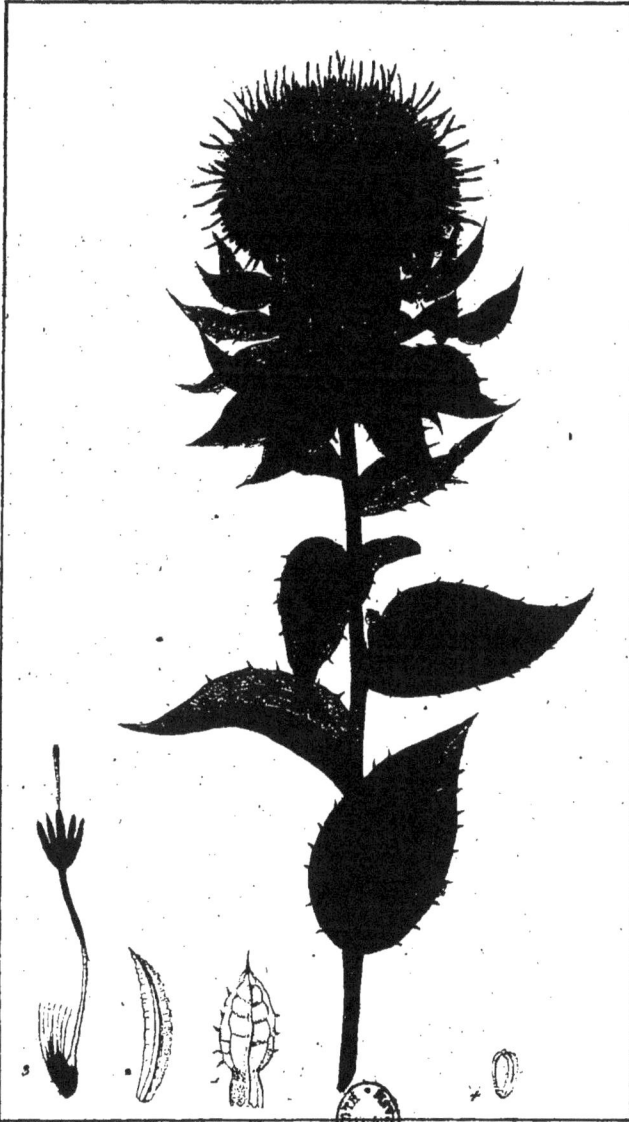

101

Turpin P.

Lambert F. sculp.

CARTHAME.

a.l.l.

CARTHAME.

Grec.	κνικος, Théophraste, Dioscorides; κνηκος, Hippocrate.
Latin.	CNICUS SATIVUS, sive CARTHAMUM OFFICINARUM; Bauhin, Πιναξ, lib. 10, 6, sect. 6.
	CARTHAMUS OFFICINARUM, *flore croceo;* Tournefort, clas. 12, *flosculeuses.*
	CARTHAMUS TINCTORIUS, *foliis ovatis, integris, serrato-aculeatis;* Linné, clas. 19, *syngénésie polygamie égale;* — Jussieu, clas. 10, ord. 2, *cynarocéphales.*
Italien.	CARTAMO; CROCO ORTENSE; ZAFFERANO SARACINESCO.
Espagnol.	ALAZOR; AZAFRAN ROMI.
Français.	CARTHAME; SAFRAN BATARD.
Anglais.	SAFFLOWER; BASTARD SAFFRON; DYER'S SAFFLOWER.
Allemand.	SAFLOR; WILDER SAFRAN; GARTENSAFRAN.
Hollandais.	WILDE SAFFRAAN; BASTERD SAFFRAAN.
Suédois.	SAFFLER.

C'est de l'Égypte que nous vient cette plante annuelle, non moins remarquable par l'élégance de son port et la beauté de ses fleurs, que par son utilité dans plusieurs arts.

La racine est fusiforme. — La tige, droite, cylindrique, dure, glabre, feuillée, s'élève à la hauteur d'environ deux pieds. — Les feuilles sont alternes, sessiles, simples, entières, veineuses, ovales-pointues, bordées de quelques dents épineuses. — Les fleurs, solitaires à l'extrémité des rameaux, forment de grosses et jolies touffes d'un beau rouge de safran. Chacune d'elles présente un calice commun, ovale, embriqué d'écailles foliacées, appendiculées, et dont les extérieures sont armées d'épines latérales et terminales; des fleurons, tous hermaphrodites, infundibuliformes, réguliers, quinquéfides, posés sur un réceptacle chargé de poils, et environnés par le calice commun. — Le fruit consiste en plusieurs graines solitaires, luisantes, quadrangulaires-cunéiformes, dépourvues d'aigrette.

Dutour observe qu'il faudrait encourager en France la culture du carthame pour n'être point, à cet égard, tributaire de l'étranger: l'habile agronome expose avec beaucoup de soin les procédés employés par les Allemands pour la culture de cette plante, qui, chez eux, prospère et mûrit constamment bien [1].

---

[1] *Nouveau Dictionnaire d'Histoire naturelle;* 1803, tome IV, page 386.

CARTHAME.

L'économie domestique et rurale tire un parti très-avantageux du carthame. Outre que les tiges servent au chauffage, elles sont broutées par les chèvres et les moutons, qui mangent plus avidement encore les feuilles. Celles-ci, dans leur état de fraîcheur, sont assaisonnées en guise de salade, ou préparées comme les épinards. Desséchées et réduites en poudre, elles coagulent le lait; aussi les Égyptiens s'en servent-ils pour faire leurs fromages.

Sous un périsperme dur, cartilagineux, brun, les semences du carthame contiennent une amande blanche, d'une saveur âcre et nauséabonde, suivant Fourcroy, tandis qu'elle est douce et onctueuse suivant Murray[1], Spielmann[2] et Gilibert[3]. C'est dans l'écorce que l'habile médecin de Lyon place le principal purgatif, dont l'illustre professeur de Strasbourg nie l'existence. Au lieu de chercher à concilier ces opinions diverses, les thérapeutistes modernes ont absolument renoncé à l'emploi des semences de carthame[4] : elles nourrissent et engraissent la volaille; on les appelle même vulgairement *graines de perroquet*, parce que ces oiseaux en sont très-friands.

La médecine peut, et par conséquent doit abandonner à l'art tinctorial le carthame, dont la fleur fournit deux principes colorans : l'un, jaune, extractif, soluble dans l'eau, est ordinairement rejeté comme inutile; l'autre, rouge, résineux, se dissolvant dans les alcalis, communique aux étoffes de soie, de laine et de coton, les couleurs rose, cerise et ponceau, qui ne sont point parfaitement solides[5].

Je crois utile d'indiquer succinctement la préparation d'une sorte de fécule ou de laque, employée dans la peinture, et surtout dans l'art cosmétique, sous le nom de rouge végétal, rouge des toilettes, ou vermillon d'Espagne.

On met dans un sac de toile une certaine quantité de fleurs de

---

[1] *Apparatus medicaminum;* 1793, tome I, page 145.

[2] *Institutiones materiæ medicæ;* 1784, page 631 : *Non perspicio quo modo medulla omnino dulcis alvum multum commovere queat.*

[3] *Démonstrations élémentaires de botanique;* 1796, tome II, page 721.

[4] L'extrait de carthame, ou cnicopharmaque, l'électuaire diacarthame d'Arnauld de Villeneuve, la poudre antarthritique purgative de Perard, sont également bannis de toutes nos pharmacopées actuelles.

[5] Berthollet, dans les *Mémoires de l'Institut du Kaire.*

Dutour, dans les *Annales des arts et manufactures,* tome XVII, page 190.
Dutour, *loc. cit.*

carthame, qu'on lave dans un courant d'eau, jusqu'à ce que le liquide n'en soit plus teint. On exprime ensuite le carthame, et on le mêle avec un vingtième de son poids de soude du commerce ; on le fait tremper dans de l'eau pure ; on l'exprime de nouveau, et l'on verse sur la teinture alcaline filtrée, du suc de citron, qui précipite la couleur rouge [1].

Le carthame laineux, *carthamus lanatus*, L., s'élève à la même hauteur que le précédent. Sa tige est pareillement droite, cylindrique, dure, et rameuse vers son sommet ; elle est en outre lanugineuse, spécialement entre les bractées, où les poils ressemblent à de la toile d'araignée. L'amertume qui caractérise cette plante, et surtout son extrémité fleurie, révèle des propriétés médicamenteuses : aussi a-t-elle été souvent prescrite comme diaphorétique, fébrifuge et anthelmintique ; elle doit même à ces vertus, réelles ou supposées, le titre de chardon *béni* des Parisiens ; et, s'il faut adopter le sentiment de l'illustre Fourcroy, elle n'est pas moins active que le vrai chardon béni, dont je parlerai en traçant l'histoire de la centaurée. Les Anglais nomment le carthame laineux, chardon à quenouilles, *distaff thistle*, à cause de l'usage auquel il est consacré dans certains pays.

---

[1] Cadet, dans le *Dictionnaire des Sciences médicales ;* tome IV, page 121.

EXPLICATION DE LA PLANCHE. (*La plante est de grandeur naturelle.*) — 1. Écaille extérieure du calice commun. — 2. Écaille intérieure. — 3. Fleuron hermaphrodite, à la base de l'ovaire duquel on a représenté quelques-unes des soies qui tapissent le réceptacle commun. — 4. Fruit.

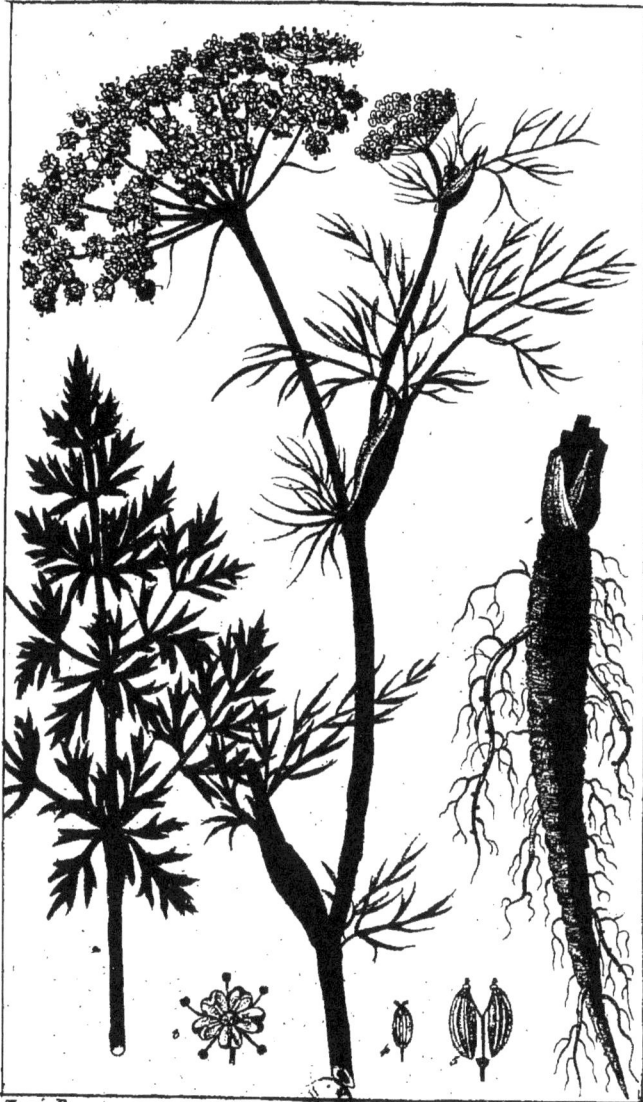

Turpin P.

Lambert J. sculp.

CARVI.

CII.

CARVI.

Grec.	καρον, Dioscorides; καρεον, Aetius.
Latin.	CUMINUM PRATENSE, CARVI OFFICINARUM ; Bauhin, Πιναξ, lib. 4 , sect. 5.
	CARVI CÆSALPINI; Tournefort, clas. 7, *ombellifères.*
	CARUM CARVI ; Linné, clas. 5, *pentandrie digynie ;* — Jussieu, clas. 12,
	ord. 2, *ombellifères* [1].
Italien.	CARVI ; CARO; COMINO TEDESCO.
Espagnol.	ALCARAVEA.
Français.	CARVI; CUMIN DES PRÉS.
Anglais.	CARAWAY.
Allemand.	MATTENKUEMMEL ; GEMEINER KUEMMEL ; WIESENKUEMMEL ; FELDKUEM-
	MEL.
Hollandais.	KARWEY.

Les anciens naturalistes et médecins grecs et romains ont souvent fait mention de cette plante bisannuelle, qu'ils ont nommée καρον, καρεον, *careum*, parce qu'elle croissait plus particulièrement dans la Carie, province de l'Asie. Elle est commune dans les prairies de la France, de l'Allemagne, de la Hollande, de la Suède et de la Pologne.

La racine est fusiforme, de la grosseur du pouce, et garnie de nombreuses fibrilles. Les tiges, droites, fortes, cylindriques, glabres, striées, s'élèvent à la hauteur d'environ deux pieds, et fournissent une grande quantité de rameaux. Les feuilles, alternes, amplexicaules, deux fois ailées, composées de pinnules lancéolées, dont les folioles sont pinnatifides, à découpures linéaires inégales : les feuilles radicales sont beaucoup moins finement découpées; leurs folioles, plus larges, se divisent seulement en lobes anguleux. — Les

---

[1] Il n'y a peut-être pas une seule famille de plantes dans laquelle il soit plus difficile, que dans celle des ombellifères, d'obtenir des caractères génériques parfaitement tranchés : aussi règne-t-il une grande divergence d'opinions à cet égard entre les botanistes. Le carvi, par exemple, pour lequel Linné a établi le genre *carum*, qui jusqu'à présent contient une espèce unique, est aux yeux de Roth un *ligusticum*; Crantz en fait un *apium*; Boissieu propose de l'incorporer dans le genre *pimpinella*; Scopoli et Lamarck trouvent qu'il se range plus naturellement parmi les sésélis.

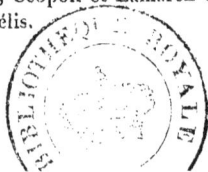

1.

fleurs sont disposées en ombelles terminales : l'ombelle universelle, lâche, étalée, composée de huit à dix rayons inégaux, est garnie d'une collerette à une seule foliole, longue, sétacée ; les ombellules sont courtes, ramassées, dépourvues de collerette ; les cinq pétales, ouverts en rose, sont un peu échancrés à leur sommet. — Le fruit consiste en deux petites graines brunes, accolées, planes intérieurement, convexes et striées en dehors.

Cultivé dans nos jardins [1], le carvi perd une grande portion de son âcreté native ; la racine devient plus volumineuse et plus succulente ; les graines, plus grosses, plus huileuses, exhalent un arôme et acquièrent une saveur plus agréable. Presque tous les bestiaux aiment à brouter cette plante : les feuilles fraîches relèvent le goût des potages. Dès le temps de Dioscorides, on mangeait la racine de carvi comme celle du panais [2] ; c'est probablement elle qui, mentionnée par Jules-César, sous le nom de *chara*, fut broyée, mêlée avec du lait, et réduite en pain par les soldats de Valerius [3]. Les belliqueux Germains en faisaient jadis la base d'une boisson vineuse ; on la mettait aussi confire dans le miel et le moût ; elle se mange encore aujourd'hui, surtout dans le Nord, soit crue, en guise de salade, soit cuite et apprêtée comme les autres racines potagères.

Les Tartares Nogaïs et ceux de Circassie préparent avec les graines de carvi une farine et des gâteaux qui, pour eux, sont un mets exquis, et de première nécessité dans certains cas. Les paysans suédois et allemands assaisonnent avec ces graines leurs soupes, leurs ragoûts, leur pain et leur fromage ; on s'en sert aussi pour aromatiser l'eau-de-vie et l'alcool. En effet, elles contiennent presque la vingtième partie de leur poids d'une huile essentielle éthérée, et en outre un extrait muqueux sucré. Rangées par les pharmacologistes au nombre des semences chaudes majeures, elles sont prescrites, soit pulvérisées, à la dose d'un scrupule à un gros, soit à celle d'une once, bouillies dans une livre d'eau, qu'on boit en tisane, ou qu'on

---

[1] Les procédés relatifs à la culture ont été décrits par Jean Théophile Gleditsch, dans le tome second de ses *Vermischte physikalisch-botanisch-œkonomische Abhandlungen*, 1766.

[2] Περι υλης ιατρικης, lib. III, cap. 66.

[3] J. G. Weinmann, *Tractatus botanico-criticus de chará Cæsaris*; in-8°. Carolsruhæ, 1769.

injecte en lavement. Quelquefois on administre quatre ou six gouttes d'huile volatile, répandues sur un morceau de sucre, ou incorporées dans une potion. Ces diverses préparations conviennent dans l'atonie de l'appareil digestif; elles sont propres surtout à rétablir l'équilibre des forces inégalement distribuées : tel est du moins le sentiment de Hermann[1], de Ypey[2], de Willemet[3], de Sprengel[4]. Willich recommande aux personnes dont l'estomac ne remplit pas convenablement ses fonctions, des tartines de beurre saupoudré de carvi, de gingembre et de sel.

On a exalté les vertus galactopoïétique, carminative et aphrodisiaque du carvi; j'ai suffisamment examiné et apprécié ces propriétés, communes à la plupart des ombellifères[5].

MILHAU (jean-louis), *De Carvi, Diss.*, in-4°. *Argentorati*, 1740.

[1] *Cynosura materiæ medicæ;* 1726, page 281.
[2] *Afbeeldingen der artsenygewassen;* 1803, tome 1, page 6.
[3] *Phytographie encyclopédique;* 1805, tome 1, page 338.
[4] *Institutiones pharmacologicæ;* 1816, page 100.
[5] *Flore médicale,* tome 1.

EXPLICATION DE LA PLANCHE. (*La plante est de grandeur naturelle.*) — 1. Racine. — 2. Feuille radicale. — 3. Fleur entière grossie. — 4. Fruit de grandeur naturelle. — 5. Le même grossi, tel qu'il se détache dans la maturité.

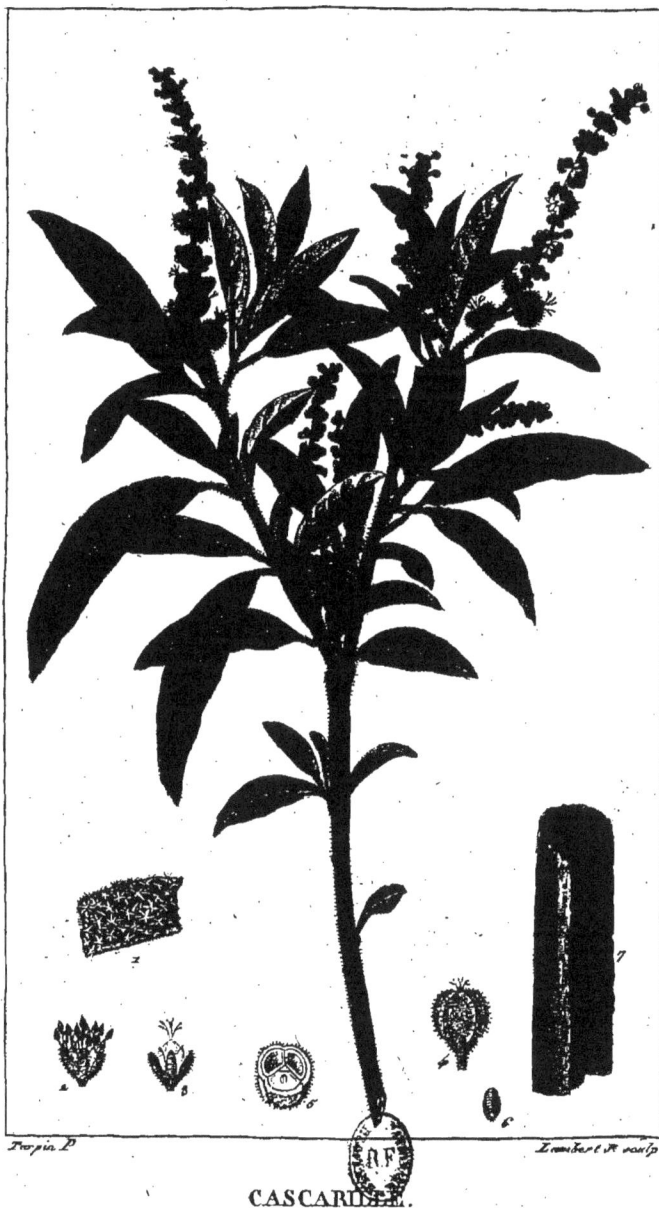

CASCARILLE.

CIII.

CASCARILLE.

S'IL fallait en croire aveuglément les relations ampoulées de certains voyageurs et les éloges fastueux de quelques médecins, la cascarille serait une des acquisitions les plus précieuses dues à la découverte du Nouveau-Monde. L'arbuste qui produit cette écorce trop vantée croît dans les deux Amériques, mais surtout dans la partie méridionale de ce vaste continent[1]. C'est une des plantes qui vivent en société, dit M. Turpin, comme dans le règne animal les fourmis et les abeilles : elle se plaît dans les lieux secs, arides, et battus par les vents; là, elle forme presque à elle seule des forêts de plusieurs lieues à l'île de Saint-Domingue, dans les environs du Port-de-Paix, et sur le bord de la mer entre Monte-Christ et le cap Lagrange.

Le croton cascarille s'élève à la hauteur de trois à six pieds : le tronc, assez gros, recouvert d'une écorce cendrée, pousse des branches nombreuses, cylindriques, cassantes, dont l'écorce est grisâtre. — Les feuilles, alternes, pétiolées, ovales-lancéolées, se rapprochent singulièrement, par leur grandeur et leur figure, de celles de l'amandier. Légèrement ondées sur les bords, elles ont la surface inférieure luisante et comme argentée, tandis que la supérieure est

---

[1] Très-abondante à l'île d'Éleuthera, la cascarille est désignée par certains pharmacologistes sous le titre de *cortex Eleutheriæ*, *cortex eleutheranus.*

parsemée de petites écailles orbiculaires et blanchâtres, avec un point à leur centre [1]. — Les fleurs, monoïques, sont disposées en épi au sommet de la plante. La fleur mâle offre un calice double, décaphylle, dont les cinq folioles intérieures sont réputées des pétales par Lamarck et divers autres naturalistes; quinze étamines dont les filamens sont réunis à leur base. La fleur femelle se compose d'un calice double, et d'un ovaire trigone surmonté de trois styles bifides. — Le fruit est une capsule obronde, à trois lobes latéraux arrondis, à trois loges bivalves, dont chacune contient une graine ovoïde noirâtre.

Une odeur agréable s'exhale de toutes les parties du cascarillier. On prépare avec les feuilles une boisson qui flatte le goût et l'odorat, et dont les habitans de Saint-Domingue font usage sous le nom de *thé du Port-de-Paix* [2].

C'est à son écorce que la cascarille doit la renommée dont elle a joui long-temps, et même la dénomination que les Espagnols lui ont imposée [3]. Nous la recevons en fragmens roulés, longs de deux à quatre pouces, de l'épaisseur d'une ligne, d'une cassure résineuse, d'un gris cendré à l'extérieur, et d'une couleur rouille de fer en dedans. L'épiderme blanc, rugueux, sillonné de lignes transversales, est parfois tapissé de lichens, dont il faut le nettoyer. La cascarille s'enflamme aisément, et son arôme devient alors plus énergique et plus suave.

« Les recherches chimiques de Boulduc, Neumann, Dehne, Spielmann, Lewis, n'ont jeté qu'une faible lumière sur la nature des principes de cette écorce. L'analyse plus récente de Trommsdorff, plus exacte, laisse néanmoins encore à désirer. Il serait curieux d'examiner comparativement la cascarille avec le quinquina, puisque ces deux substances paraissent offrir plusieurs caractères analogues.

---

[1] M. Turpin a très-bien représenté ces petites *armes* stelliformes, qu'il compare aux chausse-trappes dont les guerriers se sont quelquefois servis pour entraver la marche de leurs ennemis.

[2] L'arbrisseau lui-même porte à Saint-Domingue le nom de *sauge du Port-de-Paix*. M. Turpin, auquel je dois cette observation, ajoute que l'infusion a besoin d'être filtrée; sinon toutes les petites chausse-trappes dont les feuilles sont tapissées resteraient dans la gorge, y produiraient une vive irritation, et feraient beaucoup tousser.

[3] *Cascarilla*, petite écorce, mince écorce; diminutif de *cascara*, écorce.

CASCARILLE.

Dans l'état actuel de nos connaissances, on sait seulement que la carcarille contient un extractif amer, une huile volatile, une certaine quantité de résine soluble dans l'alcool, et peut-être un peu d'acide benzoïque [1]. »

On doit à l'Espagnol Vincent Garcias Salat un des premiers écrits sur la carcarille [2], dont il étudia les effets sur la fièvre-tierce. Le professeur allemand Jean-André Stisser fournit des renseignemens plus étendus sur cette écorce [3]; il la présenta comme propre à être fumée avec le tabac, dont elle corrige l'odeur vireuse et narcotique; il pressentit plutôt qu'il ne constata la vertu fébrifuge, que d'autres médecins ont si diversement appréciée. En effet, je vois Jean Louis Apinus préconiser la cascarille comme le spécifique des fièvres rémittentes bilieuses qui désolèrent la ville de Herspruck [4]. Santhesson prétend avoir obtenu le même succès dans une épidémie analogue qui se manifesta dans la Suède. On a porté l'enthousiasme jusqu'à donner au quinquina faux [5] la préférence sur le véritable; et l'on regrette de trouver parmi ces prôneurs inconsidérés les noms justement célèbres de Fagon, de Stahl, et de ses disciples Jean Juncker, Michel Alberti, André Ottomar Gœlicke. Des praticiens illustres, des observateurs impartiaux, Werlhof, Bergius, Cullen, ont interrogé l'expérience clinique : la cascarille n'a plus été rivale du quinquina; mais elle conserve un rang distingué dans la même classe. C'est un tonique utile dans les cachexies, les affections muqueuses, les diarrhées rebelles, les dysenteries chroniques. La meilleure manière de l'administrer consiste à la mêler au quinquina, dont elle aide l'efficacité médicinale [6] : on peut aussi la joindre à la rhubarbe. Elle est prescrite en poudre à la dose de trente à cinquante grains; digérée dans l'alcool, elle constitue l'essence de cascarille, qui se donne, ainsi que l'extrait, à la même dose que la poudre. Le sirop

---

[1] Biett dans le *Dictionnaire des Sciences médicales*; tome iv, page 257.

[2] *Unica quæstiuncula, in quâ examinatur pulvis de quarango, vulgò casca-rilla, in curatione tertianæ;* in-4°. *Valentiæ,* 1692.

[3] *Acta laboratorii chymici, Specimen* 2; *Helmestadii,* 1693.

[4] *Febris epidemicæ anno* 1694 *et* 1695 *in Noricæ ditionis oppido Herspruc-censi grassari deprehensæ historica relatio;* in-8°. *Norimbergæ,* 1697.

[5] Appelée dans plusieurs traités de pharmacologie *faux quinquina,* la casca-rille a fréquemment été vendue pour la véritable écorce du Pérou.

[6] Alibert, *Nouveaux élémens de thérapeutique;* 1814, tome i, page 75.

CASCARILLE.

se prend de quatre à six gros, ou bien il sert à la préparation des bols et des électuaires.

BOEHMER (philippe-Adolphe), *De cortice cascarillæ, ejusque insignibus in medicinâ viribus, Diss. inaug. præs. Frider. Hofmann; in-4°. Halæ Magdeburgicæ,* 1738.

EXPLICATION DE LA PLANCHE. (*La plante est de grandeur naturelle.*) — 1. Portion de feuille grossie, sur laquelle on a figuré cette quantité de petites épines astériformes, ou espèce de petites, chausse-trappes qui recouvrent toutes les parties de ce végétal. — 2. Fleur mâle grossie, composée d'un calice double (dix parties), et de quinze étamines, dont les filamens sont réunis à leur base. — 3. Fleur femelle grossie, composée d'un calice double et d'un ovaire trigone, surmonté de trois styles bifides. — 4. Fruit tricoque grossi. — 5. Le même coupé horizontalement, pour faire voir les trois loges, dans l'une oesquelles on a laissé la graine composée d'un gros périsperme au centre duquel se trouve l'embryon. — 6. Graine isolée. — 7. Un morceau d'écorce telle qu'elle se trouve dans le commerce.

(La figure que nous donnons ici est extraite de la collection de M. Turpin.)

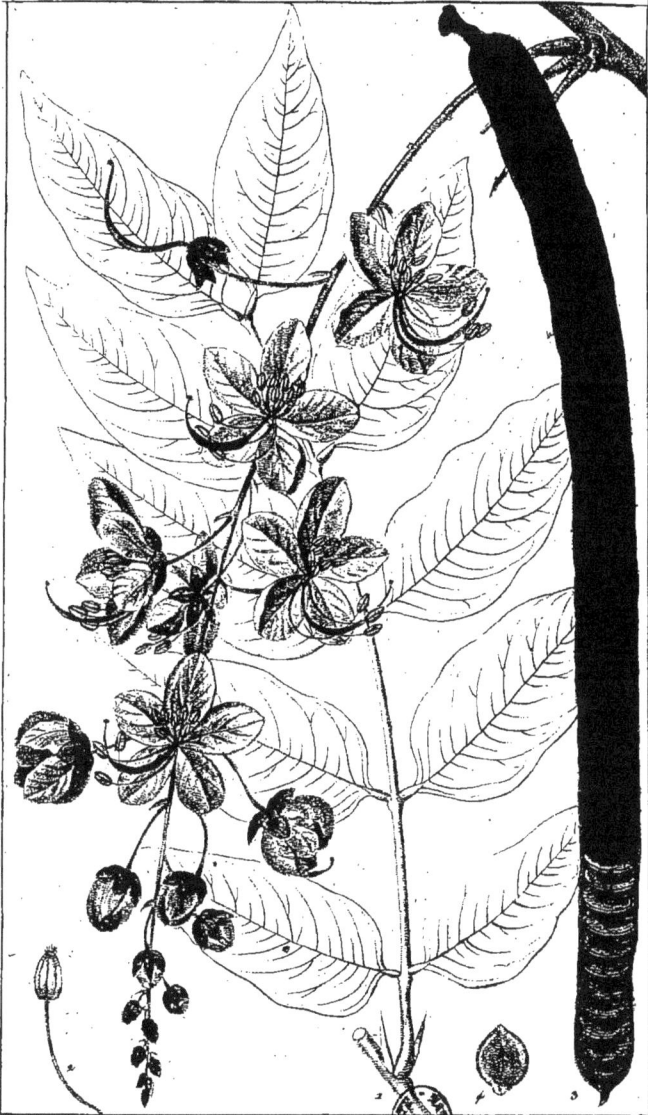

104

Turpin P.   Lambert J.e sculp.

CASSE.

a. l. l.

CASSE.

Grec.	κασσια μελαινα; Actuarius.
Latin.	CASSIA FISTULA ALEXANDRINA; Bauhin, Πιναξ, lib. 2, sect. 2; — Tournefort, clas. 21, *arbres rosacés.*
	CASSIA FISTULA, *foliis quinquejugis ovatis, acuminatis, glabris, petiolis eglandulatis;* Linné, clas. 10, *décandrie monogynie;* — Jussieu, clas. 14, ord. 11, *légumineuses.*
Italien.	CASSIA.
Espagnol.	CANAFISTOLA.
Français.	CASSE; CASSIER; CANÉFICIER.
Anglais.	CASSIA.
Allemand.	ROHRKASSIE; CASSIENROEHRLEIN; WURSTROEHRENBAUM.

ORIGINAIRE de l'Égypte et des Indes-Orientales, le canéficier a été transporté dans le Nouveau-Monde, où sa culture a parfaitement réussi. C'est un grand et bel arbre, analogue au noyer par son port, et qui s'élève à la hauteur de quarante à cinquante pieds. Le tronc, recouvert d'une écorce lisse et cendrée, acquiert une grosseur considérable, et fournit des branches multipliées. — Les feuilles sont alternes, pétiolées, composées de cinq ou six paires de folioles ovales-pointues, longues de trois à cinq pouces sur deux de large, marquées de nervures fines. — Les fleurs, amples, nombreuses, jaunes, d'un aspect agréable, sont disposées en grappes axillaires de huit à dix pouces. Chaque fleur, soutenue par un pédoncule particulier assez long, présente un calice de cinq pièces ovales, concaves, courtes, caduques; une corolle formée de cinq larges pétales obtus et veinés; dix étamines de longueur inégale, dont les anthères sont bilobées; un ovaire supérieur, pédiculé, surmonté d'un style court, arqué, et terminé par un stigmate simple. — Le fruit est une gousse noirâtre, pendante, cylindrique, droite, plus grosse que le pouce, longue d'un pied et demi, divisée à l'intérieur par des cloisons minces, transversales et parallèles, en beaucoup de loges, dont chacune, enduite d'une pulpe noire, contient une graine subcordiforme, aplatie, dure et roussâtre. Les deux cosses, minces et ligneuses, sont réunies par deux sutures, dont l'une est plate et lisse, tandis que

l'autre est saillante et nerveuse. On voit jusqu'à douze à quinze gousses rassemblées sur la même branche par un pédoncule flexible.
Lorsque le vent les agite, elles font, en se heurtant, un bruit considérable, et tombent quand elles sont mûres.

Il paraît que la casse, inconnue aux anciens naturalistes et médecins de la Grèce et de Rome, a été mentionnée d'abord et introduite
dans l'art de guérir par Actuarius, Avicenne et Sérapion [1]. Celle qui
nous est apportée d'Amérique diffère peu de celle du Levant, à laquelle certains pharmacologistes donnent la préférence. Il importe
de choisir celle qui ne sonne point lorsqu'on la secoue, qui est
bien pleine, dont la pulpe est de consistance moyenne et de saveur
douce.

On donne, dans les officines, le nom de *casse en bâtons* aux
gousses entières : frappées sur une des sutures avec un rouleau de
bois ou un maillet, elles se séparent en deux valves, dont l'intérieur,
ratissé avec une spatule de fer, fournit une masse noire composée
des cloisons, de la pulpe, et des graines ; c'est la *casse en noyaux*.
On frotte rudement celle-ci, avec une spatule de bois, sur un tamis
de crin neuf ; la pulpe molle passe à travers les mailles du crin,
et prend le nom de *casse-mondée* [2] : elle se conserve dans des vases
de faïence placés dans un lieu sec et frais.

Les travaux de Neumann, de Cartheuser, de Geoffroy, n'ont répandu qu'une bien faible lumière sur la nature de la casse. Baumé
l'a examinée avec plus de discernement ; toutefois, la seule analyse
exacte de cette substance est due au professeur Vauquelin. Ce savant
chimiste a recherché et déterminé les principes constituans des diverses parties du fruit [3] ; il a trouvé que la pulpe est une combinaison
intime d'une matière parenchymateuse, de gélatine, de gluten, de
gomme, d'extrait et de sucre.

Tous les médecins conviennent que la pulpe de casse est un des
purgatifs les plus doux. On la prescrit avec sécurité, dit Fourcroy,

[1] *Nec fuit Hippocrati, nec cassia nota Galeno ;*
Ad medicum sed primus Arabs hanc attulit usum.
(Posth.)

[2] Fourcroy, dans l'*Encyclopédie méthodique : Médecine ;* tome v, page 443.

[3] *Annales de chimie ;* tome vi, page 275.

dans tous les cas où la nécessité de purger est jointe avec des affections qui semblent présenter une véritable contre-indication à l'emploi des cathartiques. C'est ainsi que, dans les maladies des femmes enceintes et des enfans, dans les fièvres inflammatoires, les affections de poitrine, les douleurs rhumatismales et goutteuses, on prescrit la casse avec succès, comme laxative.

Les Égyptiens emploient dans les maladies des reins et de la vessie la pulpe de casse mêlée avec du sucre candi et de la réglisse. Mésué, Mattioli, Fallope, Monardès, jugent pareillement cette substance amie des voies urinaires ; et si des hommes distingués, tels que Pigray, Fabrice de Hilden et Baillou, ont adopté une opinion contraire, il est facile de s'apercevoir qu'ils ont été aveuglés par le préjugé, ou qu'ils n'ont point prononcé d'après leur expérience. La même diversité de sentiment règne sur la couleur, tantôt verte, tantôt brune ou noire, que l'Arabe Avicenne, l'illustre Boerhaave, Lœsecke et Lewis attribuent à l'urine de ceux qui font usage de la casse : ce phénomène n'a jamais été observé par Sommer, Gmelin, Bergius, ni Gilibert.

Les personnes dont le ventre est paresseux, la digestion pénible, se sont quelquefois assez bien trouvées d'une petite quantité de casse prise avant le repas. Ce moyen, recommandé par Hermann [1], Spielmann [2], Élie Col de Villars [3], a droit aux plus magnifiques éloges, s'il a réellement calmé les souffrances et agrandi la carrière de l'homme qui brille au premier rang dans les fastes de la république littéraire [4].

Une à deux onces de casse avalées en guise de confiture, ou dissoutes dans l'eau, purgent très-légèrement ; aussi a-t-on coutume d'y joindre deux à trois gros de sulfate de magnésie ou de soude.

L'extrait de casse est communément préparé dans des vases de cuivre, où il contracte des propriétés extrêmement délétères. La pulpe de casse est parfois appliquée sous forme de topique ; elle fait

[1] *Cynosura materiæ medicæ*, page 352.
[2] *Institutiones mat. med.*; 1784, page 621.
[3] *An alvo pigræ cassia ante cibum ? affirm. Quæst. med. inaug. præs. Nic. Bailly ;* in-4° *Parisiis*, 1712.
4   La casse prolongea les vieux jours de Voltaire.

(Delille.)

CASSE.

la base d'un électuaire qui en retient le nom ; elle entre dans certains clystères et dans divers médicamens composés, tels que le *catholicum* double, l'électuaire lénitif de Fiorenzola, la confection Hamech, la marmelade de Tronchin.

EXPLICATION DE LA PLANCHE. (*La grappe de fleur est réduite à la moitié de sa grandeur naturelle.*) — 1. Feuille composée, entière, au trait, réduite à la moitié de sa grandeur naturelle. — 2. Étamine grossie. — 3. Fruit ou silique réduit au tiers de sa grandeur naturelle, dont on a enlevé une partie d'un des battans, afin de faire voir les graines et les cloisons transversales. — 4. Graine de grosseur naturelle.

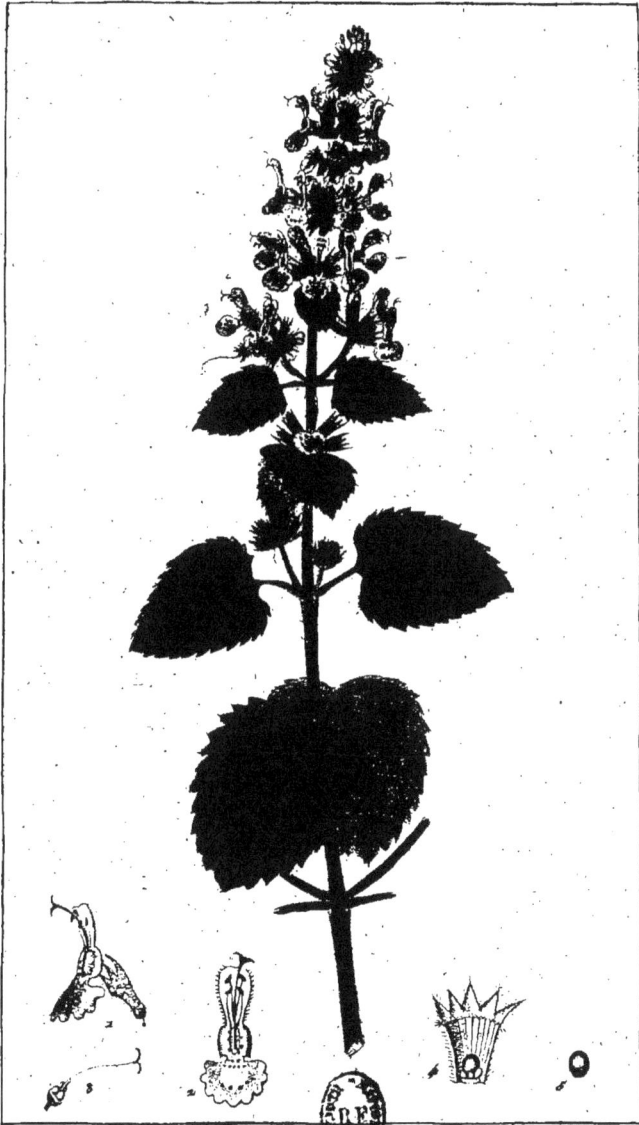

105

Turpin P.

Lambert J. sculp.

CATAIRE.

a. l. l.

CATAIRE.

Latin........	MENTHA CATARIA, vulgaris et major; Bauhin, Πιναξ, lib. 6, sect. 5.
	CATARIA MAJOR, vulgaris ; Tournefort, clas. 4, *labiées.*
	NEPETA CATARIA, *floribus spicatis, verticillis subpedicellatis, foliis petiolatis, cordatis, dentato-serratis;* Linné, clas. 14, *didynamie gymnospermie;* — Jussieu, clas. 8, ord. 6, *labiées.*
Italien.........	GATTARIA ; ERBA GATTA ; NEPITELLA.
Espagnol.........	YERBA GATERA.
Français.........	CATAIRE ; CHATAIRE ; HERBE AU CHAT.
Anglais.........	CATMINT ; NEP.
Allemand.........	KATZENKRAUT ; KATZENMUENZE.
Hollandais.........	KATTE-KRUID ; NIP.
Suédois	KATTMYNTA.

On trouve communément cette plante vivace sur le bord des chemins et le long des haies.

La racine, ligneuse, se divise en nombreuses ramifications. — La tige, quadrangulaire, branchue, pubescente, acquiert deux à trois pieds de hauteur. — Les feuilles sont opposées, pétiolées, cordiformes, dentées en scie, vertes supérieurement, blanchâtres en dessous. — Les fleurs, portées sur de courts pédoncules, sont disposées en verticilles qui, accompagnés de petites bractées sétacées, forment, par leur réunion, des épis au sommet de la tige et des rameaux. Chaque fleur présente un calice monophylle, quinquédenté, tubulé ; une corolle, tantôt blanchâtre, tantôt purpurine, monopétale, labiée, à tube cylindrique courbé, et à limbe composé d'une lèvre supérieure échancrée, tandis que l'inférieure a trois divisions, dont la moyenne est grande, concave, arrondie, crénelée, et les deux latérales figurent des ailes; quatre étamines didynames, rapprochées ; un ovaire supérieur, partagé en quatre lobes, du centre desquels s'élève un style filiforme, terminé par un stigmate bifide. — Le fruit consiste en quatre graines nues, ovoïdes, situées au fond du calice, qui leur sert d'enveloppe.

Comme la plupart des autres labiées, la cataire est amère, piquante, aromatique. L'odeur qu'elle exhale est un peu moins suave que celle de la menthe, dont, au reste, elle se rapproche beaucoup. Aucune plante ne justifie mieux sa dénomination. En effet, les chats la recherchent avec un empressement, une passion qui tient de la fureur ; ils se précipitent et se vautrent dessus, l'embrassent de mille manières, la mordent, la dévorent, en faisant les plus singulières gesticulations ; ils semblent vouloir se bien imprégner de son parfum, qui, dit-on, est pour eux très-aphrodisiaque ; ils l'arrosent de leur urine : aussi, pour éloigner les rats des ruches à miel, il suffit d'y suspendre un paquet de cataire. Ce qu'il y a de fort surprenant, c'est que les chats, si prodigieusement avides de la cataire transplantée, ne touchent point à celle qu'on a laissée en place. L'illustre Jean Ray a plusieurs fois vérifié ce phénomène, consacré par un proverbe anglais[1].

Il est impossible qu'une plante dont l'influence sur l'économie animale se prononce avec tant d'énergie, ne possède pas des qualités médicamenteuses. Divers thérapeutistes se plaignent de la voir injustement négligée[2]. Elle paraît convenir surtout dans les affections qui ont leur principale source dans l'utérus. Ses vertus contre la chlorose, l'hystérie, l'aménorrhée, sont établies sur de bonnes observations faites par Hermann, Bœcler[3], Gilibert[4]. On l'administre en infusion aqueuse ou vineuse, en fumigations, en fomentations, en pédiluves, en demi-bains, en injections, en lavemens. Gaspard Hoffmann vante la propriété antipsorique de la décoction, et Tabernamontanus dit que si on la fait bouillir dans l'hydromel, cette boisson calme parfaitement les toux opiniâtres, et guérit l'ictère.

[1] *If you set it, the cats will eat it;*
If you sow it, the cats can't know it.

[2] Bodard, *Cours de botan. méd. comp.*; 1810, tome II, page 88.
Linné, *Mat. med.*; 1772, page 146, n° 311.

[3] *Cynosura mat. med.*, tome I, page 470.

[4] *Démonstrations élém. de botan.*; 1796 ; tome II, page 79.

EXPLICATION DE LA PLANCHE. (*La figure que nous donnons est l'individu mâle, réduit au tiers de sa grandeur naturelle.*) — 1. Fleur entière grossie. — 2. Corolle, étamines et style vus de face. — 3. Pistil composé d'un ovaire, quadrilobé, du centre duquel s'élève un style bifide. — 4. Calice ouvert, poilu à son orifice, au fond duquel on remarque que, sur quatre graines, presque toujours trois avortent. — 5. Graine grossie.

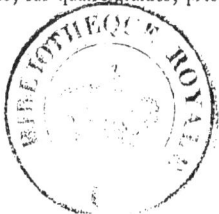

106.

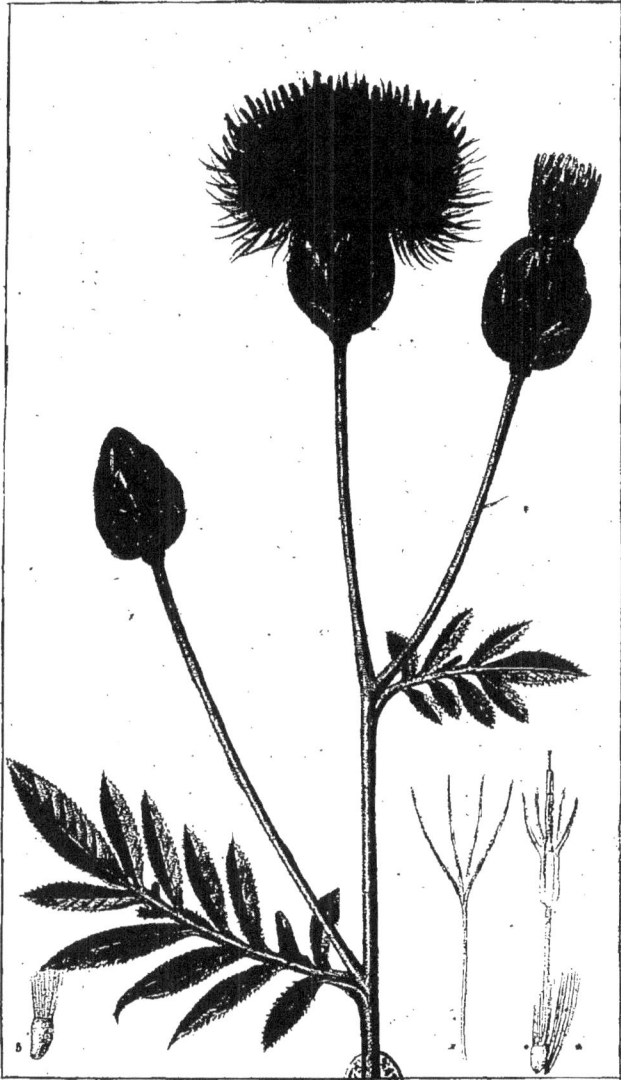

Turpin P.

Lambert J.e sculp.

CENTAUREA.

α. l. l.

CVI.

CENTAURÉE.

Grec............	κιντᾶυριον; κιντᾶυριον το μεγα.
Latin..........	CENTAURIUM MAJUS, *folio in lacinias plures diviso;* Bauhin, Πιναξ, lib. 9, sect. 4; — Tournefort, clas. 12, *flosculeuses.* CENTAUREA CENTAURIUM, *calycibus inermibus, squamis ovatis, foliis pinnatis, foliolis decurrentibus, serratis;* Linné, clas. 19, *syngénésie polygamie frustranée;* — Jussieu, clas. 10, ord. 2, *cynarocéphales.*
Italien.........	CENTAUREA.
Espagnol.	CENTAUREA.
Français........	CENTAURÉE; GRANDE CENTAURÉE.
Anglais.	CENTAURY.
Allemand.......	GROSSTAUSENDGUELDENKRAUT.
Hollandais.	CENTAURIE; SANTORIE.

CETTE plante, vivace et d'un beau port, croît sur les montagnes élevées de l'Espagne et de l'Italie.

La racine est volumineuse, longue d'environ trois pieds, succulente, brune à l'extérieur, rougeâtre en dedans. — Les tiges, rameuses, cylindriques, s'élèvent à la hauteur de quatre ou cinq pieds. — Les feuilles, alternes, sont amples, ailées avec impaire, vertes, glabres, à folioles oblongues, dentées, un peu décurrentes sur leur pétiole commun. — L'extrémité de chaque rameau porte une fleur grosse, globuleuse, pourprée, qui présente un calice commun, sphéroïde, composé d'écailles lisses, ovales, convexes et entières; une corolle flosculeuse, formée de nombreux fleurons tubulés quinquéfides, dont ceux du centre sont tous hermaphrodites, tandis que ceux de la circonférence sont stériles : le réceptacle qui soutient ces fleurons est tapissé de soies. — Le fruit consiste en plusieurs graines ovoïdes, lisses, couronnées d'une aigrette sessile, et environnées par le calice commun.

Si notre grande centaurée est la centaurée des anciens, dont Pline a tracé une description qui n'est ni sans intérêt ni sans une certaine exactitude[1], il faut convenir que nos aïeux étaient beaucoup plus

---

[1] *Historiarum mundi* lib. xxv, cap. 6.

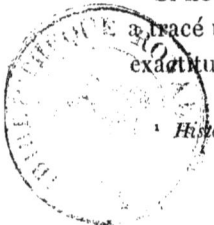

crédules que nous, car ils attribuaient à la racine de cette plante des propriétés vulnéraires et fébrifuges très-énergiques; ils l'avaient même décorée du titre qu'elle porte, parce que le centaure Chiron s'en servit pour se guérir d'une blessure qu'il s'était faite au pied avec une flèche d'Hercule[1]. Peu séduits par cette cure brillante, les médecins ont singulièrement négligé la centaurée : c'est pour ainsi dire à regret que certains pharmacologistes consentent à la citer. Craton l'administrait dans les obstructions viscérales; Camérarius, dans les affections cachectiques; elle est un des ingrédiens de la poudre antarthritique du prince de la Mirandole. La plupart des thérapeutistes modernes n'en font aucun usage; elle mérite pourtant, selon MM. Roques et Biett, d'obtenir une place parmi les amers indigènes. On peut l'employer pour exciter la membrane muqueuse de l'estomac et des intestins : elle se donne en poudre, à la dose d'un gros; on en fait bouillir une once dans une livre d'eau, ou bien infuser la même quantité dans le vin. Le suc exprimé de la racine fraîche forme, avec la cassonnade, un sirop dont Bœcler prescrivait deux ou trois onces dans les maladies catarrhales[2].

Diverses autres espèces de centaurée jouissent d'une réputation plus étendue et mieux méritée que la grande.

1°. La centaurée des blés, *centaurea cyanus*, L., porte encore plusieurs autres dénominations que rappellent sa couleur, son séjour ordinaire, ou ses prétendues propriétés : c'est ainsi qu'on l'appelle *bluet*, ou mieux *bleuet*, *barbeau*, *aubifoin*, *casse-lunette*. Abondamment répandu au milieu de nos moissons, le bleuet offre le plus agréable coup d'œil; on en tresse de jolies couronnes, de charmantes guirlandes : mais il ne figure plus dans nos pharmacopées. Linné le rejette comme infidèle et superflu; toutefois, certains empiriques ne connaissent point de remède plus souverain pour *éclaircir* la vue que *l'eau de casse-lunette*.

2°. La centaurée lanugineuse, ou bénite, *centaurea benedicta*, L., plus connue sous le nom de *chardon bénit*, se distingue facilement

---

[1] Puisque les Grecs ont mentionné la centaurée, il faut rejeter l'étymologie latine qu'on lui a parfois supposée, de *centum* et *aurum*, étymologie que semble rappeler le mot allemand *tausendgueldenkraut*, et à laquelle fait allusion Ledel, en parlant de la petite centaurée : *centaurium minus, auro tamen majus.*

[2] *Cynosura mat. med. contin.*; 1729, page 35.

des autres espèces par les larges bractées qui environnent ses fleurs. La racine, blanche et rameuse, pousse plusieurs tiges rougeâtres, velues, qui s'élèvent jusqu'à la hauteur de deux pieds. Les feuilles sont oblongues, dentées, tomenteuses, d'un vert clair; les inférieures sont sinuées, découpées; les unes et les autres ont leurs dents terminées par des épines faibles. Les fleurs, terminales, jaunes, sont enveloppées par un calice lanugineux, armé d'épines jaunâtres.

Très-commun dans les belles contrées de l'Espagne, de l'Italie et les départemens méridionaux de la France, le charbon bénit croît et prospère dans nos jardins; on l'y cultive pour l'usage médicinal. En effet, toute la plante, douée d'une amertume bien prononcée, exerce sur l'estomac et le tube intestinal une action tonique qui se propage dans tous les points de l'économie. Lewis, Linné, Gilibert, en ont constaté les bons effets dans l'anorexie, la dispepsie, l'ictère, les fièvres intermittentes atoniques; mais il faut bien se garder d'adopter aveuglément les éloges fastueux prodigués à cette centaurée par Jean Bauhin, par Lange, et surtout par George Christophe Petri Van Hartenfels[1], et George Christophe Otto[2], qui la regardent comme tempérante, alexitère, alexipharmaque, anticancéreuse.

3°. La centaurée étoilée, chardon étoilé, ou chausse-trappe, *centaurea calcitrapa*, L., doit ses dénominations à ses épines calicinales blanches, ouvertes, disposées en étoile avant l'épanouissement des fleurs, et dont la couleur tranche assez agréablement sur le fond vert de la plante.

Mentionnée dans les livres saints, la chausse-trappe était employée par les Juifs pour assaisonner l'agneau pascal, et les Arabes s'en servent encore pour le même objet. Ils mangent les jeunes et tendres pousses aux mois de février et de mars.

Des médecins illustres, parmi lesquels je distingue Jean Bauhin, Tournefort, Seguier, Linné, Gilibert, ont reconnu des qualités diurétiques et fébrifuges dans la racine, les feuilles, les fleurs, les

---

[1] *Asylum languentium, seu carduus sanctus, vulgò benedictus, medicina patrumfamilias polychresta, verusque pauperum thesaurus; ad normam et formam Academiæ naturæ curiosorum elaboratus;* in-8°. Ienæ, 1659.

[2] *De Carduo benedicto, Diss. inaug. præs. G. H. Behr;* in-8°. *Argentorati,* 1738.

graines de la chausse-trappe[1]. Ces dernières exercent surtout une action très-marquée sur l'appareil urinaire.

La petite centaurée, beaucoup plus estimée que la grande, n'appartient point au même genre : elle est une espèce de *gentiane ;* et c'est en traçant l'histoire de celle-ci que je ferai mention de celle-là.

[1] Buchoz a publié une Dissertation pour célébrer la vertu spécifique de la chausse-trappe dans les fièvres intermittentes. Or, chacun sait le degré de confiance que mérite le jugement de cet ignare compilateur.

EXPLICATION DE LA PLANCHE. (*La plante est de grandeur naturelle.*) — 1. Fleuron stérile. — 2. Fleuron hermaphrodite ayant à la base de son ovaire quelques-unes des soies qui tapissent le réceptacle. — 3. Fruit de grosseur naturelle, couronné de son aigrette.

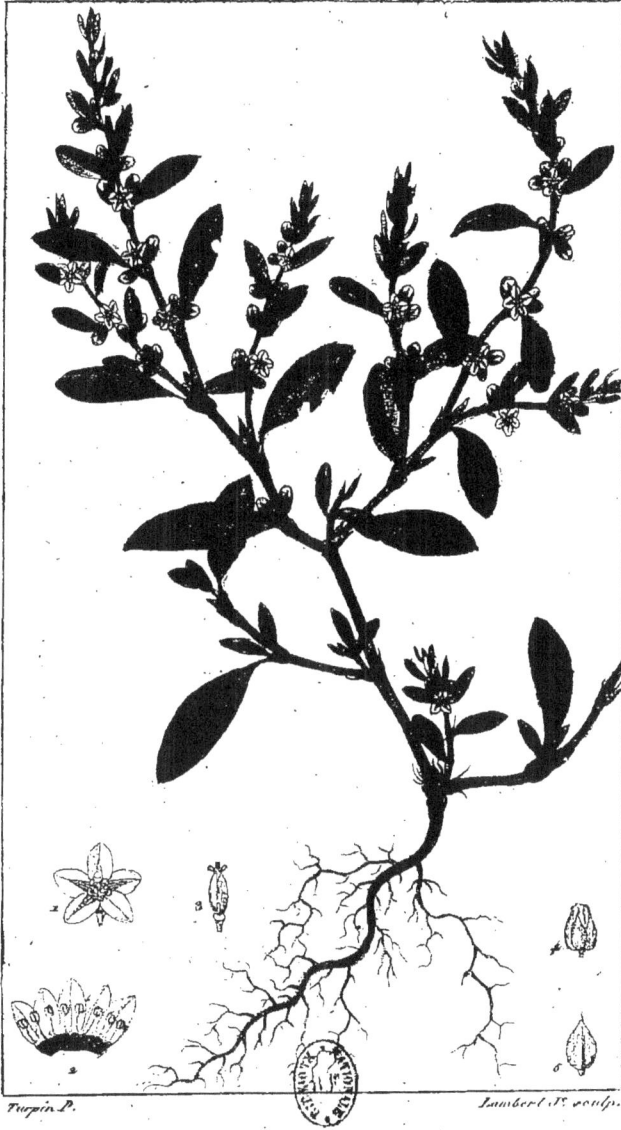

107

CENTINODE.

Turpin P.

Lambert N. sculp.

a. l. l.

CVII.

CENTINODE.

EXTRÊMEMENT commune sur le bord des chemins, des rivières, dans les champs, dans les lieux incultes, la centinode est une plante annuelle qui fleurit aux mois de juillet et d'août.

La racine est longue, dure, tortueuse, fibreuse, rampante. — Les tiges sont vertes, herbacées, glabres, articulées [1], divisées en nombreux rameaux étalés sur la terre [2], longs d'environ un pied et demi, garnis de stipules courtes, vaginales. — Les feuilles sont alternes, presque sessiles, entières, ovales. — Les fleurs axillaires sessiles, entourées d'une bractée à leur base, présentent un calice partagé en cinq découpures concaves; huit étamines; un ovaire supérieur, trigone, surmonté de trois styles très-courts, terminés par autant de stigmates arrondis. — Le fruit consiste en graines petites, triangulaires, noires, lisses, recouvertes par le calice persistant qui leur sert d'enveloppe.

Privée d'odeur, la centinode imprime sur la langue un léger sen-

---

[1] La plante doit à ses articulations ou nœuds, qui sont très-multipliés, les titres de *centinode, renouée, knot-grass, tausendknoten,* et même le nom générique *polygonum.*

[2] Je n'ai pas besoin de dire que telle est la source de la dénomination vulgaire, *traînasse.*

timent d'astriction. Elle est broutée par tous les bestiaux; et je ne suis point convaincu par les argumens de Bechstein, qui prétend que ce fourrage dispose aux obstructions vésicales. On pourrait, dans certains cas, tirer parti de la faculté nutritive des graines, dont les oiseaux se montrent très-friands, ce qui a valu à la centinode le nom spécifique d'*aviculaire*.

Les anciens pharmacologistes accordaient à cette plante un rang distingué parmi les astringens. Hermann et Bœcler la regardent comme un excellent vulnéraire; ils la croient propre à dissiper les flux, à modérer, à tarir les hémorrhagies, et spécialement l'hémoptysie[1]. Plusieurs praticiens modernes prétendent avoir constaté ces vertus. Le docteur Gilibert a quelquefois employé la centinode avec succès dans les diarrhées et sur la fin des dysenteries. Toutefois, le judicieux Linné déclare qu'elle est superflue; les thérapeutistes Cullen, Alibert et Schwilgué ne la mentionnent point dans leurs ouvrages, et M. Biett pense avec raison qu'elle ne mérite pas d'être tirée de l'oubli. Certains vétérinaires la donnent, à titre de spécifique, dans l'hématurie des vaches[2].

---

[1] *Cynosura mat. med.*, tom. i, pag. 564.

On aperçoit aisément dans cette propriété réelle ou imaginaire l'origine du mot *sanguinaria*.

[2] Willemet, *Phytographie encyclopédique;* 1805, tome i, page 457.

EXPLICATION DE LA PLANCHE. (*La plante est de grandeur naturelle.*) — 1. Fleur entière grossie. — 2. Calice ouvert dans lequel on voit huit étamines. — 3. Pistil. — 4. Fruit entouré du calice. — 5. Le même dépouillé.

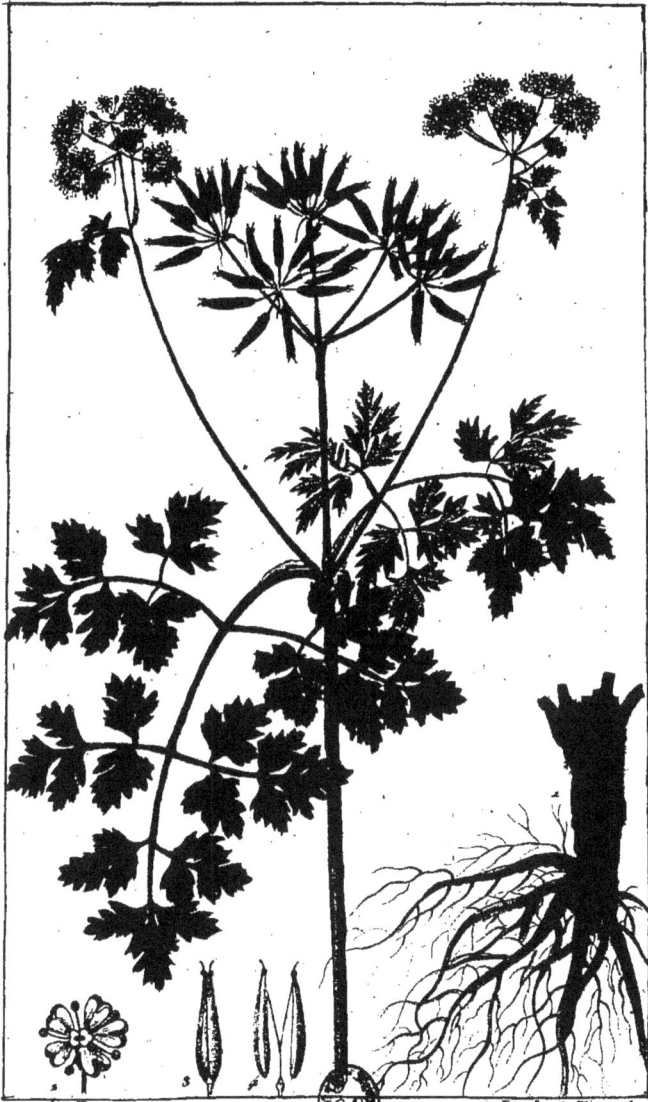

108.

Turpin. P.

CERFEUIL.

a. l. l.

CVIII.

CERFEUIL.

Grec.	χαιρεφυλλον; σκανδυξ, Dioscorides.
Latin.	CHÆROPHYLLUM SATIVUM ; Bauhin, Πιναξ, lib. 4, sect. 4; — Tournefort, clas. 7, *ombellifères*. SCANDIX CEREFOLIUM, *seminibus nitidis, ovato-subulatis, umbellis sessilibus, lateralibus;* Linné, clas. 5, *pentandrie digynie;* — Jussieu, clas. 10, ord. 2, *ombellifères*.
Italien.	CERFOGLIO ; CERFUGLIO.
Espagnol.	PERIFOLLO ; PERIFOLIO ; CERAFOLIO.
Français.	CERFEUIL.
Anglais.	CHERVIL.
Allemand.	KOERBEL.
Hollandais.	KERVEL.
Suédois.	KIRFWEL.
Polonais.	TRYBULA ; TRZEBULA.

Il est surprenant, comme l'observe le savant Sprengel, que Théophraste ne fasse aucune mention de cette plante potagère, qui croît dans les champs de la Grèce, et dont les Athéniens faisaient un usage continuel.

La racine, fusiforme, de l'épaisseur du petit doigt, roussâtre en dehors, blanche en dedans, est garnie, vers son extrémité, de fibres assez nombreuses. — La tige cylindrique, glabre, striée, fistuleuse et rameuse, s'élève jusqu'à la hauteur de deux pieds. — Les feuilles sont alternes, subamplexicaules, deux ou trois fois ailées, composées de folioles un peu élargies, courtes, pinnatifides [1]. — Les fleurs sont disposées en ombelles placées latéralement au sommet des rameaux. Chacune d'elles présente cinq pétales blancs, ouverts en rose; cinq étamines, dont les filamens portent des anthères arrondies; un ovaire inférieur, chargé de deux styles persistans. — Le fruit se compose de deux graines accolées, oblongues, lisses, sillonnées d'un côté, planes de l'autre, noirâtres dans leur maturité.

On trouve le cerfeuil dans tous nos jardins : c'est une plante annuelle, dont la culture est aussi facile qu'avantageuse. Il aime le

---

[1] Le mot *chærophyllum*, qu'on a modifié en celui de *cerefolium*, et dont est formé le mot français *cerfeuil*, vient-il du nombre, de l'élégance et de l'arôme de ses feuilles : χαιρειν, *gaudere*, φυλλον, *folium?*

demi-soleil et une terre assez substantielle. On peut le semer toute l'année, excepté dans les derniers mois du printemps et le cours de l'été; il monterait alors trop tôt en graine. Pour en avoir toujours de frais, il est bon d'en semer tous les huit jours.

Dans son état de fraîcheur, le cerfeuil exhale une odeur aromatique agréable; il imprime sur la langue une saveur légèrement piquante, analogue à celle de l'anis. Ces qualités physiques diminuent considérablement par la dessiccation et par l'ébullition; aussi en retrouve-t-on à peine la trace dans les bouillons, les sauces, les potages, tandis qu'elles se conservent dans les salades, les fritures, les sucs, les macérations, et même dans les infusions faites à une douce chaleur.

Plusieurs animaux, et notamment les lapins, sont très-friands du cerfeuil. Peu de plantes sont plus amies de l'estomac; il semble convenir à tous les âges, à tous les tempéramens. Son emploi n'est pas borné à l'économie domestique; les médecins s'en servent avec succès pour la guérison de diverses maladies. Doué d'une vertu stimulante modérée, il porte principalement son action sur les organes glanduleux, ce qui le rend fort utile dans les obstructions viscérales et dans les affections des voies urinaires, ainsi que tendent à le prouver les observations de Balthazar Ehrhart, de Haller, de Gilibert. Il est recommandé dans les vices de l'appareil cutané, par Plenck; le professeur Lazare Rivière vantait son efficacité dans l'hydropisie, et le docteur Biett en prescrit le suc dans les affections légères du foie, particulièrement dans l'ictère commençant.

Pilé et appliqué sur les mamelles en forme de cataplasme, le cerfeuil est un des antilaiteux les plus énergiques, surtout si on l'unit aux feuilles d'aune. — Il ne faut ajouter aucune confiance aux vertus antiphthisiques et anticancéreuses de cette plante, exaltées par J.-H. Lange, Hermann et Bœcler.

Le cerfeuil musqué, cerfeuil odorant, cerfeuil d'Espagne, *scandix odorata*, L., se rapproche encore plus de l'anis que le cerfeuil ordinaire. Les feuilles, fraîches, aromatiques, sont un aliment, ou plutôt un condiment très-recherché des Suédois, tandis que les racines sont employées comme potagères par les Silésiens.

EXPLICATION DE LA PLANCHE. (*La plante est de grandeur naturelle.*) — 1. Racine. — 2. Fleur entière grossie. — 3. Fruit grossi. — 4. Le même, tel qu'il se détache dans la maturité.

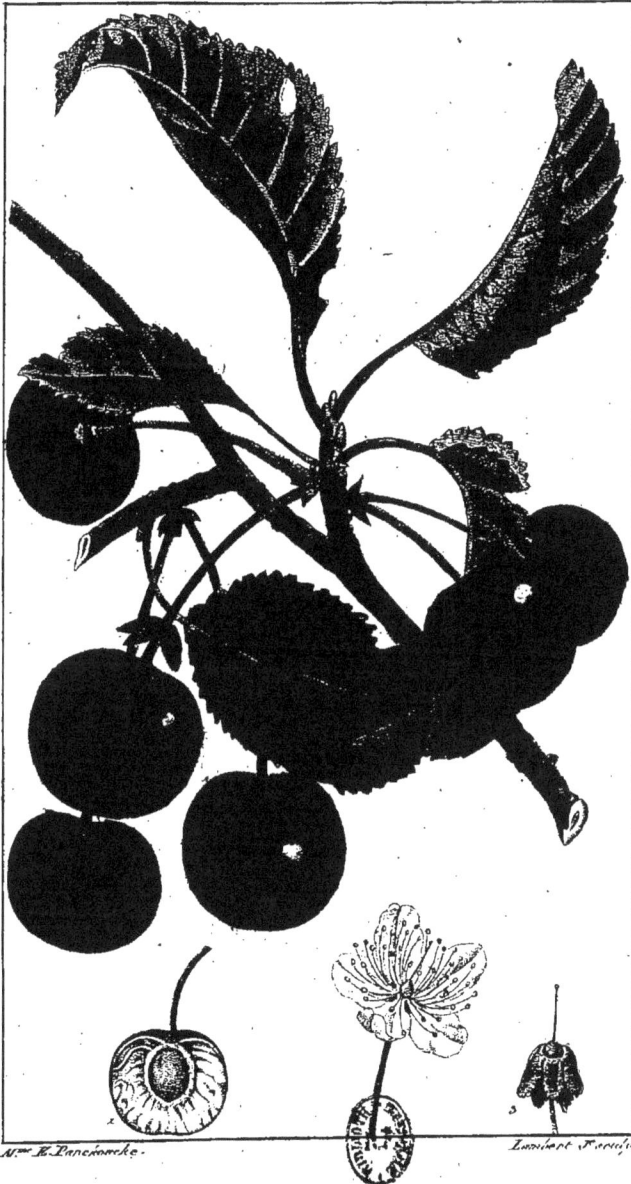

109

CERISIER.

CERISIER.

Grec.	χερασος.
Latin	CERASA SATIVA, ROTUNDA, RUBRA ET ACIDA; Bauhin, Πιναξ, lib. 2, sect. 6.
	CERASUS SATIVA, FRUCTU ROTUNDO, RUBRO ET ACIDO; Tournefort, clas. 21, *arbres rosacés.*
	PRUNUS CERASUS, *umbellis subpedunculatis, foliis ovato-lanceolatis, glabris, conduplicatis;* Linné, clas. 12, *icosandrie monogynie.*
	CERASUS; Jussieu, clas. 14, ord. 10, *rosacées.*
Italien.	CIRIEGIO; CILIEGIO.
Espagnol.	CEREZO.
Français.	CERISIER.
Anglais.	CHERRY-TREE.
Allemand.	KRISCHBAUM.
Hollandais.	KERSEBOOM; KARSSEBOOM.
Suédois.	KOERSBÆR.
Polonais.	WISN.

Tout le monde, dit Rozier, répète après les anciens, que l'Europe doit le cerisier à Lucullus, qui le transporta de Cérasonte à Rome, après avoir vaincu Mithridate. Son nom lui vient-il de cette ville, ou cette ville est-elle ainsi nommée parce qu'il croissait dans ses environs un grand nombre de cerisiers? Peut-être Lucullus n'apporta-t-il de Cérasonte que des greffes ou des arbres dont la qualité du fruit était supérieure à celle de cerisiers sauvages, qui ne fixaient pas l'attention des Romains. Il paraît que le type de presque toutes les espèces de cerisiers aujourd'hui connues existait dans les Gaules, et ce type est le merisier [1].

L'opinion de Rozier, habilement développée par cet excellent agronome, étayée de preuves nombreuses et concluantes, est presque généralement adoptée. Je devrais, en conséquence, faire ici l'histoire de ces trois plants sauvages, dont l'un est la souche du guignier, l'autre celle du bigarreautier, et le troisième celle du griottier.

---

[1] Dutour, dans le *Nouveau Dictionnaire d'Histoire naturelle;* 1803, tome IV, page 523.

Mais ces détails historiques, qui sont un des ornemens du *Cours complet d'agriculture*, seraient ici déplacés. Il me suffit de les avoir indiqués, et je passe à la description de la variété qui, sous le nom de *cerisier de Montmorency*, porte un fruit aussi beau que savoureux.

C'est un arbre de grandeur médiocre, dont la tige, droite, bien élancée, couronnée de nombreux rameaux, est revêtue d'une écorce grise à l'extérieur, rougeâtre en dedans, et qui se détache par bandes longitudinales. — Les feuilles sont alternes, pétiolées, ovales-pointues, dentées en scie à leurs bords, glabres à leurs deux faces. —

Les fleurs sont latérales, blanches, soutenues par des pédoncules assez longs, souvent réunis en ombelle sur un pédoncule commun très-court, garnis à leur base de bractées trifides. Chaque fleur présente un calice inférieur, monophylle, campanulé, à cinq divisions concaves et caduques ; une corolle formée de cinq pétales obronds, ouverts en rose, insérés sur le calice par les onglets ; vingt à trente étamines, dont les filamens subulés se terminent par des anthères courtes et bilobées ; un ovaire supérieur, duquel s'élève un style filiforme, surmonté d'un stigmate orbiculaire. — Le fruit est un drupe globuleux, d'abord vert, puis d'un rouge éclatant à mesure qu'il approche de la maturité, contenant, au milieu d'une enveloppe pulpeuse, un noyau sphéroïde, sillonné à ses bords, et à suture saillante.

Tout sol de nature calcaire et légère convient au cerisier ; il ne se plaît pas dans les expositions trop chaudes ; les pays montagneux lui conviennent à merveille, et, s'il y est plus tardif, son fruit est, en revanche, beaucoup plus parfumé. Cet arbre a conservé, malgré nos soins, son principe sauvage ; il veut pousser à sa fantaisie ; la serpette du jardinier cherche-t-elle à le contraindre, il dépérit et meurt promptement ; il faut l'abandonner à la nature. La majeure partie des cerisiers se multiplie et se reproduit de noyaux ; la greffe, cependant, est préférable, plus expéditive et plus sûre [1].

Les usages économiques du cerisier sont extrêmement nombreux. Je vais les indiquer, et M. Dutour sera encore ici mon guide. Le merisier a son bois plus serré, plus dur que le cerisier ; il est recherché par les tourneurs, les ébénistes, et surtout par les luthiers, qui

[1] Dutour, *loc. cit.*

le trouvent sonore. Dans certains cantons de la France, on fait avec les branches des échalas et des cerceaux. Les merises fournissent une nourriture saine aux habitans de divers cantons de la Suisse : ils en font beaucoup sécher, pour les manger en forme de soupe, cuites avec du pain, pendant l'hiver et le printemps; ils en préparent des compotes et de la tisane pour les malades. C'est par la distillation de ce fruit fermenté qu'on obtient le *kirschenwasser*, avec lequel se fait presque tout le marasquin du commerce, par l'addition d'une quantité proportionnée d'eau et de sucre.

De toutes les variétés du cerisier, les griottes, et notamment celles de Montmorency, sont les plus salubres et les plus agréables. « Elles ont quelque chose de vineux, de sucré et d'acide, qui délecte et rafraîchit puissamment ; elles sont amies de l'estomac, excitent l'appétit, favorisent l'évacuation de l'urine, tiennent le ventre libre [1]. » Elles conviennent à tous les tempéramens, modèrent la violence des fièvres inflammatoires et bilieuses, dissipent les embarras gastriques et les obstructions viscérales. La meilleure manière de les administrer aux fébricitans consiste à en exprimer le suc, que l'on délaie dans l'eau, et que l'on édulcore avec de la cassonade. Fernel cite plusieurs exemples de mélancoliques guéris par la décoction de cerises desséchées, et Vanswieten dit avoir vu des maniaques rendus à la raison après avoir mangé des quantités considérables de cet excellent fruit.

Tissot recommande l'infusion des queues de cerises pour calmer les catarrhes pulmonaires opiniâtres. Cette boisson est regardée par d'autres comme diurétique.

On fait avec les cerises un sirop, un rob, un vin délicieux, un ratafia très-recherché, des confitures très-délicates. Sèches, elles offrent, dans toutes les saisons, un aliment qui peut, au besoin, devenir la base de diverses compositions médicamenteuses.

On a proposé de substituer l'écorce de cerisier à celle de quinquina, et des prôneurs inconsidérés de nos remèdes indigènes ont fastueusement célébré les avantages de cette substitution. Mais l'illusion a été de courte durée, et cette confiance aveugle dans une substance presque inerte n'a jamais eu qu'un très-petit nombre de

---

[1] Macquart, dans l'*Encyclopédie méthodique : Médecine;* tome IV, page 564.

partisans. L'écorce de cerisier, rejetée aujourd'hui des meilleures officines, se glisse frauduleusement dans celles des pharmaciens militaires, qui la mélangent à l'écorce péruvienne, et, trompant la religion du médecin, foulant aux pieds les lois de l'honneur, se jouent de la vie des braves, pour étancher la criminelle soif de l'or. J'ai mille fois été témoin de ces turpitudes à l'armée, car je n'ai que très-rarement eu le bonheur d'y voir le service pharmaceutique dirigé ou exécuté par des hommes qui, tels que les Bayen, les Parmentier, les Laubert, les Malatret, les Virey, les Lodibert, réunissent à des talens éminens la plus scrupuleuse probité.

Je suis très-persuadé que la gomme de cerisier peut, dans une foule de cas, remplacer la gomme arabique, et pourtant je n'admets point avec Thompson, Bodard, Gilibert, leur identité absolue. Des chimistes fort habiles ont beau soutenir que l'analyse découvre dans l'une et dans l'autre les mêmes principes constituans, je vois notre gomme indigène plus molle, plus pâteuse, plus opaque, tandis que celle d'Arabie est plus sèche, plus diaphane, plus brillante; je vois celle-ci fondre plus promptement et plus parfaitement dans l'eau, sans en troubler la limpidité : ces phénomènes ne diminuent point mon admiration pour la chimie, et ne m'empêchent point de reconnaître qu'elle peut répandre des lumières sur la médecine. Toutefois les applications de cette science utile à l'art de guérir doivent être faites avec une sage réserve : je souris de pitié en lisant dans une hématologie, très-estimable d'ailleurs, qu'il n'existe pas une différence notable entre le sang d'un scorbutique et celui d'un individu frappé d'une violente phlegmasie, dévoré par une fièvre angioténique brûlante.

DOLFUSS (Jean-George), *Cerasologia medica;* in-4°. *Basileæ,* 1717.

EXPLICATION DE LA PLANCHE. (*La plante est de grandeur naturelle.*) — 1. Fruit dont on a enlevé la moitié de la chair. — 2. Fleur entière. — 3. Calice et pistil.

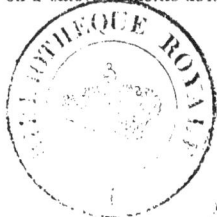

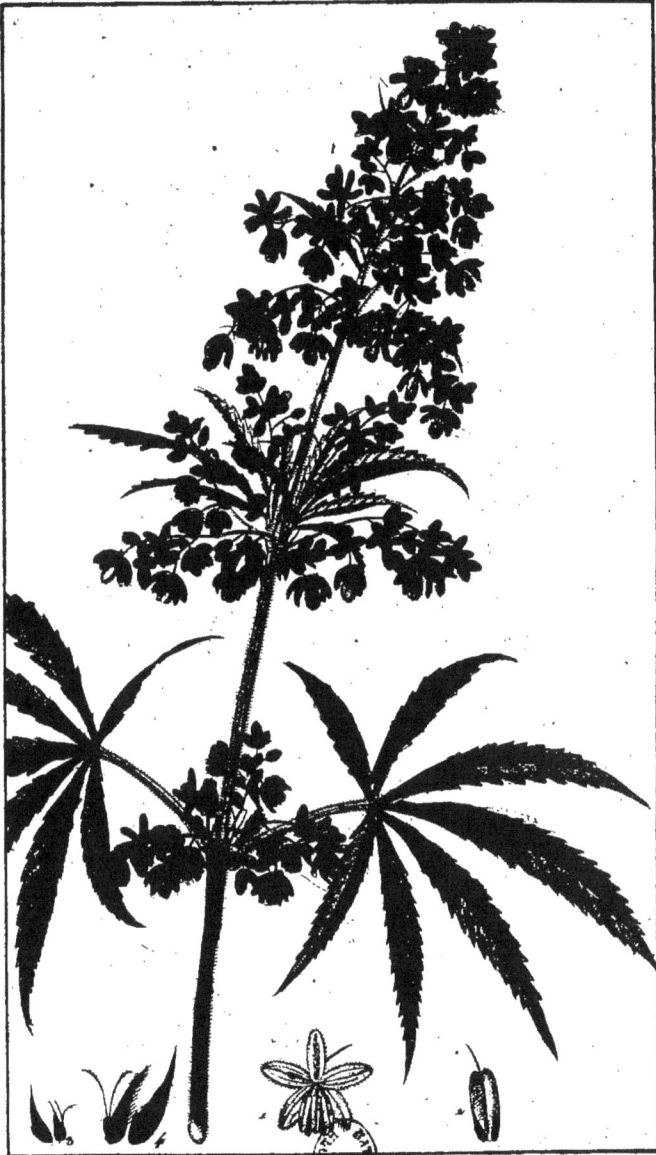

110.

Terpin P.

Lambert f sculp.

CHANVRE MALE.

a. l. l.

CX.

CHANVRE.

———

Bien que les Indes Orientales seient la véritable patrie du chanvre, ce végétal utile croît en abondance et spontanément sur les bords glacés de la Newa, du Borystène et du Wolga.

La racine est blanche, ligneuse, fusiforme, garnie de fibrilles. — La tige, droite, ordinairement simple, obtusément quadrangulaire, fistuleuse, rude, velue, s'élève à une hauteur qui varie prodigieusement selon la nature du sol et l'influence du climat : tandis qu'elle monte à peine à trois pieds en Lithuanie, souvent elle parvient chez nous à une toise d'élévation, et dans les plaines fertiles du Piémont elle acquiert la taille gigantesque de quinze à vingt pieds. — Les feuilles sont opposées, pétiolées, digitées, composées de cinq à sept folioles lancéolées, dentées en scie, et dont les inférieures sont les plus petites. — Les fleurs sont dioïques, c'est-à-dire que les organes sexuels sont séparés sur deux individus différens [1]. Les fleurs mâles, disposées en petites grappes lâches dans les aisselles des feuilles supérieures et au sommet de la tige, présentent un calice de cinq folioles oblongues, légèrement arquées et concaves ; cinq étamines,

---

[1] Quelques individus sont monoïques, et portent conséquemment les deux sexes dans des fleurs séparées.

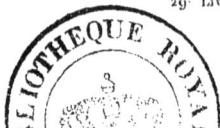

dont les filamens très-courts portent des anthères oblongues et tétragones. Les fleurs femelles, également axillaires, et presque sessiles, offrent un calice monophylle, conique, spathiforme, s'ouvrant d'un côté dans toute sa longueur; un ovaire supérieur, surmonté de deux styles longs, subulés et velus. — Le fruit est une capsule crustacée, subglobuleuse, brune ou grise, lisse, composée de deux vulves qui restent unies, recouverte par le calice, et renfermant une graine blanche et huileuse.

Presque partout on cultive le chanvre, et presque partout il réussit à merveille : les procédés de cette culture intéressante et facile, la manière de le récolter et de le préparer, ont été parfaitement décrits dans les traités généraux et spéciaux de jardinage, d'économie rurale et domestique de Miller, Duhamel, Rozier, Rougier la Bergerie, et dans des monographies estimées [1]. Je ne dois qu'effleurer cette matière, et mentionner seulement quelques précautions dont l'exacte observance contribue puissamment à la perfection des produits qu'on retire du chanvre.

Toute rupture lui est pernicieuse : ainsi, pour ne le point briser, en le cueillant il faut le tirer droit hors de terre brin à brin, et, lorsqu'il est très-élevé, le jeter sur le bras gauche, jusqu'à ce qu'on en ait une poignée. On secoue légèrement la terre qui tient aux racines, on y met deux liens, et la tige reste entière. Ces poignées sont portées hors de la chenevière; un homme muni d'un instrument tranchant les prend l'une après l'autre; et, les posant sur une fourche

[1] BARUFFALDI (Jérôme), *Il canapajo, libri otto; poema georgico; in-4°. Bologna*, 1741.

Coltivazione della canapa; istruzioni di Fabrizio Berti, Innocenzo Bregoli ed Antonio Pallara, raccuolte da Girolamo Antonio Berti; in-4°. Bologna, 1741.

On trouve ordinairement cet opuscule joint au petit poëme de Baruffaldi.

MARCANDIER, *Traité du chanvre;* in-12. Paris, 1758. — Id. in-8°. Bourges, 1764. — Trad. en anglais, Londres, 1764. — Trad. en allemand, avec des additions; in-8°. Freystadt, 1763.

L'auteur avait déjà publié en 1757, dans le *Journal économique*, un Mémoire sur une nouvelle manière de préparer le chanvre, dont le *Traité* est le développement.

Recueil de Mémoires sur la culture et le rouissage du chanvre; par Rozier, Prozet Perthuis, etc. Lyon et Paris, 1788.

BRALE, *Analyse pratique sur la culture et la manipulation du chanvre;* in-8°. Amiens et Paris, 1790.

fichée solidement en terre, il coupe toutes les racines un peu au dessus du collet ; puis il abat , avec un sabre de bois , le paquet de feuilles
qui couronne chaque poignée.

Dépositaire de la graine, le chanvre femelle a besoin d'une existence plus prolongée ; on ne le récolte que trois semaines ou un
mois après le mâle, et l'on suit absolument la même méthode : Brale
préfère le fauchage , et les motifs de cette préférence qu'il allègue
sont assez plausibles.

Après avoir soigneusement abattu les feuilles et les grappes, on
fait aussitôt rouir le chanvre dans un fleuve ou dans une eau dormante[1]. Il est roui au point convenable lorsque la filasse qui constitue l'écorce se détache facilement de la tige, vulgairement appelée
chenevotte.

Dès qu'on a retiré le chanvre du rouissoir, on le lave pour entraî-
ner la substance glutineuse et la vase qui y restent attachées. On le
fait ensuite sécher , puis on le serre dans des greniers ou dans d'autres lieux aérés, et pendant les veillées de l'hiver on le teille ; ou
bien, si la récolte est considérable, on le soumet à l'action beaucoup
plus rapide de la *maque*.

Séparée des tuyaux ou chenevottes, la filasse est passée à plusieurs
reprises par le *séran*, espèce de peigne garni de pointes de fer ;
après quoi on la met en bottes et on la conserve pour les nombreux
usages auxquels elle est destinée[2]. Tantôt le chanvre est employé à
fabriquer des cordages et des voiles pour les navires ; tantôt il se
transforme en tissus plus délicats dans la main de l'ouvrier indus-
trieux, qui en compose des fils et des toiles, dont la blancheur, la
finesse et le moelleux le disputent aux étoffes de lin[3].

Presque tous les pharmacologistes placent avec raison le chanvre

---

[1] Duhamel conseille l'eau dormante, et Marcandier l'eau courante.
Dans les pays où l'eau manque, on étend le chanvre sur des prés ; ou bien on
l'expose à la rosée et au soleil , contre des haies ou des murs ; ou enfin on le
place debout dans une fosse humide et couverte. Ces divers modes de rouissage
n'ont jamais la perfection de celui qui se fait dans une rivière ou dans un étang.

[2] Dutour a été mon principal guide dans l'ébauche que j'ai tracée de la culture , de la récolte et de la préparation du chanvre.

[3] Marcandier, *op. cit.*
J. B. Calvisi, dans la *Bibliothèque physico-économique* ; 1796, page 317.
E. Antill, dans le *Journal de physique*, de Rozier ; *supplément* ; 1778, t. XIII.

au nombre des végétaux suspects, et l'on doit s'étonner que des médecins distingués aient voulu démontrer l'innocuité d'une plante aussi évidemment délétère. Il suffit de faire quelques pas dans une chenevière pour être frappé d'une odeur vireuse, et pour éprouver plus ou moins promptement, plus ou moins complètement, selon la susceptibilité individuelle, les principaux effets du narcotisme.

Nuisible à ceux qui le récoltent, le chanvre nuit bien plus encore à ceux qui le préparent. L'eau dans laquelle on le rouit exhale des miasmes infects, et contracte un degré de putréfaction tel, que les poissons languissent et meurent [1]. Les cardeurs de chanvre sont sujets à une toux continuelle, à l'asthme, à la phthisie.

Les dames piémontaises, dans leurs promenades champêtres, aiment à porter des cannes ou des badines faites avec des tiges de chanvre, qui réunissent à une grande légèreté une blancheur éclatante. Moins volumineuses chez nous, ces tiges servent à faire des allumettes, et quelquefois du charbon pour la poudre à canon.

Gilibert a étudié sur lui-même l'action des feuilles de chanvre, infusées à la dose d'une once dans une demi-livre d'eau, elles communiquèrent à ce liquide une odeur et un goût nauséeux; cette infusion souleva l'estomac, produisit la céphalalgie, et augmenta le cours des urines en déterminant une sueur fétide; l'habile praticien lyonnais a vu réussir cette boisson dans le rhumatisme chronique et les dartres; il ajoute que les feuilles fraîches, appliquées en cataplasme, raniment les tumeurs froides et les disposent à la résolution.

Connue sous le nom de *chenevis*, la graine de chanvre est d'une utilité journalière et très-variée. Elle fournit un aliment aussi substantiel que savoureux à la gent volatile, et notamment à la charmante famille des passereaux. Les habitans de certaines régions du Nord, tels que les Russes, les Polonais, les Livoniens, font frire ces graines avec quelques aromates, et ce *mets exquis* paraît au dessert sur les meilleurs tables : les paysans se contentent de les piler, d'y

[1] Gilibert, *Démonstrations élém. de botan.;* 1796, tome III, page 218.

P. P. Pereda, *An cannabis et aqua in quâ mollitur possint aerem inficere?* 1579.

Biett, dans le *Dictionnaire des Sciences médicales;* tome IV, page 433.

Geoffroy, *Traité de la matière médicale;* tome V, page 426.

joindre du sel, et d'étendre ce mélange sur du pain noir en guise de tartines. Tode et Schwediauer regardent l'infusion des semences de chanvre comme un excellent moyen de calmer la vive irritation des voies urinaires, qui accompagne les blennorrhagies très-inflammatoires. Quelques médecins préfèrent administrer ces semences sous forme d'émulsion édulcorée avec le sirop de guimauve.

L'huile de chenevis est bonne à brûler; elle entre dans la préparation des cérats, des onguens et du savon vert; elle sert même à la nourriture grossière des pauvres lithuaniens. Les gâteaux dont l'huile a été exprimée, sont recherchés par le bétail, qu'ils engraissent.

Le chanvre des Indes, *cannabi similis exotica*, Bauhin; *cannabis indica*, Lamarck, paraît, aux yeux du célèbre auteur de la *Flore française*, une espèce très-distinguée du chanvre ordinaire. Celui des Indes est moins grand, plus rameux; sa tige, plus dure, et presque cylindrique, porte des feuilles constamment alternes; l'écorce mince dont elle est revêtue n'est point susceptible d'être filée et tissue comme celle du chanvre européen; mais, en revanche, toute la plante exhale une odeur plus nauséabonde, et ses qualités vireuses sont bien plus fortement prononcées. Loin d'être rebutés par ces propriétés vénéneuses, les Indiens y attachent un grand prix, et savent parfaitement les utiliser. C'est avec l'écorce, les feuilles, les fleurs, les graines du chanvre, tantôt isolées, tantôt réunies, souvent même jointes à d'autres substances, que les Orientaux préparent des poudres, des pastilles, des breuvages exhilarans, aphrodisiaques, dont l'abus toutefois produit inévitablement la torpeur, l'impuissance et l'idiotisme. Parmi ces compositions recherchées avec une sorte de fureur par les Orientaux, se distinguent le *haschisch* des Ismaéliens[1], le *bang, bangue* ou *bangi* des Usbecks, et le *maslac* des Turcs[2].

---

[1] A. I. Silvestre de Sacy, Mémoire sur les préparations enivrantes faites avec le chanvre. — Lu à l'Institut le 7 juillet 1809; analysé dans le *Bulletin des Sciences médicales*; septembre 1809, page 201.

[2] Chardin, *Voyage en Perse*; tome IV, page 207.

P. B. Garnier, *Dissertation sur l'ivresse*; 1815, page 13.

CHANVRE.

Obs. Toutes les figures du chanvre, données dans divers ouvrages, représentent toujours l'individu femelle; j'ai cru devoir ici préférer le mâle, tant parce que cela complète l'iconographie de cet intéressant végétal, que parce que l'image du mâle est plus belle. (T.)

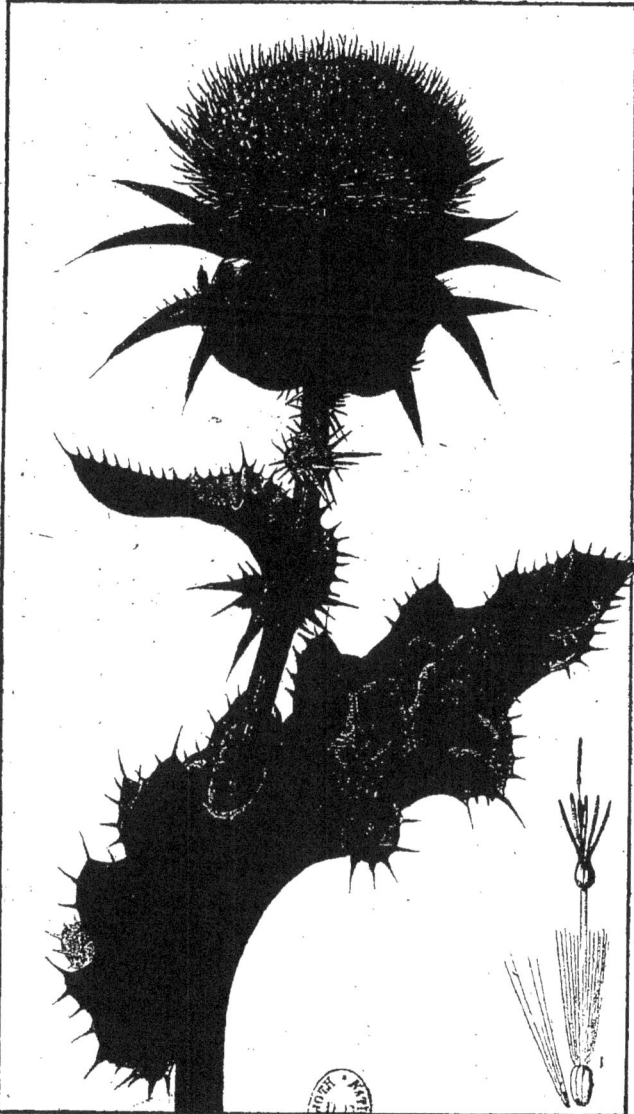

III.

Turpin P.

Lambert f.r sculp

CHARDON-MARIE.

a. 22

CXI.

CHARDON-MARIE.

Grec. . . . . σιλυζον; Dioscorides.

Latin. . . . .
- CARDUUS ALBIS MACULIS NOTATUS VULGARIS; Bauhin, Πιναξ, lib. 10, sect. 6; — Tournefort, clas. 12, *flosculeuses.*
- CARDUUS MARIANUS, *foliis amplexicaulibus hastato-pinnatifidis, spinosis, calycibus aphyllis, spinis canaliculatis, duplicato-spinosis;* Linné, clas. 19, *syngénésie polygamie égale;* — Jussieu, clas. 10, ord. 2, *cynarocéphales.*
- CARTHAMUS MACULATUS; Lamarck.

Italien. . . . . CARDO DI MARIA; CARDO DEL LATTE.

Espagnol. . . . . CARDO MARIANO; CARDO LECHAL.

Français. . . . . CHARDON-MARIE; CHARDON NOTRE-DAME; CHARDON ARGENTÉ.

Anglais. . . . . MILK-THISTEL; LADIES' THISTEL.

Allemand. . . . . MARIENDISTEL; FRAUENDISTEL; MILCHDISTEL.

Hollandais. . . . . . . MARIENDISTEL; VROUWENDISTEL; MELKDISTEL.

Suédois. . . . . SEMPERTIN.

TRÈS-COMMUNE en Italie, en Angleterre, en Allemagne, cette plante annuelle, remarquable par la beauté de son feuillage, croît pareillement avec une sorte de profusion en France : on la trouve presque à chaque pas aux environs de Paris, et surtout à Montmorency, dans les lieux incultes, sur le bord des chemins et des fossés.

La racine est longue, épaisse, cylindrique, fibreuse. — La tige, ferme, droite, striée, rameuse, s'élève à la hauteur de deux à trois pieds. — Les feuilles sont alternes, grandes, larges, sinuées, épineuses, lisses, vertes, parsemées de taches laiteuses, de veines ou marbrures blanches qui les font paraître agréablement panachées. Les feuilles inférieures sont pétiolées, les supérieures sessiles et amplexicaules. Les fleurs, solitaires à l'extrémité des tiges, sont grosses, purpurines, flosculeuses, composées de fleurons tubulés hermaphrodites dans le disque et à la circonférence, placées sur un réceptacle chargé de poils, et environnés par le calice commun, obrond, imbriqué d'écailles appendiculées, hérissé d'épines latérales et terminales. — Le fruit consiste en plusieurs graines ovoïdes, anguleuses, lisses, couronnées d'une aigrette simple, sessile, très-longue, et renfermées dans le calice commun.

CHARDON-MARIE.

S'il faut juger des propriétés médicinales du chardon-marie par ses qualités physiques, on sera porté à le ranger parmi les plantes alimentaires, plutôt que d'en surcharger la liste déjà si effrayante des drogues pharmaceutiques. En effet, toutes ses parties sont inodores, et leur faible saveur se fait à peine remarquer par une légère amertume. Les racines plaisent à divers animaux. Les tiges, après une ébullition préliminaire dans l'eau, peuvent être accommodées en guise de légumes. Les feuilles fraîches, débarrassées de leurs épines, se mangent en salade [1]. Les têtes remplacent quelquefois celles d'artichaut [2], que pourtant elles sont loin d'égaler en délicatesse [3].

On a beaucoup exalté les vertus antipleurétiques des semences de chardon-marie réduites en poudre, et ainsi données en substance, ou administrées sous forme d'émulsion : Triller, auquel nous devons une monographie estimée de la pleurésie, rejette comme illusoire la faculté spécifique attribuée à des graines presque inertes.

S'il fallait en croire Mattioli, le chardon-marie serait un excellent hydragogue; il guérirait l'hydropisie, la jaunisse et les affections des voies urinaires; Macquart le prescrit dans la leucorrhée, et Lindanus n'hésite point à proclamer les graines de cette flosculeuse le remède souverain de l'hydrophobie. Ne suffit-il pas d'énoncer de pareilles assertions pour en faire sentir tout le ridicule ?

---

[1] Les lapins sont très-friands des feuilles et des jeunes tiges de ce chardon, et Willich regarde cette nourriture comme très-salubre pour ces animaux à l'état de domesticité.

[2] Dans plusieurs départemens le chardon-marie est connu sous le nom de *artichaut sauvage*.

[3] Les Grecs faisaient cuire ce chardon, et l'assaisonnaient avec l'huile et le sel : η τις αρτιφυης εσθιεται εφθη συν ελαιω και αλσι.

EXPLICATION DE LA PLANCHE. (*La plante est de grandeur naturelle.*) — 1. Fleuron entier de grandeur naturelle, ayant à la base de son ovaire quelques-unes des soies qui tapissent le réceptacle.

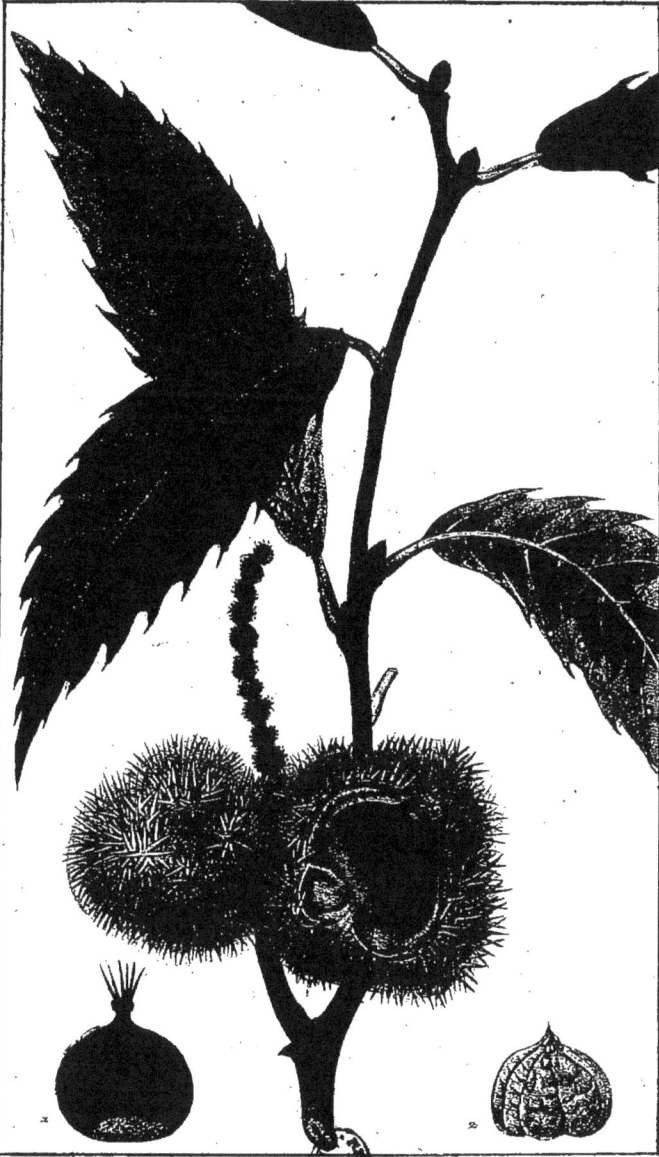

CHATAIGNIER.

a.l.l.

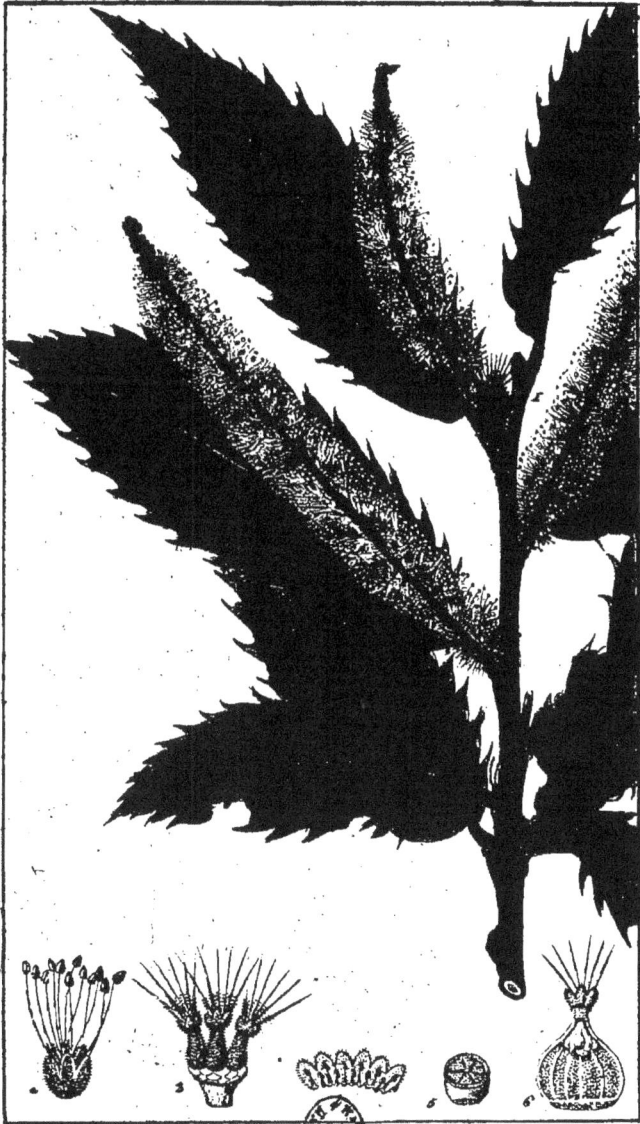

Turpin P.

Lambert Jr sculp.

CHATAIGNIER.

a. l. l.

CHATAIGNIER.

Grec.	καϲταϊον, Dioscorides; καϲταϊαικον καρυον, Théophraste.
Latin.	CASTANEA SILVESTRIS *quœ peculiariter* CASTANEA ; Bauhin, Πιναξ, lib. 2, sect. 4 ; — Tournefort, clas. 19, *arbres amentacés.* FAGUS CASTANEA , *foliis lanceolatis , acuminato-serratis , subtùs nudis ;* Linné , clas. 21, *monœcie polyandrie ;* — Jussieu , clas. 15, ord. 4, *amentacées.* CASTANEA VULGARIS ; Lamarck.
Italien.	CASTAGNO.
Espagnol.	CASTANO.
Français.	CHATAIGNIER.
Anglais.	CHESNUT; CHESNUT-TREE.
Allemand.	KASTANIENBAUM ; KOESTENBAUM.
Hollandais.	KASTANJE-BOOM.
Suédois.	CASTANIE-TRA.
Polonais.	KASZTAN.

Sous le beau ciel de la Grèce, de même que sur les collines de la brillante Italie, le châtaignier croît en abondance; la nature semble l'avoir multiplié en raison de son extrême utilité : on le trouve en Angleterre, en Suisse, en Allemagne, et surtout en France, où il prospère merveilleusement.

Cet arbre, qui atteint communément la hauteur d'environ trente pieds, parvient quelquefois à une élévation beaucoup plus considérable, et acquiert des dimensions tellement prodigieuses en tout sens, qu'elles paraissent incroyables. Kircher, par exemple, dit avoir observé près du mont Etna, en Sicile, un châtaignier dont la circonférence était de plus de cent pieds. Cet arbre monstrueux a depuis été soigneusement examiné, décrit et figuré par divers voyageurs ; il porte le nom très-expressif de *castagnaro di cento cavalli.* On trouve en Angleterre plusieurs châtaigniers également remarquables par leurs immenses proportions et leur étonnante longévité. Celui de Bristol, par exemple, avait dix-neuf pieds de diamètre, et on le croyait âgé de plus de cinq cents ans.

Qui n'a pas entendu parler du fameux châtaignier de Tortworth , dans le comté de Glowcester? Depuis une longue suite de siècles, il sert de limite; sa circonférence est de cinquante-deux pieds; déjà, en 1150, il était appelé *the great chesnut*, et l'on présume qu'il compte plus de mille années d'existence.

Les feuilles du châtaignier sont alternes, peu éloignées les unes des autres, pétiolées, longues-lancéolées, vertes, glabres, légèrement luisantes en dessus, nerveuses en dessous, dentées en manière de scie [1]. — Les fleurs, monoïques, amentacées, sortent de l'aisselle des feuilles; les fleurs mâles, sessiles, groupées le long d'un chaton cylindrique, grêle, blanchâtre, offrent un calice à cinq et plus souvent à six divisions, dans lequel sont implantées une douzaine d'étamines. Les fleurs femelles proviennent des mêmes boutons que les mâles, mais ne font point partie des chatons à la base desquels on les trouve communément placées : « elles sont renfermées, au nombre de trois [2], dans un involucre légèrement pédonculé, muni d'une écaille à sa base, et composé d'un grand nombre de petites écailles réfléchies, qui, à la maturité du fruit, deviennent autant d'épines. Ces trois fleurs, disposées sur une seule ligne, présentent chacune un ovaire inférieur, en forme de gourde, couronné d'un petit calice velu, divisé en six lobes, à l'intérieur duquel sont insérées douze petites étamines stériles, dont six alternativement plus courtes. Au centre du calice, sur le sommet de l'ovaire, s'élèvent six styles droits, cartilagineux, subulés, velus à leur base, terminés par des stigmates simples [3]. »

[1] Chaque pétiole est accompagné à sa base de deux grandes stipules caduques. (T.)

[2] Dans le châtaignier cultivé, l'involucre ne contient qu'une seule fleur.

[3] M. Turpin m'a communiqué plusieurs observations sur la fructification du châtaignier : je crois devoir consigner ici les plus intéressantes.

« Si l'on coupe transversalement un ovaire quelque temps après la fécondation, on voit que la véritable organisation de la châtaigne est d'avoir six loges, parfois sept, et deux graines dans chacune, puisque cette coupe offre six cloisons, et six loges bourrées d'une substance spongieuse. Au sommet et dans l'angle de chaque loge, sont attachés deux ovules allongés, et terminés supérieurement par un bec. De ces nombreux ovules, un seul (rarement deux) se développe; en grossissant, il pousse, détruit toutes les cloisons, et remplit à lui seul toute la capacité du péricarpe.

« En même temps que l'ovaire fécondé grossit et se convertit en fruit, l'involucre subit des changemens très-remarquables : de sphérique, il devient tétra-

CHATAIGNIER.

Le fruit est une coque ou une capsule, hérissée extérieurement de pointes, s'ouvrant en deux ou quatre parties, et renfermant dans une seule loge autant de grosses graines qu'il y avait de fleurs dans l'involucre. Ces graines, universellement connues sous le nom de *châtaignes*, ovales, obrondes, aplaties d'un côté, convexes de l'autre, consistent en une amande à chair blanche et ferme, recouverte d'une peau coriace, lisse et brune.

Nous possédons très-peu d'arbres qui réunissent des avantages aussi nombreux et aussi importans que le châtaignier. Il croît dans les terres légères, dans les lieux secs et stériles, sur les rochers, les pierrailles. Les sols sablonneux lui conviennent assez; mais il redoute les terres argileuses, dures, grasses et marécageuses. Les montagnes du troisième ordre sont, en général, propres à sa culture; il se plaît sur le penchant des coteaux, où, par sa position naturelle, il a la faculté d'étendre ses branches, et de prendre la forme d'oranger, si agréable aux yeux des amateurs [1].

Au moyen de la greffe et de quelques soins agronomiques, le châtaignier acquiert plus de volume et de perfection dans toutes ses parties; ses fruits mieux nourris, plus arrondis, plus savoureux, prennent alors le titre de *marrons*. Ceux qu'on apporte du Vivarais et du Dauphiné à Lyon, retiennent le nom de cette dernière ville, et sont les plus estimés de tous. On en récolte aussi d'excellens dans le Limousin [2].

gone, quadrivalve; toutes ses écailles molles se changent en autant d'épines acérées, ce qui lui donne entièrement l'aspect d'un hérisson.

« Si l'on dégage adroitement la graine de l'enveloppe cartilagineuse du péricarpe, on retrouve encore à son sommet tous les petits ovules avortés. »

[1] Dutour, dans le *Nouveau Dictionnaire d'hist. nat.;* 1803, tome v, page 94.

[2] Un administrateur assez célèbre sous le ministère du duc de Choiseul, après avoir médité long-temps sur les moyens à employer pour pacifier les habitans de l'île de Corse, proposa de couper tous les châtaigniers, parce que leur production annuelle fournissait à ces insulaires une subsistance assurée sans aucun travail, et d'y substituer la culture des grains, qui les obligerait à des travaux continuels pour se procurer une subsistance incertaine, ce qui les détournerait nécessairement des complots séditieux, qu'il regardait comme l'effet d'une oisiveté inquiète chez un peuple pauvre et sobre. Ce spéculateur, digne à cet égard de figurer parmi les conquérans du Nouveau-Monde, ignorait que les terrains plantés de châtaigniers, en Corse, ne convenaient nullement à la culture des grains. On eut le bon esprit de ne point adopter ce projet insensé et destructeur.

(PARMENTIER.)

CHATAIGNIER.

Tous les peuples s'accordent à célébrer les louanges du châtaignier. Les Anglais Miller, Bryant, Curtis, Willich, les Allemands Bœhmer, Cruenitz, Ehrhart, Bechstein Hochheimer, Pietsch, les Italiens Arduini, Targioni, Rè, Santi, et une foule de nos compatriotes placent honorablement cet arbre à côté du chêne. C'est avec son bois que la plupart des anciens bâtimens de Londres ont été construits ; la charpente d'une foule d'antiques édifices à Paris, à Lyon, et dans beaucoup d'autres villes de France, est pareillement en bois de châtaignier, et depuis trois ou quatre siècles elle n'a pas souffert la plus légère altération. « La propriété qu'il a de conserver toujours son volume égal, sans se gonfler ni se resserrer, le rend surtout très-propre à contenir toutes sortes de liqueurs ; il laisse moins évaporer leur partie spiritueuse que le bois de sapin ou de chêne : aussi fait-on partout, avec le châtaignier, des cerceaux et des futailles de toutes les grosseurs, dans lesquelles le vin conserve sa qualité, et se perfectionne même. On devrait, par cette raison, cultiver constamment cet arbre dans le voisinage des pays de vignoble. D'ailleurs, il procure un ombrage agréable ; il a une très-belle forme, et figure très-bien dans les parcs et dans les plantations d'ornement. Mais il ne faut pas le placer trop près des habitations, parce qu'il répand, lorsqu'il est en fleur, une odeur spermatique nauséabonde. »

Chaque pays a sa méthode de récolter les châtaignes. Presque toutes ces méthodes sont vicieuses. On doit préférer celle de l'illustre agronome Parmentier. « Les châtaignes et les marrons ramassés au grand soleil, exposés ensuite à l'action de cet astre pendant sept à huit jours, sur des claies, que l'on retire tous les soirs, et que l'on pose les unes sur les autres dans l'endroit le plus chaud de la maison, acquièrent la propriété de se conserver très-long-temps, et même de supporter les plus longs trajets, sans rien perdre de leur excellent goût et de leur faculté reproductive. »

La consommation prodigieuse qui se fait de toutes parts en châtaignes et en marrons, démontre suffisamment qu'on sait les apprécier ce qu'ils valent. Des peuplades entières en font leur nourriture principale et presque exclusive, pendant plusieurs saisons de l'année ; elles s'en servent, en outre, pour engraisser leurs bestiaux. « Le châtaignier, dit M. Bodard, forme le plus grand et le plus intéressant revenu que l'art et la nature fournissent aux habitans du Montamiata en Toscane. Tendres ou mûres, fraîches ou sèches, crues ou cuites, réduites en farine, préparées en beignets ou en bouillie, les châtaignes offrent un aliment sain, agréable au goût, et facile à digérer. » Ce que le docteur Bodard a vu pratiquer en Toscane, nous le retrouvons en France dans les départemens de la Haute-Vienne, de la Corrèze et de la Creuze ; j'ajouterai que les procédés employés par les Limousins me semblent infiniment préférables à ceux de leurs voisins. Ceux-ci, en effet, se contentent, suivant le docteur Grellet, de faire bouillir les châtaignes, sans jamais enlever la seconde écorce, qui détériore singulièrement une graine farineuse et sucrée, rend sa déglutition très-pénible, et lui communique une saveur âcre insupportable. M. Grellet félicite ses concitoyens de métamorphoser ainsi un aliment en médicament ; rien n'est plus propre, selon lui, à guérir les dysenteries métalliques qui affligent épidémiquement les habitans des rives de la Creuze, que l'enveloppe intérieure des châtaignes, à l'aide du bienfaisant tannin dont elle est imprégnée. Sans adopter avec une confiance aveugle les assertions exagérées du docteur Grellet, je croirai volontiers que les châtaignes non *pelées* peuvent n'être pas inutiles dans certaines périodes du catarrhe intestinal ; mais je reste intimement persuadé que les individus bien portans se privent d'une grande jouissance en ne pelant jamais leurs marrons.

M. Bodard nous assure que le chocolat préparé avec parties égales de marrons et d'amandes de cacao torréfiés, est d'une qualité supérieure à celui composé de cacao seul. Il faut pardonner cette hyperbole à l'utile propagateur des végétaux indigènes. L'amour de la patrie est une vertu si noble, et maintenant si rare !

Il est possible de faire du pain de châtaignes, et le conseiller Pietsch affirme en avoir fabriqué de très-bon en augmentant la dose du levain. Il est permis de concevoir quelques doutes sur la *foi germanique* de l'économiste prussien, et de s'en rapporter au témoignage plus authentique de notre vénérable Parmentier, l'un des plus fameux *panificateurs* de l'Europe. Je pense donc, avec lui, que le boulanger le plus éclairé, en appliquant les procédés de son art à la farine des meilleurs marrons, n'en obtiendra jamais qu'un aliment bien inférieur à la *polenta* des Italiens, et au *châtigna* des Limousins.

CHATAIGNIER.

Les marrons glacés sont une confiture sèche délicieuse. Macquart dit que l'on peut préparer avec la châtaigne des émulsions, des cataplasmes; on en retire une liqueur alcoolique. L'écorce du châtaignier distille parfois une gomme estimée; l'enveloppe coriace du fruit sert dans la teinture; enfin, l'énumération des usages auxquels on peut employer les diverses parties de cet arbre intéressant, exigerait, pour être complète, des développemens qui me sont interdits.

HERTSCH (jean-gotthold), *Abhandlung von Anziehung und Pflanzung der Kastanienbæume, haupsæchlich der guten essbaren, und dem Gebrauch ihrer fruechte ;* c'est-à-dire, Traité de la culture et de la plantation du châtaignier, et principalement de l'usage de son fruit ; in-8°. Halle, 1776.

EXPLICATIONS. — PLANCHE 112. (*La plante, représentée au moment de sa floraison, est réduite à la moitié de sa grandeur naturelle.*) — 1. Involucre situé à la base d'un épi, dans lequel sont contenues trois fleurs femelles ou hermaphrodites. — 2. Fleur mâle entière grossie. — 3. Fleurs femelles, dégagées de l'involucre, grossies. — 4. Corolle d'une fleur femelle ouverte, dans laquelle on voit douze étamines stériles, six alternativement plus courtes. — 5. Coupe transversale d'un ovaire, dans laquelle on aperçoit six loges remplies d'une espèce de bourre. — 6. Jeune fruit coupé verticalement pour faire voir que les ovules, quelquefois au nombre de deux dans chaque loge, sont attachés dans l'angle supérieur.

PLANCHE 112 bis. — (*La plante, représentée au moment où l'involucre s'ouvre pour laisser échapper les châtaignes, est réduite à la moitié de sa grandeur naturelle.*) — 1. Fruit entier, plus petit que nature. — 2. Graine dépouillée de son péricarpe, au sommet de laquelle on voit plusieurs ovules avortés.

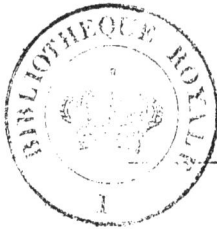

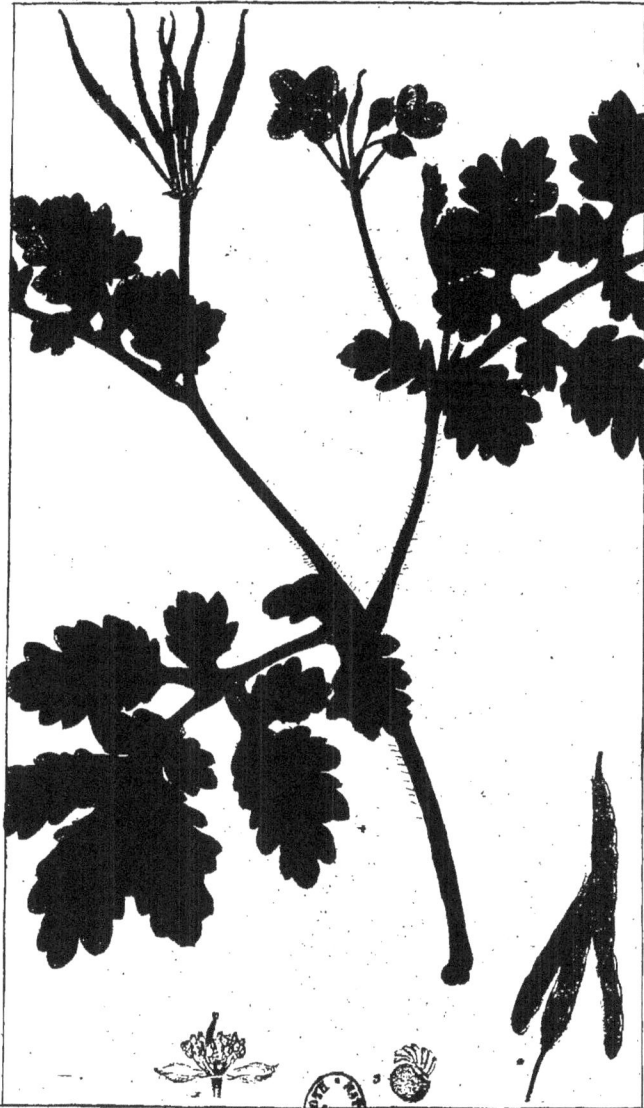

Turpin P.

Jambert s.^t sculp.

CHELIDOINE.

a. l. l.

CXIII.

CHÉLIDOINE.

Grec.	χελιδονιον μεγα.
Latin.	CHELIDONIUM MAJUS VULGARE; Bauhin, Πιναξ, lib. 4, sect. 3; — Tournefort, clas. 5, *cruciformes.* CHELIDONIUM MAJUS, *pedunculis umbellatis;* Linné, clas. 13, *polyandrie monogynie;* — Jussieu, clas. 13, ord. 2, *papavéracées.*
Italien.	CELIDONIA; CENEROGNOLA.
Espagnol.	CELIDONIA; CELIDONIA-MAYOR.
Français.	CHÉLIDOINE; CHÉLIDOINE COMMUNE; GRANDE CHÉLIDOINE; ÉCLAIRE; FELOUGNE.
Anglais.	CELANDINE.
Allemand.	SCHELLKRAUT; SCHOELKRAUT; SCHWALBENKRAUT.
Hollandais.	SCHELLE-KRUID; GOUWE.
Suédois.	SVAL-ORT.
Polonais.	JASZKOLKE; Erndtel.

THEOPHRASTE, Dioscorides, Galien ont vu la chélidoine croître abondamment sous le beau ciel de la Grèce; nous rencontrons cette plante vivace dans toute l'Europe, le long des haies, autour des puits, sur les vieilles murailles, sur les terrains incultes et couverts. Gmelin l'a trouvée extrêmement répandue sur le sol affreux de la Sibérie, et le docteur Schœpf l'a souvent recueillie aux environs de New-Yorck, en Amérique.

La racine est brune-rougeâtre, cylindrique, fibreuse, chevelue. — Les tiges, droites, grêles, fragiles, rameuses, légèrement duvetées, s'élèvent à la hauteur d'environ un pied et demi. — Les feuilles sont alternes, grandes, molles, ailées, découpées en lobes arrondis, vertes en dessus, glauques en dessous, et munies de poils rares seulement sur leur pétiole. — Les fleurs, jaunes, sont disposées en manière d'ombelles, au sommet des tiges. Chaque fleur présente un calice formé de deux folioles ovales, concaves, caduques[1]; une corolle de quatre pétales obtus, planes, ouverts en croix; vingt à trente, quelquefois cinquante à soixante étamines, dont les filamens

---

[1] Avant l'épanouissement des pétales, le calice est d'une seule pièce; il se déchire en deux par l'action des pétales tuméfiés. (GILIBERT.)

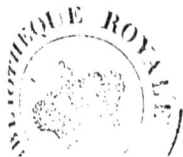

jaunes portent des anthères didymes; un ovaire supérieur, terminé par un stigmate bifide. — Le fruit est une silique grêle, de la longueur d'un pouce et demi, bivalve, contenant dans une seule loge une centaine de graines obrondes, luisantes, noirâtres.

Dans son état de fraîcheur, la chélidoine exhale une odeur désagréable, que Tournefort compare à celle des œufs couvés, et Murray à celle de la moisissure septique. Elle a un goût amer, accompagné d'une âcreté qui diminue par la dessiccation, tandis que l'amertume augmente. Ces qualités physiques sont essentiellement dues à la présence d'un suc jaune-orange, dont toutes les parties de la plante sont copieusement imprégnées, et qui s'en écoule à la plus légère incision.

Linné, Murray, Schallern, Gilibert, Bodarde s'étonnent avec raison de l'injuste oubli auquel a été condamnée pendant plusieurs siècles une substance pleine d'énergie, et que les anciens avaient parfaitement appréciée; ils font la remarque très-judicieuse, que les propriétés sont plus éminentes, et en quelque sorte plus concentrées dans la racine. Galien l'administrait, infusée dans du vin blanc, pour la guérison de l'ictère; Dioscorides y ajoutait de l'anis; Forest la faisait bouillir dans la bière. Chomel, dont, au reste, l'autorité n'est pas d'un grand poids, conseille de faire macérer les feuilles de chélidoine dans du petit-lait auquel on ajoute un peu de crême de tartre. Je pense qu'il convient d'adopter la méthode indiquée par le professeur Wendt : il exprime, en été, le suc de toute la plante, et le mêle à une égale quantité de miel. La dose, qui d'abord est de deux gros, est graduellement portée jusqu'à une demi-once, délayée dans une à deux cuillerées d'eau. Au printemps et en automne, il n'emploie que le suc de la racine, et en hiver il administre l'extrait de la plante tout entière, dont il forme des pilules de deux grains : il commence par en donner deux; puis il porte successivement le nombre jusqu'à dix, et continue cette dose jusqu'à ce que la cure soit complète. Mais le professeur d'Erlangen, entraîné par sa prédilection pour la chélidoine, lui accorde des vertus trop éminentes et trop multipliées: il ne la prescrit pas seulement contre l'ictère, les embarras viscéraux, les fièvres intermittentes, les hydropisies; elle est en outre, selon lui, un remède souverainement propre à combattre les affections scrofuleuses et syphilitiques. Disciple de Wendt, le docteur Schallern a renouvelé des Grecs la réputation antiophthalmique de la chélidoine[1] ; et, à l'exemple de son maître, il a parfois outrepassé les limites de la stricte vérité. Les anciens préparaient dans un vase de cuivre un collyre composé de suc de cette plante et de miel. L'eau distillée d'éclaire, recommandée depuis pour remplir la même indication, est un topique presque inerte. Le docteur Schallern fait usage intérieurement et extérieurement de la chélidoine pour dissiper les maladies des yeux ; il se flatte d'avoir, par ce moyen, prévenu la cataracte, dissipé les ophthalmies, absorbé des taies, guéri des amauroses.

Les vices cutanés, qui se manifestent sous tant de formes hideuses, et repoussent avec obstination les secours de l'art, cèdent pourtant quelquefois à la chélidoine, administrée en topique et à l'intérieur par un praticien habile. Gilibert regarde le suc de chélidoine comme un des plus puissans détersifs des ulcères cacoèthes. Le peuple en fait chaque jour usage, et non sans succès, pour détruire les cors, les verrues, et autres durillons.

Le Prussien Kramer *raconte* les cures de goutte et de calcul qu'a opérées, sous ses auspices, l'infusion théiforme de chélidoine.

La couleur jaune que communique au papier, aux étoffes, à la peau, le suc de cette plante, est passagère; une simple ablution d'eau suffit pour l'effacer ; par conséquent, l'art tinctorial ne peut, alors, en retirer aucun avantage. Mais, au moyen de la fermentation, le professeur saxon C. G. Rœssig a obtenu de la chélidoine une couleur bleue solide, semblable à celle de la guède.

---

[1] Le mot χελιδόνιον dérive très-certainement de χελιδών, hirondelle : mais la chélidoine a-t-elle reçu cette dénomination parce que ses fleurs s'épanouissent à l'arrivée des hirondelles, et se fanent au départ de ces oiseaux voyageurs; ou bien, faut-il rapporter ce titre générique à la persuasion dans laquelle étaient les Grecs que les hirondelles se servaient du suc de chélidoine pour rendre la vue à leurs petits dont on avait crevé les yeux? J'ai vu plusieurs de mes contemporains, et surtout de bons Tourangeaux, mes compatriotes, ajouter une confiance évangélique à ce conte puéril ; je n'en ai point été surpris; la sotte crédulité n'est-elle pas de tous les temps et de tous les pays?

CREUZBAUER (george-adam), *De radicis chelidonii majoris ad solvendos pellendosque choleli-thos efficaciâ, biga observationum comprobata, Diss.* in-4°. *Argentorati*, 1785.

GLUMM (joseph-antoine), *De Chelidonio majori, Diss.* in-4°. *Duisburgi*, 1786.

SCHALLERN (théophile-adam-joseph de), *Dissertatio inauguralis ; quâ chelidonii majoris virtus medica novis observationibus firmatur ;* in-4°. *Erlangæ*, 1790.

CHÉLIDOINE.

EXPLICATION DE LA PLANCHE. (*La plante est réduite aux deux tiers de sa grandeur naturelle.*) — 1. Calice diphylle, caduc, étamines et pistil. — 2. Fruit ou silique de grandeur naturelle, tel qu'il s'ouvre dans sa maturité. — 3. Graine grossie, armée d'une caroncule particulière.

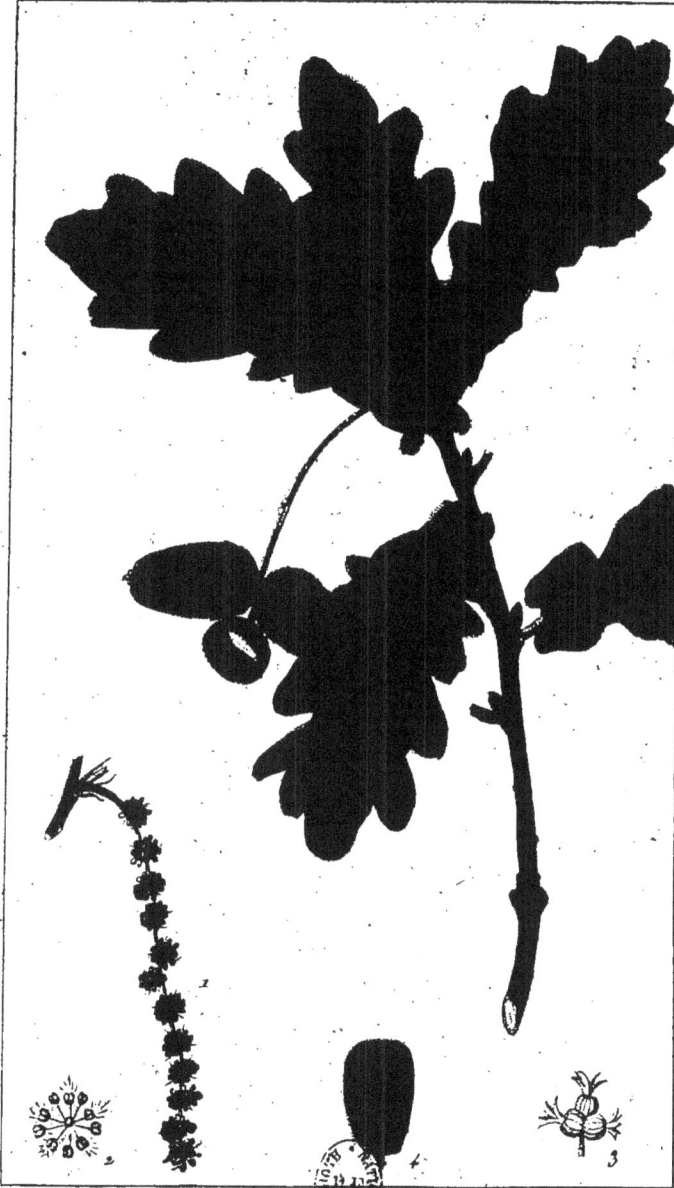

Turpin P.

Dubois sculp.

CHENE

a. 11.

CXIV.

CHÊNE.

Grec.	δρυς.
Latin.	QUERCUS CUM LONGO PEDICULO ; Bauhin, Πιναξ, lib. 2, sect. 4 ; — Tournefort, clas. 19, *arbres amentacés.*
	QUERCUS ROBUR, *foliis deciduis, oblongis, superne latioribus, sinubus auctioribus, angulis obtusis* ; Linné, clas. 21, *monœcie polyandrie ;* — Jussieu, clas. 15, ord. 4, *amentacées.*
Italien.	QUERCIA.
Espagnol.	ENCINA ; ROBLE.
Français.	CHÊNE ; ROUVRE.
Anglais.	OAK.
Allemand.	EICHE.
Hollandais.	EIKE ; EIKENBOOM.
Suédois.	EK.
Polonais.	DAB.

Parmi les végétaux qui ornent et enrichissent nos forêts, le chêne tient sans contredit le premier rang : il est le roi des arbres européens. Ses immenses racines pénètrent profondément et s'étendent au loin dans le sol, tandis que sa cime majestueuse s'élève parfois jusqu'à près de cent pieds de hauteur [1]. Les feuilles, portées sur des pétioles extrêmement courts, sont alternes, oblongues, plus larges vers leur sommet, divisées en leurs bords en découpures obtuses, arrondies et sinueuses ; leur surface supérieure est lisse, verte ; l'inférieure, presque glauque, est marquée de nervures latérales et obliques. — Les fleurs sont monoïques, c'est-à-dire, pour parler le langage si expressif et si vrai de l'immortel Linné, que les deux sexes, habitant la même maison, reposent dans des lits différens. Les fleurs mâles, distribuées d'espace en espace sur un long chaton mince, lâche et pendant, offrent un calice membraneux, formé d'une seule feuille découpée en cinq segmens ; dix étamines, dont les filamens très-courts portent des anthères larges, divisées en deux

---

[1] Celui de qui la tête au ciel était voisine,
Et dont les pieds touchaient à l'empire des morts.
(LA FONTAINE.)

par un sillon. Les fleurs femelles, solitaires, ou groupées en très-petit nombre sur les jeunes rameaux, et dans les aisselles des feuilles supérieures, sont tantôt sessiles, tantôt soutenues par un pédoncule commun plus ou moins long[1]; elles présentent un calice monophylle, hémisphérique, coriace, raboteux en dehors; un ovaire supérieur, à trois loges confuses, dont chacune est surmontée de trois, quatre ou cinq styles réfléchis. — Le fruit, universellement connu sous le nom de *gland*, est une sorte de capsule ou de coque ovoïde, enchâssée par toute sa base dans une coupe ou cupule hémisphérique, assez épaisse, lisse en dedans, écailleuse en dehors : cette coque, formée d'une peau cartilagineuse et très-polie, ne s'ouvre point; elle contient une amande de même forme, dont la substance, modérément dure, se partage en deux lobes.

Les poètes, les philosophes, les romanciers, les agronomes, les économistes ont à l'envi célébré le chêne; il a constamment été l'emblème de la force et de la durée. « Son élévation, sa grosseur et l'épaisseur de son feuillage attestent sa supériorité sur ceux qui croissent autour comme loin de lui. Dans l'antiquité, il fut un objet de vénération pour ces peuples qui prêtaient une âme à toutes les productions de la nature. Les chênes de la forêt de Dodone rendirent des oracles; depuis, ceux des Gaules servirent d'autels; c'était sous leur ombre sacrée que les Druides chantaient des hymnes à l'Éternel. Chez les Grecs et les Romains, une branche de chêne tressée en couronne fut toujours regardée comme la plus belle récompense qu'on pût offrir à la vertu, et l'estimable citoyen qui l'avait méritée, s'en tenait plus honoré que s'il avait été comblé de la faveur des rois. C'est ainsi que tout était ennobli et agrandi par l'imagination vive de ces hommes qui nous ont précédés de vingt siècles. Aujourd'hui nous ne voyons dans le chêne qu'un simple objet d'utilité, et cet arbre superbe, consacré autrefois à Jupiter, et qui reçut tous les honneurs des mystères fabuleux, ne présente maintenant à nos

---

[1] M. Leman et M. Turpin ont observé dans la forêt de Saint-Germain une foule de chênes qui portaient sur le même pied des glands sessiles et d'autres suspendus, en nombre binaire ou ternaire, à l'extrémité d'un pédoncule long de deux ou trois pouces. Ces deux habiles botanistes concluent de cette observation, que le chêne-rouvre et le chêne à grappe, de Lamarck, sont une seule et même espèce.

yeux que de froids matériaux pour nos édifices, pour notre marine et pour nos divers usages domestiques. »

« Presque toutes les expositions, tous les terrains, conviennent au chêne : le fond des vallées, la pente des collines, la crête des montagnes, un sol sec ou humide, la glaise, le limon, le sable, il s'établit partout; mais il en résulte de grandes différences dans son accroissement et dans la qualité de son bois. Il se plaît et réussit mieux dans les terres douces, limoneuses, profondes et fertiles; il profite très-bien dans les terres dures et fortes qui ont du fond, et même dans la glaise; il s'accommode aussi des terrains sablonneux, crétacés et graveleux, pourvu qu'il y ait assez de profondeur.

« Nul bois n'est d'un usage aussi général que celui du chêne; il est le plus recherché et le meilleur pour la charpente des bâtimens, la construction des navires, des moulins, des pressoirs; pour la menuiserie, le charronage; pour des treillages, des échalas, des cercles; pour du bardeau, des éclisses, des lattes, des douves, et pour tous les ouvrages où il faut de la solidité, de la force, du volume et de la durée; il est excellent pour faire des tonneaux, des cuves, des fouloirs et autres vases nécessaires à la confection du vin.

« Le désavantage du chêne est d'avoir beaucoup d'aubier, et d'une qualité bien inférieure à celle du cœur du bois. Cet aubier, qui est très-marqué et d'une couleur particulière, se pourrit promptement dans les lieux humides, et quand il est placé sèchement, il est bientôt vermoulu et corrompt tous les bois voisins; aussi doit-on l'enlever très-soigneusement. »

L'écorce de l'arbre adulte est épaisse, raboteuse, brune sur le tronc, lisse et cendrée sur les jeunes branches : dépourvue d'odeur, elle a un goût âcre et très-astringent, dû à la grande quantité de tannin dont elle est imprégnée. Aussi, de toutes les matières connues, elle est la meilleure et la plus recherchée pour tanner les peaux. La poudre de tan qui a servi à la préparation des cuirs forme d'excellentes couches dans les serres chaudes; ou bien, réduite en disques, elle est brûlée sous le nom de *mottes*. Les thérapeutistes n'ont point négligé l'écorce de chêne; ils l'ont administrée souvent avec succès tant à l'intérieur qu'à l'extérieur, dans les maladies causées par la flaccidité des solides, et dans les flux muqueux immodérés ou opiniâtres; ils la prescrivent sous différentes formes : tantôt ils la donnent pulvérisée, à la dose d'un gros, incorporée dans du miel ou dans une conserve; tantôt ils font bouillir une once d'écorce dans une livre d'eau ou de bière; tantôt ils en préparent un extrait aqueux. Le docteur Alibert reconnaît l'efficacité de ce remède dans les leucorrhées constitutionnelles entretenues par une faiblesse générale et un relâchement de la membrane muqueuse vaginale : dans ce dernier cas, on injecte la partie souffrante en même temps qu'on fait prendre à l'intérieur la poudre, l'extrait ou la décoction. Ledel a guéri par ce moyen des diarrhées et des dysenteries; Scopoli, Cullen et Schwilgué ont dissipé des fièvres intermittentes. Appliquée extérieurement, l'écorce de chêne mondifie les ulcères sordides, arrête quelquefois l'accroissement des gonflemens œdémateux, et même les progrès des hernies commençantes chez les enfans.

Si l'on fait une incision au tronc d'un chêne, il en distille une eau, que l'on fait tiédir, pour en imbiber les compresses avec lesquelles on enveloppe les membres frappés de douleurs arthritiques. L'académicien Hagedorn dit avoir retiré de ce topique les plus grands avantages.

On recueille une espèce de manne sur les jeunes pousses et sur les feuilles de chêne. Celles-ci, pilées et appliquées sur les plaies, en favorisent la cicatrisation, au rapport de Galien et de Reneaulme. Infusées dans du vin auquel on ajoute une suffisante quantité de miel, elles forment un gargarisme que le docteur Darel juge très-efficace pour combattre les angines rebelles.

Des panégyristes ignorans, imposteurs ou enthousiastes des mœurs antiques, répètent avec une affectation bien ridicule, que nos bons aïeux, plus simples, plus sobres, moins sensuels que leurs descendans, trouvaient dans les fruits du chêne une nourriture abondante et savoureuse. J'ignore quelle époque ces louangeurs inconsidérés assignent à cet heureux siècle de bonhomie, à ce prétendu âge d'or. Mais j'ai beaucoup lu l'histoire de nos devanciers, et j'ai acquis la triste conviction qu'ils ne valaient pas mieux que nous. Je me suis également assuré que si, dans des années de disette, ils avaient eu recours aux glands du chêne-rouvre, jamais ces fruits âpres et insalubres n'avaient été leur aliment ordinaire. Ainsi, je n'aperçois aucune différence, sous ce rapport, entre les hommes du temps passé et ceux du temps présent. Les Norwégiens, en effet, les Smolandais, et di-

verses hordes misérables des contrées septentrionales, ont souvent
été forcés de mêler de la farine de glands à celle des graminées.
Les Français eux-mêmes, bien que possesseurs d'un sol fertile, ont
été réduits, dans la malheureuse année 1709, à manger de ce pain
détestable, qui produisit de graves accidens. On peut cependant, à
l'aide de quelques procédés, le rendre moins désagréable et moins
nuisible. Les glands dont certains peuples se nourrissaient jadis,
appartiennent à des espèces différentes, et n'ont pas discontinué de
servir au même usage, comme j'aurai bientôt occasion de le dire. Il
n'y a donc rien encore de changé sur ce point, rien qui prouve la
dégénération de nos contemporains. Si les glands du chêne ordinaire
n'ont pas été destinés par la nature à nous alimenter, ils sont avidement recherchés par plusieurs oiseaux de nos basses-cours, et surtout par les cochons, auxquels ils procurent un excellent lard.

Rejetés de la bromatologie, les fruits du chêne méritent-ils d'occuper une place distinguée dans la thérapeutique? Dioscorides leur
attribue de nombreuses vertus, ainsi qu'à la cupule; il les prescrit
intérieurement et à l'extérieur comme propres à faciliter la sécrétion
de l'urine, à calmer la céphalalgie, à dissiper les flatuosités, à détruire l'effet des poisons, à mondifier les ulcères. Arnauld de Villeneuve a composé en l'honneur du chêne un petit traité spécial, qui
ne valait guère la peine qu'a prise Lessing de le publier. Quoi qu'il
en soit, les glands avaient perdu depuis plusieurs siècles leur réputation médicinale; ils semblaient désormais destinés à engraisser nos
animaux domestiques : tout à coup divers médecins allemands leur
supposent des propriétés multipliées et merveilleuses. Schrœder assure qu'il n'existe pas de moyen plus efficace pour fondre les obstructions glanduleuses et viscérales. Les docteurs Marx et Keiser, enchérissent sur leur confrère de Marbourg, préconisent la
toute-puissance des glands pour la cure des scrofules, du rachitis,
de la phthisie, de l'asthme, de l'hydropisie, de l'épilepsie, des fièvres
intermittentes. Karch dit en avoir obtenu des succès remarquables
dans les diarrhées et les dysenteries. Enfin, il est peu de maladies
qu'on n'ait essayé de combattre avec les glands, soit crus, soit torréfiés comme le café, et mêlés parfois à cette délicieuse graine orientale. Il est curieux d'observer que le même pays vit naître les éloges
les plus hyperboliques et les critiques les plus sévères des fruits du

chêne. Jean-Jacques Müller soutint en 1778, à l'université de Francfort sur l'Oder, sous la présidence de Pierre-Emmanuel Hartmann, une dissertation dans laquelle il prouve que les glands administrés avec toutes les précautions indiquées par Schrœder, Marx, Keiser et Karch, loin de modérer la violence des symptômes, de mettre un terme aux souffrances, ont constamment rendu l'état des malades pire, et souvent désespéré. Faut-il donc bannir absolument les glands de la matière médicale ? Non, sans doute ; il faut tenter de nouvelles expériences cliniques plus judicieuses, plus impartiales, et conséquemment plus décisives.

Presque toutes les espèces de chêne servent d'habitation et de pâture à des insectes parasites, dont l'un pique les fleurs, l'autre les rameaux, celui-ci les feuilles, celui-là leurs pétioles. Cette piqûre détermine des excroissances, de forme, de consistance et de grosseur diverses, auxquelles on a donné le nom de *galles,* ou *noix de galle.* Celles que produit le cynips sur les bourgeons des jeunes rameaux du *quercus insectoria* d'Olivier, sont, suivant ce naturaliste voyageur, les noix de galle du commerce. Recueillies avant la sortie de l'insecte, elles sont dures, tuberculeuses, pesantes, ligneuses, brunes, et on les désigne sous le nom de *galles noires :* les meilleures viennent d'Alep. Les galles dont l'insecte s'est échappé sont percées, leur pesanteur est moins considérable, leur qualité très-inférieure, et on les appelle *galles blanches.*

Regardée jadis comme un remède précieux, la noix de galle n'est point assez estimée par les médecins de nos jours, qui semblent l'abandonner aux teinturiers. Hippocrate s'en servait à l'extérieur contre les affections de la matrice, et Galien guérissait les fièvres intermittentes en l'administrant à la dose d'un gros. L'usage externe et interne de la noix de galle est indiqué dans les maladies asthéniques des systèmes lymphatique et cellulaire, dans quelques flux muqueux trop abondans, tels que la blennorrhée, la leucorrhée. Virgile conseillait de s'en servir pour guérir la diarrhée des abeilles :

Proderit et tunsum gallæ admiscere saporem.

Elle est un puissant auxiliaire pour retenir en place les parties dont la contiguité a été rompue.

CHÊNE.

Par sa simple infusion dans l'eau, la noix de galle laisse déposer des cristaux brillans, lamelleux ou octaèdres, de saveur aigre et styptique; c'est l'acide gallique, qui conserve les propriétés de la substance qui l'a fourni. L'alcool bouillant dissout parties égales de cet acide; froid, il en dissout le quart. L'alcool gallique qui en résulte me paraît un astringent très-énergique, susceptible de remplir des indications curatives variées. La noix de galle contient, en outre, une très-grande proportion de tannin.

Une foule d'autres espèces de chêne mériteraient une mention spéciale; je dois me borner à indiquer celles qui m'ont semblé plus essentiellement utiles, renvoyant, pour les détails qui me sont interdits, aux monographies de Jean Duchoul, de Jean Engstroem, de Secondat, de Juge-de-Saint-Martin, de Michaux, et au savant voyage de Humboldt.

1°. Le chêne grec, petit chêne, chêne-hêtre, *quercus esculus*, L., ne s'élève guère qu'à six pieds de hauteur; il se dépouille tous les ans, et porte des glands sessiles, longs, assez doux, qui cependant occasionent une pesanteur de tête, et même une sorte d'ivresse, soit qu'on les mange bouillis ou grillés, soit qu'on les réduise en pain.

2°. Le chêne à feuilles rondes, *quercus rotundifolia*, Lamarck, croît naturellement en Espagne, et produit des glands gros, longs, d'une saveur agréable. Il s'en fait une telle consommation, que M. Bosc raconte les avoir vu vendre sur le marché à Burgos, avec le même débit que la châtaigne en France.

3°. Le chêne-ballotte, *quercus ballota*, Desfontaines, acquiert une élévation de trente à quarante pieds; c'est un des arbres les plus communs dans les royaumes d'Alger et de Maroc. « Il y en a d'immenses forêts sur les montagnes de Belide, de Mascar, de Tlemsen. On le rencontre quelquefois dans les plaines, mais en petite quantité. Les fruits, que l'on vend dans les marchés publics, sont très-nourrissans, et n'ont aucune amertume; on les mange crus, bouillis ou rôtis. Dans quelques cantons de la Barbarie, on en exprime une huile très-douce. Il serait facile, et en même temps très-avantageux, d'acclimater et de multiplier en France cet arbre, qui fournirait à l'économie domestique ses glands savoureux, et aux arts son bois dur, compacte et pesant. »

CHÊNE.

4°. Le chêne-liège, *quercus suber*, L. , se distingue éminemment par son écorce fort épaisse, spongieuse, crevassée, connue sous le nom de *liège*; on l'en dépouille tous les huit ou dix ans. Loin de l'endommager, cette opération est pour lui un moyen tutélaire. Les arbres non écorcés demeurent rarement en bon état plus de cinquante à soixante ans; ceux dont l'écorce est enlevée à des époques régulières, subsistent plus de cent cinquante ans.

5°. Le quercitron ou chêne noir de Pensylvanie, *quercus tinctoria*, Michaux, parvient à la hauteur de soixante ou quatre-vingts pieds. C'est lui qui, depuis quelques années, a été introduit dans le commerce sous le nom de *quercitron*, pour l'usage de la teinture, à laquelle il fournit une couleur jaune-serin très-solide. Son écorce, également jaune, est excellente pour le tannage des cuirs.

C'est sur une espèce de chêne, *quercus coccifera*, L. , qu'on recueille le kermès ou grain d'écarlate, et les recherches d'un médecin-naturaliste fort distingué tendent à prouver qu'une autre espèce non encore bien déterminée produit une substance beaucoup trop vantée, sous le titre d'*alcornoque*.

EXPLICATION DE LA PLANCHE. (*La plante est réduite aux trois quarts de sa grandeur naturelle.*) — 1. Grappe de fleurs mâles de grandeur naturelle. — 2. Fleur mâle grossie. — 3. Fleurs femelles de grandeur naturelle. — 4. Gland ou péricarpe détaché de sa capsule ou involucre.

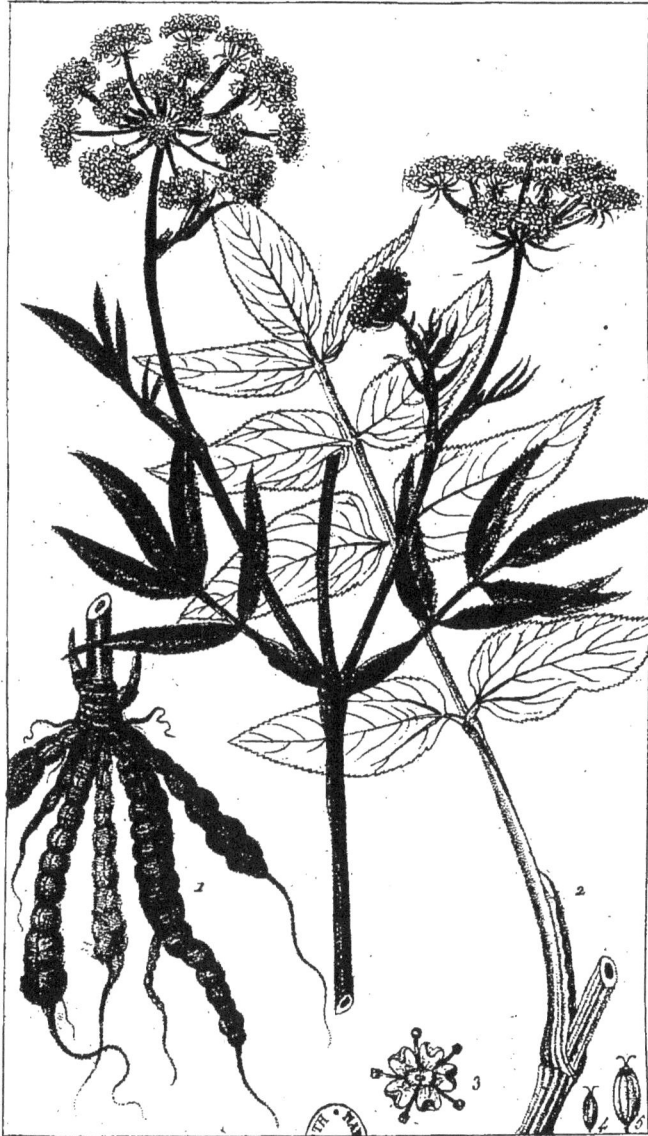

115

Turpin. P.

Dubois sculp.

CHERVI.

CXV.

CHERVI.

Grec.......... σισαρον [1].

Latin.......... { SISARUM GERMANORUM; Bauhin, Πιναξ, lib. 4, sect. 5 ; — Tournefort, clas. 12, ord. 2, *ombellifères.*
SIUM SISARUM, *foliis pinnatis, floralibus ternatis;* Linné, class. 5,
pentandrie digynie; — Jussieu, clas. 12, ord. 2, *ombellifères.*

Italien.......... SISARO.

Espagnol....... CHIRIVIA.

Français........ CHERVI; CHERVIS; CHIROUIS; GIROLE.

Anglais......... SKIRRET.

Allemand....... ZUCKERWURZEL.

Hollandais...... SUIKERWORTEL; SUIKERYWORTEL.

Suédois........ SOCKER-ROT.

Il paraît que cette ombellifère vivace est originaire de la Chine, et se rapproche singulièrement du fameux ninsi [2]. Certains botanistes sont même d'opinion que c'est une seule plante désignée sous des noms différens [3].

La racine est composée de cinq à neuf ou dix tubérosités, longues de six à sept pouces, grosses comme le doigt, ridées, annelées [4], tendres, faciles à rompre, blanches, disposées en faisceau comme une botte de navet, et terminées de même par des radicules filiformes. — Les tiges, noueuses, striées, s'élèvent à la hauteur de deux ou trois pieds. — Les feuilles, alternes, amplexicaules, ailées, sont garnies de cinq, sept ou neuf folioles ovales, pointues, finement dentées en leurs bords et opposées, à l'exception de la terminale; les feuilles florales sont ternées. — Les fleurs, petites, blanches, sont disposées en ombelles terminales, dont les rayons varient

---

[1] Le savant Sprengel pense que le chervi n'est point le σισαρον, mais bien l'ελαφοβοσκον de Dioscorides ; l'érudit Jean Bodæus à Stapel est d'un avis contraire.

[2] Linné, *Systema plant.* ed. *Reïchard;* tome 1, page 694.
Lamarck, *Encyclopédie méthodique : Botanique;* tome 1, page 405.

[3] Mordant De Launay, *Le bon jardinier;* 1814, page 24.

[4] On remarque trois lignes longitudinales qui suivent en zigzags les étranglemens.

(T.)

beaucoup pour le nombre, qui souvent est fort considérable. L'ombelle générale, ainsi que les ombellules, sont munies à leur base d'une collerette formée de quatre ou cinq folioles simples, linéaires et inégales. Chaque fleur présente une corolle rosacée de cinq pétales égaux, subcordiformes; cinq étamines, plus longues que les pétales; un ovaire inférieur, chargé de deux styles courts. — Le fruit consiste en deux graines accolées, convexes et striées d'un côté, planes de l'autre.

Une odeur agréable s'exhale des fleurs du chervi; mais c'est à l'excellence de sa racine que cette plante doit son antique réputation. Cultivé jadis dans tous les jardins potagers, elle était servie, diversement préparée, sur la table des rois. L'infâme Tibère, durant son séjour en Allemagne, trouva les racines de chervi tellement délicieuses, qu'il en exigea chaque année une certaine quantité en forme de tribut. Je suis étonné de voir un mets si savoureux, si nourrissant, condamné de nos jours à un injuste oubli. Cependant la culture du chervi est facile, et sa racine offre une ressource précieuse : elle donne un amidon d'une blancheur éclatante; soumise à la fermentation, elle fournit abondamment de l'alcool; Marggraf en a extrait un très-beau sucre, comparable, sous tous les rapports, à celui qu'on retire de la canne.

Les pharmacologistes ne cessent de répéter que la propriété médicamenteuse dans les végétaux est, comme dans les substances des autres règnes, en raison inverse de la qualité alimentaire. Voilà pourquoi les poisons deviennent, dit-on, des remèdes héroïques, lorsqu'ils sont administrés par un praticien habile et judicieux. Ce n'est point ici le lieu de discuter, de commenter cette proposition, vraie à plusieurs égards. Il me suffit d'observer que les médicamens héroïques sont réservés pour les cas graves. La plupart des maladies qui nous affligent réclament des moyens plus doux; elles cèdent fréquemment à des alimens médicamenteux, qui n'ont point, comme les drogues énergiques, le fatal inconvénient de porter dans toute l'économie humaine un trouble et un désordre souvent irrémédiables. Profondément pénétré de cette vérité, c'est dans la bromatologie que je puise, toutes les fois que cela m'est possible, les agens thérapeutiques. Je pense, avec Boerhaave, que le chervi convient merveilleusement aux hémoptysiques, aux personnes atteintes de catarrhe pulmonaire chronique et menacées de phthisie. Je le crois encore très-utile dans les phlegmasies et les irritations du tube alimentaire et des voies urinaires, telles que le ténesme, la dysenterie, la strangurie, l'hématurie. A l'exemple du professeur de Leyde, je conseillerais cette racine appétissante, et même tant soit peu aphrodisiaque, dans le lait, dans le petit-lait, dans les bouillons, et, pour ainsi dire, dans tous les alimens des malades.

EXPLICATION DE LA PLANCHE. (*La plante est de grandeur naturelle.*) — 1. Racine réduite au quart de sa grandeur naturelle. — 2. Feuille inférieure au trait. — 3. Fleur entière grossie. — 4. Fruit de grandeur naturelle. — 5. Le même grossi.

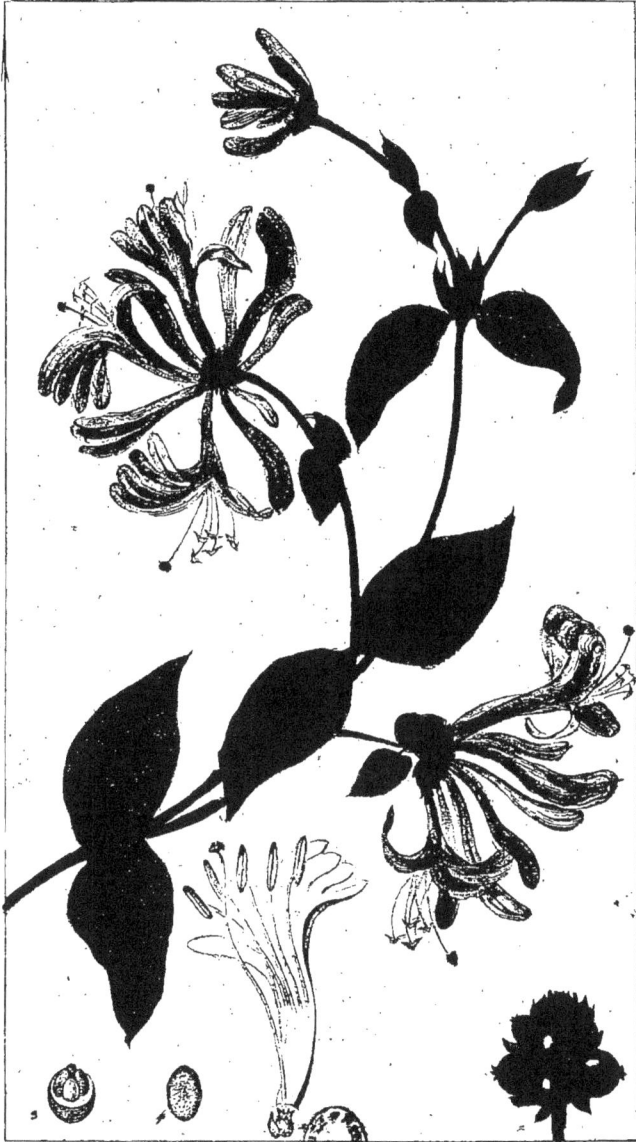

116

Mme E. Panckoucke P.

Lambert f.^{ce} sculp.

CHÈVRE-FEUILLE.

a. 7. 7.

CHÈVRE-FEUILLE.

Grec.	περικλυμενον, Dioscorides.
Latin.	PERICLYMENUM NON PERFOLIATUM GERMANICUM; Bauhin, Πιναξ, lib. 8, sect. 2.
	CAPRIFOLIUM GERMANICUM; Tournefort, clas. 20, *arbres monopétales.*
	LONICERA PERICLYMENUM, *capitulis ovatis, imbricatis, terminalibus, foliis omnibus distinctis;* Linné, clas. 5, *pentandrie monogynie.*
	CAPRIFOLIUM; Jussieu, clas. 11, ord. 3, *chèvre-feuilles.*
Italien.	CAPRIFOGLIO; CAPRIFOLIO; MADRESELVA.
Espagnol.	MADRESELVA.
Français.	CHÈVRE-FEUILLE; CHÈVRE-FEUILLE DES BOIS.
Anglais.	HONEY-SUCKLE; WOODBINE.
Allemand.	GEISSBLATT; SPECKLILIE; WALDWINDE; JE LÆNGER JE LIEBER; HAHNEN-FUESLEIN.
Hollandais.	CAPERFOELY; KAMPERFOELY; GEITENBLAD; WEE-WINDE.

Dans presque tous les bois, dans la plupart des haies de la France, de l'Allemagne, de la Hollande, de l'Angleterre, on trouve ce bel arbrisseau, qui forme trois variétés tellement distinctes, que certains botanistes les ont signalées comme de véritables espèces : le chèvre-feuille des bois velu, le glabre, et celui à feuilles de chêne. Bien que la première de ces variétés soit notre chèvre-feuille le plus ordinaire, je vais décrire la seconde, pour que le texte soit en harmonie parfaite avec la figure, qui, d'ailleurs, a été dessinée sur un individu cueilli dans les bois de Sèvres. Rien ne prouve mieux, à mon avis, que la présence ou l'absence des poils est purement accidentelle.

La racine du chèvre-feuille glabre est ligneuse, partagée en plusieurs grosses fibres rampantes et stolonifères. — Les tiges, sarmenteuses, grimpent et s'entortillent autour des arbres [1]. — Les feuilles,

---

[1] On présume que le chèvre-feuille doit à cette faculté de grimper, de s'entortiller, le nom de *periclymenum*, de περικλειω, j'entoure, j'enveloppe, et peut-être aussi son titre vulgaire *caprifolium*, dont *chèvre-feuille* est la traduction française littérale, parce que, dit Théis, il grimpe comme une chèvre ; *vel quòd folia sint in extremis flexibus capreolata,* suivant Lobel. D'autres étymologistes,

ovales, allongées, pointues, rétrécies à leur base, sont opposées et sessiles. — Les fleurs, grandes, rougeâtres en dehors, jaunâtres en dedans, sont disposées en jolis bouquets terminaux, qui sont épanouis durant toute la saison de l'été. Chaque fleur présente un calice supérieur petit et à cinq dents, une corolle monopétale, tubuleuse, dont le limbe est partagé en cinq découpures inégales, l'inférieure étant plus grande et plus ouverte que les autres; cinq étamines, dont les filamens portent des anthères oblongues; un ovaire inférieur, arrondi, duquel s'élève un style couronné par un stigmate obtus. — Les fruits, agglomérés en manière de tête, sont des baies globuleuses, rouges, dont chacune contient, au milieu de sa pulpe, quatre ou cinq graines assez dures, aplaties d'un côté, convexes de l'autre.

Si le chèvre-feuille de nos haies doit céder la première place, dans les jardins, à une espèce plus brillante et plus suave, il y figure encore d'une manière très-agréable au second rang. Toutefois, le mérite de ce charmant arbrisseau ne se borne point à servir d'ornement; il possède bien d'autres qualités, s'il faut en croire certains économistes et un grand nombre de médecins. La racine fournit, suivant Reuss, une couleur bleu-ciel, et Suckow dit que les jeunes branches peuvent aussi être employées dans l'art tinctorial. On fait, avec les tiges et les rameaux, des dents pour les herses, des peignes pour les tisserands, des tuyaux de pipes à fumer[1]. L'écorce a été proposée par Kœnig et par Bœcler comme un sudorifique utile dans la goutte vague et la syphilis. Les feuilles, broutées par les vaches, les brebis et les chèvres, sont négligées par les chevaux. Schrœder, Bœcler, Chomel, les prescrivent à l'extérieur et à l'intérieur; ils assurent que leur décoction est diurétique, et Gardane en compose un gargarisme dont il vante l'efficacité dans l'angine : pilées fraîches, et appliquées sur la peau, elles accélèrent, dit-on, la cure des exanthèmes qui la souillent. On ajoute que le suc exprimé de ces feuilles jouit des mêmes vertus. Quant aux fleurs, elles ont été célébrées

Bœcler, par exemple, voient dans le mot *caprifolium* l'empressement avec lequel les chèvres broutent les feuilles de cet arbrisseau. Quant à la dénomination générique, elle rappelle un célèbre naturaliste allemand du seizième siècle, Adam Lonicer.

[1] Kops, *Flora Batava.*

par Hofmann et Rondelet comme cordiales, céphaliques, anti-asth-
matiques, et souveraines pour faciliter l'accouchement. On en préparait jadis une eau distillée, une huile par infusion, et un sirop que
l'on supposait infaillible pour suspendre et dissiper le hoquet. Les
fruits du chèvre-feuille n'ont point été oubliés par les thérapeutistes.
Dioscorides a débité sur leurs propriétés merveilleuses des contes
tellement absurdes, que je n'ose les répéter. Digérées en vaisseau
clos, dans du fumier de cheval, ces baies se résolvent en une liqueur huileuse, dans laquelle George Agricola voit un baume po-
lychreste, auquel les plaies récentes les plus graves ne résistent
jamais.

Que faut-il penser maintenant de ces éloges fastueux que l'expérience n'a point confirmés? c'est que les plus illustres médecins ont
rarement su se préserver de l'erreur dans l'appréciation des drogues.
Il est si facile, et parfois si doux de mettre les prestiges d'une imagination exaltée à la place d'un jugement froid et d'une saine observation!

Parmi les autres espèces de chèvre-feuille, je vais mentionner celles
qui m'ont semblé se distinguer davantage par l'agrément qu'elles
offrent ou par l'utilité qu'on en retire.

1°. Le chèvre-feuille des jardins, ou d'Italie, *lonicera caprifolium*,
L., est caractérisé par ses belles fleurs verticillées, sessiles, terminales, et par ses feuilles supérieures cohérentes et perfoliées. Sa tige
n'est ordinairement qu'une souche ligneuse, qui pousse de nombreux
rameaux cylindriques, lisses, colorés, très-flexibles, s'élevant assez
pour garnir de hautes murailles, des palissades, des berceaux, des
cabinets. On peut aussi le réduire en buisson, l'arrondir en tête, ou
en faire des cordons et des haies. Placé au pied des arbres, dans les
massifs ou les avenues, il monte et serpente autour de leur tronc,
s'entrelace dans leurs branches, et retombe en formant des arcades
et des guirlandes qui flattent la vue et l'odorat.

2°. Le chèvre-feuille du Chili, *lonicera corymbosa*, L., est un arbrisseau dont la tige non sarmenteuse parvient à dix ou douze pieds,
et dont la fleur n'a que quatre étamines. Les branches sont le principal ingrédient d'une teinture noire très-solide, qu'on prépare dans
les Indes espagnoles.

3°. Le chèvre-feuille d'Arcadie, la dierville, *lonicera diervilla*, L., ne s'élève guère qu'à la hauteur de deux à trois pieds. Il doit à ses jolies fleurs jaunes la place que parfois on lui accorde dans les bosquets. Il y figure certainement mieux que dans la matière médicale, où il a été introduit par Linné, puis par Murray, sur la foi du voyageur Pierre Kalm, qui raconte les succès que les Américains septentrionaux obtiennent constamment de cette plante dans la dysurie, la blennorrhagie urétrale, et dans d'autres affections syphilitiques.

4°. Le chèvre-feuille de la Caroline, *lonicera symphoricarpos*, L., porte ses fruits réunis en tête, comme l'exprime sa dénomination spécifique. Il sert à la décoration des bosquets d'automne, et Willemet dit que les Américains font usage de ses jeunes branches réduites en poudre fine, contre les fièvres intermittentes.

5°. Le chèvre-feuille des buissons, *lonicera xylosteum*, L., croît dans presque toute l'Europe, à la hauteur de cinq ou six pieds. La dureté de son bois, désignée par l'épithète *xylosteum*, le rend propre à divers usages économiques. Les baies sont émétiques et purgatives. Les Russes tirent de ce végétal une huile qu'ils emploient intérieurement pour purifier le sang, guérir la vérole, le scorbut et la gale.

6°. Le chèvre-feuille des Alpes, *lonicera alpigena*, L., est garni de feuilles larges et très-longues. Les pédoncules, axillaires, portent chacun deux fleurs labiées, jaunâtres en dedans, purpurines en dehors, auxquelles succèdent deux baies réunies en une seule, rouge dans sa maturité, et chargée de deux points noirs. Ces baies, semblables à de petites cerises, jouissent de la faculté cathartique et vomitive.

Le chèvre-feuille bleu, *lonicera cærulea*, L., doit ce titre à la couleur bleuâtre de ses baies ovales, polyspermes, pleines d'un suc pourpre qui teint parfaitement et solidement les étoffes.

EXPLICATION DE LA PLANCHE. (*La plante est de grandeur naturelle.*) — 1. Pistil et corolle ouverte, dans laquelle on voit l'insertion des cinq étamines. — 2. Tête de fruit de grosseur naturelle. — 3. Un fruit isolé, coupé horizontalement, afin de faire voir les quatre ou cinq graines qui se trouvent au milieu de sa pulpe. — 4. Graine grossie.

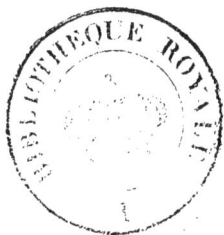